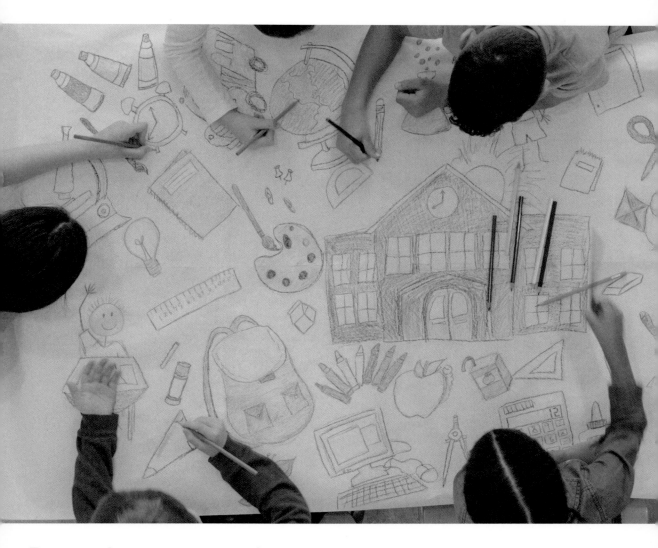

Developmental Psychology

公認心理師カリキュラム準拠

発達心理学

秦野悦子
近藤清美 編

医歯薬出版株式会社

■編集
秦野 悦子　白百合女子大学人間総合学部発達心理学科
近藤 清美　帝京大学文学部心理学科

■執筆（執筆順）
田中 康雄　こころとそだちのクリニックむすびめ
岸本 健　聖心女子大学現代教養学部心理学科
福島 朋子　岩手県立大学社会福祉学部人間福祉学科
近藤 清美　編集に同じ
秦野 悦子　編集に同じ
藤野 博　東京学芸大学大学院教育学研究科
中石 康江　白百合女子大学発達臨床センター
小野里 美帆　文教大学教育学部発達教育課程特別支援教育専修
川崎 聡大　東北大学大学院教育学研究科
田爪 宏二　京都教育大学教育学部教育学科
小島 康生　中京大学心理学部心理学科
坂上 裕子　青山学院大学教育人間科学部心理学科
眞榮城 和美　白百合女子大学人間総合学部発達心理学科
佐久間 路子　白梅学園大学子ども学部発達臨床学科
坂本 清美　杉並区保健福祉部障害者施策課こども発達センター
久津木 文　神戸松蔭女子学院大学人間科学部心理学科
仲 真紀子　立命館大学総合心理学部
大島 真里子　白百合女子大学大学院文学研究科博士後期課程
伊藤 美咲　川崎市こども未来局保育事業部運営管理課

This book was originally published in Japanese
under the title of :

KŌNINSINRISHI KARIKYURAMU JUNKYO
HATTATSUSINRIGAKU
(Based on the Curriculum for Licensed Psychologists :
 Developmental Psychology)

Editor :
HATANO, Etsuko
  Professor, Department of Developmental Psychology, Faculty of Human Studies, Shirayuri University
KONDO, Kiyomi
  Professor, Department of Psychology, Faculty of Literature, Teikyo University

© 2020 1st ed.

ISHIYAKU PUBLISHERS, INC.
  7-10, Honkomagome 1 chome, Bunkyo-ku,
  Tokyo 113-8612, Japan

序

　本書は，公認心理師カリキュラムに準拠し，公認心理師を目指す学部や大学院の学生が興味をもって学び，臨床での問題解決能力が身につくための発達心理学の教科書として企画されました．

　発達心理学は，公認心理師の大学カリキュラム 25 科目のなかに，心理学の基本的理論に関する科目として組み込まれています．そこでの学びの目標は，「認知機能の発達及び感情・社会性の発達」，「自己と他者の関係の在り方と心理的発達」，「誕生から死に至るまでの生涯における心身の発達」，「発達障害等非定型発達についての基礎的な知識及び考え方」，「高齢者の心理社会的課題及び必要な支援」とされています．

　発達心理学という学問の発展においては，基礎研究で明らかにされた知見を発達支援にいかし，支援で直面した解決すべき課題は基礎研究として取り出し，エビデンスを蓄積していくアクションリサーチを繰り返して発展してきたという実績を見逃すことはできません．発達心理学は基礎学問と発達支援の間を常に行き来しながら，今後も理論化を発展させていくという点で，広義には臨床や教育実践を含みこんだ学問であるともいえます．

　公認心理師における発達心理学の学びでは，生涯発達心理学の視点に立って，発達の基本的理解にとどまらず，現代社会の問題に対する心理的側面からの解明や，臨床や教育実践につなげていく視点を重視しています．そのために発達心理学の知見を支援にいかせるような教科書としたいと編者らで共通理解をもちました．そこで，総論では全体的枠組みから俯瞰する視点を，各論では特定領域の心理的メカニズムの解明を深めていく視点を，支援への展開としては，これらの知見を実践にいかす視点を読者に提供するように構成しました．

　発達という観点で人の営みを理解することは，マクロとミクロの視点を同時にあわせもつことが肝要です．さらに，現前の人の状況を理解するにあたっては，その時空を超えた視点，つまりその人の歩みのこれまでと，これから先を見据えるという時間軸の広がりで今のありかたを捉えようとすることで，人の理解を深めることができます．また，発達心理学の知見は，「福祉」「教育」「医療」分野に限らず，広くいかしていくことができます．子どもをとりまく環境や生きづらさをかかえる人達の適応など現代の社会的課題を受けて，高まる心理への期待に対応し，基礎理論から実践にもいきる教科書として，本書を届けたいと思います．

　本書の各著者には，編者らの想いを可能な限りくみ取っていただき，この視点からの執筆に向けて多大なご協力をいただきました．また，編集部の塚本あさ子さんには，企画から刊行に至るまで誠実に関わり続けていただきましたことを心から感謝いたします．

2020 年 6 月

編者を代表して

秦野悦子

目 次

序文　iii

序章　**人の発達を支えるということ**　田中康雄 ……………………………… 002
　Ⅰ．はじめに　002
　Ⅱ．親の心を診立てる　002
　Ⅲ．親の心配をくみとる　003
　Ⅳ．関係性の発達を診立てる　003
　Ⅴ．子どもの世界を尊重する　003
　Ⅵ．発達障害を診立てる　004
　Ⅶ．おわりに　005

総論

1章　**発達心理学の基礎理論**　岸本　健 ……………………………… 008
　1．理論の学びをどのように支援にいかすか　008
　2．発達段階理論　009
　3．関係性の理論　012
　4．行動主義の理論　014
　5．社会・文化を基盤とする理論　015
　〈1章 Q & A〉　017

2章　**発達とは何か**　福島朋子 ……………………………………… 020
　1．発達を規定する要因　020
　2．発達の生物学的基礎　023
　3．発達を特徴づけるもの－発達の経過にかかわる原理　025
　4．発達のプロセスを捉える　027
　〈2章 Q & A〉　030

3章　**時間軸のなかでの人の発達**　近藤清美 ………………………… 032
　1．人の生涯を捉える視点　032
　2．ライフサイクルと人生移行　033
　3．子どもたちの集団参加と学校への移行　034
　4．子どもから大人への移行　036
　5．大人における移行　038
　6．高齢期への移行　040
　〈3章 Q & A〉　042

4章　**定型発達と非定型発達**　秦野悦子 …………………………… 044
　1．発達経路の多様性・多型性　044
　2．障害の医学モデルから社会モデルそして統合モデルへ　046

　　３．非定型発達　048
　　４．非定型発達とその診断　050
　〈4章Q＆A〉　055

各論

5章　認知の発達　藤野　博 ……………………………………………… 058
　【CASE】　058
　　１．感覚と知覚の初期発達　059
　　２．外界の認知と表象の発達　059
　　３．社会的認知の発達　061
　　４．障害や非定型発達への支援　064
　〈5章Q＆A〉　069

6章　知能の発達　中石康江 ……………………………………………… 072
　【CASE】　072
　　１．知能とは何か　073
　　２．心理測定学研究からみた知能　073
　　３．知能の諸側面　079
　　４．知能をめぐる問題とその支援　080
　〈6章Q＆A〉　082

7章　言語とコミュニケーションの発達　小野里美帆 ………………… 084
　【CASE】　084
　　１．前言語期のコミュニケーション　085
　　２．音声の発達　087
　　３．意味と文法の獲得　088
　　４．語用論の発達－会話とナラティブの発達　090
　　５．保護者の役割　092
　　６．言語とコミュニケーションの発達への支援　094
　〈7章Q＆A〉　096

8章　リテラシーの発達　川崎聡大 ……………………………………… 098
　【CASE】　098
　　１．リテラシーとは　099
　　２．萌芽的リテラシー　099
　　３．音韻意識　100
　　３．読み書きの発達　103
　　４．読み書き困難の実態とその背景　106
　　５．読み書き困難への支援　107
　〈8章Q＆A〉　109

9章　認知的情報処理と記憶の発達　田爪宏二 ················· 112

【CASE】 112

1．認知的情報処理とは　113

2．実行機能　114

3．記憶のメカニズム　115

4．記憶の発達　118

5．認知や記憶の問題への支援　120

〈9章Q & A〉 122

10章　対人関係の発達　小島康生 ················· 126

【CASE】 126

1．育ちのなかでの対人関係の発達　127

2．仲間関係の発達　132

3．集団における参加過程　134

4．仲間関係と適応　136

5．対人関係における不適応とその支援　138

〈10章Q & A〉 139

11章　情動の発達　坂上裕子 ················· 142

【CASE】 142

1．情動発達のアウトライン　143

2．アタッチメントの発達　149

3．情動発達への支援　154

〈11章Q & A〉 155

12章　パーソナリティの発達　眞榮城和美 ················· 158

【CASE】 158

1．パーソナリティの理論　159

2．気質と生物学的要因との関連　161

3．パーソナリティの発達過程　163

4．パーソナリティの発達にかかわる遺伝要因と環境要因の相互作用　165

5．子どもの気質の問題とその支援　166

〈12章Q & A〉 169

13章　自己の発達　佐久間路子 ················· 172

【CASE】 172

1．自己とは何か　173

2．自己概念の発達　175

3．自尊感情と自己効力感　177

4．アイデンティティの発達　178

5．ジェンダーとセクシャリティ　180

6．社会的適応と自己の発達を支える支援　182

〈13章 Q & A〉　183

支援への発展

14章　発達心理学の現代的問題　近藤清美 ……………………………… 190

1．生涯発達の視点から支援を捉える　190

2．年齢時期から捉えた発達支援の課題　191

3．社会的問題から捉えた発達支援の課題　200

〈14章 Q & A〉　200

15章　人の生きる生活世界における発達支援　秦野悦子 …………… 202

1．発達心理学の知見をいかした支援　202

2．支援における3つの発達的観点　203

3．発達支援論　205

4．発達論的アプローチ　206

5．発達支援における多職種連携　209

6．実践研究とアクションリサーチ　211

〈15章 Q & A〉　212

付録　発達心理学にかかわる法律・制度　坂本清美 …………………… 216

地域保健法　母子保健法　子どもの貧困対策推進法　いじめ防止対策推進法

子ども・若者育成支援推進法　児童福祉法　児童虐待防止法　発達障害者支援法

子ども・子育て支援新制度

コラム　外国語家庭の子どもの言語発達と支援　久津木　文 ………………………… 111

子どもの証言と司法面接　仲　真紀子 ………………………… 125

反応性アタッチメント障害とその支援　坂上裕子 ………………………… 141

アロマザリング　近藤清美 ………………………… 171

災害時における子どもと家族への心のケア　大島真里子 ………………………… 186

発達心理学の知見はこんな職場でいきる　伊藤美咲 ………………………… 214

索引　222

本文，カバーデザイン　美柑和俊＋滝澤彩佳（MIKAN-DESIGN）

序章 人の発達を支えるということ
― 小児精神科医の立場から

I. はじめに

　筆者が精神科医として仕事を始めた頃，自閉症と診断された小学生の男の子に出会った．言葉の少ないその子がどのような気持ちで今を生きているのか，それをくみとることの難しさに直面したのだが，同時に，その子の育ちをめぐって衝突した母親と教師の感情にも適切にかかわることができなかった．この経験が，子どもの発達にかかわる医療者・支援者は，子どもだけではなく家族一人ひとりの思いにも心を配る必要があると考えるきっかけとなった．人の心にかかわる医療者・支援者は，出会った方がどのような気持ちで日々を生きているかに思いを馳せるが，そのとき，当事者の後ろにいる家族の思いにも心を寄せる必要がある．

II. 親の心を診立てる

　対象者の情況を見極めながら，多岐にわたる医学的範疇の該当箇所に位置づけることを「診立て」と呼ぶ．子どもの育ちの診立てにおいて考えるべきことは，子どもの親の心の状態である．たとえば，言葉の発達に関していえば，「遅い」ということを誰がどのように心配しているかを見極めることが大切である．2歳の子が「こまったな，まだ二語文が出ない」とは思っていないだろうし，3歳の子が「どうすればもっとペラペラと話せるようになるだろう」と悩んでいるとは思えない．

　一方，親の心は複雑である．定期健診で言葉が遅いと指摘されたとき，「でも，そのうち話せるようになるわ」と思う母親がいれば，「ということは，何かこの子は障害があるのかしら」，「専門医に行ってそこで何か言われたら…」と，不安を募らせる母親もいる．そして，母親から話を聞いた父親も，「行かなくても大丈夫だよ」と言う人がいれば，「仕方ないから行ってみよう」と受け止める人もいる．

　ここに記した両親の姿は，どれが正しく，どれが誤りかということはない．いずれも生活者として自分にも重なる姿である．大切なことは，子どもの相談においては，親の思いや関係性も診立てる必要があるということである．

〔キーワード〕人の発達，関係性，診立て，発達障害

Ⅲ. 親の心配をくみとる

不安でいっぱいの親に向き合ったときは，子どもの発達について少しでも安心できる事柄を伝えたい．それは嘘や幻想を伝えるのではなく，その子がよく育っている面を伝えるのである．「たしかに，まだ言葉はありませんが，表情でコミュニケーションをとろうとしているように思えますが」，「楽しく遊べていますよね」など，診察室で見て感じたことを伝える．また，医療とかかわることに戸惑いと不信でいっぱいの親には，まずは受診に来られたことを感謝し，ねぎらいの言葉をおくる．ときには，「今日まで不安や心配で食事がとれないとか，寝られないことはありませんでしたか」と気遣うことも必要である．

わが子の育ちのために受診する親には，「わが子への親の心配ごと」が間違いなくある．ここで医学的な判断を急ぐ前に，親が抱える苦労や困りごとを聞き取っていく．その話のあとで，「でも，きっとこの子も自分の思いを言葉にしたくてイライラしたり，もどかしいと思っているのでしょうね」と語ることがある．そのときには，「本当にそうですね．そのためにできることを一緒に考えていきませんか」と次につなげる言葉を伝える．ここで，わが子に何か障害があることを明らかにされるという不安から，「言葉がうまく出せずに困っているのはこの子であり，それを解決させてあげたい」という思いへの変換がなされる．親が主体的に相談を続ける意味を明確にする．そこに，親の心を診立てる意味がある．

Ⅳ. 関係性の発達を診立てる

ここで，関係性の発達を診立てることについて先達の知恵を述べる．

生まれた直後の様子から，主たる保護者とのかかわりについては，海保静子の「育児の認識学」[1] から学ぶことができる．海保によれば，生まれたばかりの赤ちゃんにとって，外界は「なにがなんだかわからない濃霧がかかった，いわば荒れ狂った状態である」という．「たった一人で生まれてきた子ども」にとって，この社会は寄る辺なく，恐怖に満ちた世界となる．だからこそ，赤ちゃんは臍帯を切られて生まれた瞬間に「泣く」のである．では，これほどの原初的な不安はどのように薄まっていくのだろうか．それは，ウィニコット（Winnicott, D.W.）が「原初の母親的没頭」と指摘した[2] ように，親による無償の愛情と奉仕に満ちた関与が必要不可欠であり，それによって子どもは「育って」いくものと考えられている．

さらに，ウィニコットは6か月までの赤ちゃんと母親の関係性に注目し，この時期には「ほど良い母親（good enough mather）」であることがよいとして，抱っこ（holding）の役割を指摘している．すなわち，この時期に上手に抱っこができないことがあっても，失敗もあってこその「ほど良さ」と述べているのである．

Ⅴ. 子どもの世界を尊重する

ウィニコットは，「原初の母親的没頭」のとき，「母親は非常に傷つきやすい」とも指摘し，懸念すべき二つの母親のタイプを述べている．一つは，母親の関心が子どもに移り変

わらず，没頭できない場合である．もう一つは，途方もなく子どもに没頭しすぎて自分自身への関心に戻れない場合である．この極端な二つのタイプでは，それぞれに親自身の育ちを振り返り，ある程度積極的な関与を検討する必要があるかもしれない．

　また，ときにわが子が「わけのわからないことを語り始める」，「あたかもそこに誰かがいるように話をする」，「毛布の切れ端をランドセルに入れて元気に登校するが，見守るだけでよいのか」と母親から相談されることがあるが，レンプ（Lempp, R.）はこうした子どもの世界を，「子どもの自己の捉え方という自らにある現実（隣接現実）」と称し[3]，社会にある共通の現実（主現実）から区別した．レンプは，さらに隣接現実と主現実を自由に行き来することで，積極的に世界を手に入れることができるようになるという．ウィニコット流にいえば，自分である隣接現実と自分でない主現実を行き来することで，いずれ主現実に重きをおいた生活に至る，それが発達という歩みといえるだろう．子どもがみせる隣接現実のエピソードを微笑ましく，そしてできるだけ壊さないように尊重して対応する．多くの時間を主現実で生きるようになったら，こちらのフィールドにもちょっと関心をもってもらう．これは共感というより，互いの世界の見せ合いのようなものである．

　この二つの現実に揺れるのは，おそらくマーラー（M.S. Mahler）ら[3]が指摘した再接近期以降となるだろう．主現実優位になったときでも，隣接現実は，おそらく空想や夢想，あるいは芸術（鑑賞や制作）や遊びの世界へと昇華していく．その途上で発達する子どもには，この二つの世界をつなぐ物（おしゃぶりや毛布の切れ端など）が必要な場合もある．それは子どもにとっては物というより，二つの世界を適時切り替えるためのスイッチであり，それによって心のなかのペンダントを自在に開かせることができるのである．日々の診療では，子どもの様子に寄り添い，その言動の意味を想像することを大切にすべきである．同時に，親の「ほど良さ」を保障しねぎらうことも忘れてはいけない．

Ⅵ. 発達障害を診立てる

　発達障害を診立てるうえでは，ウィニコットのいうところの「発達促進的な環境づくりを親や関係者とともに行うこと」を大切にしたい．また，かつて小澤は，「ある一群の子ども達がほかならぬ自閉症児と呼ばれる過程は，社会的範疇との関連のもとに把握されるべきことであり，一言でいえば，幼児自閉症とは生物学的あるいは医学的範疇などではなく，社会的範疇なのだということだったからである」と記述し[4]，さらに，「このようにいうことと，自閉症と呼ばれる子ども達の一人ひとりが何らかの生物学的規定性のもとにあることとは矛盾しない」と述べている．そして，それ故に治療的対応とは，「まさに個別的であるほかなく，それらの個別的治療の基底において共有されるべきことは，自閉症児を自閉症児たらしめている社会的範疇への闘いであるべき」と主張した．ここでいう社会的範疇への闘いとは，個別に支援を検討し，社会的な理解を深化させることであり，発達促進的な環境づくりにほかならない．

　発達障害に関する輪郭あるいは理念的なプロトタイプを学ぶことは，とても大切である．そのうえで，「子どもの診断には特に細心の注意をはらわねばならない．子どもは発達途上であり，短期間のうちにみるみる変化するため誤診が頻繁に起こる」．そして，ひとたび診断がくだされれば，「それを取り消すことは至難の業である」というフランセス

（A.J. Frances）の言葉[5]を常に心にとどめておくべきである．確かに，昨今の発達障害は過少診断もされ，過剰診断もされている．それは，とてもわかりにくいからにほかならない．「発達障害」と呼ばれる状態は，さまざまな特性が重複することや，同一人物であっても，その環境や年齢により特性は激しく変動することが理解されてきた．それが連続体やスペクトラムと表記されたり，神経多様性と表現されるようになった．

　発達障害を診立てる意義は，どのように名付けられようとも，ある特性を有することで生活に支障をきたす場合があるからである．境界も輪郭も，そして生活の支障の程度も異なる彼らの生活の困難さに対し，医療・福祉・教育的な支援を一緒に考えていくことが求められる．そのためには，地域の理解や支える力を査定し，その子と家族がもつ力や課題を精査する．できることとすべきことをリストアップし，今できることの難易度にあわせて役割分担を明確にし，混じり合いながらの協働を目指す必要がある．人の発達を支えるということは，生活を支えるということでもある．

Ⅶ. おわりに

　筆者は，発達障害と想定される親子とのかかわりのなかでさまざまなことを学んできたが，今なお臨床という森のなかで暗中模索をし続けている．そこから光を見出すためには，情況を深く理解し，説明できる羅針盤をもつ必要がある．多数の学術的見解のなかから自分で使える羅針盤を発見し，それを磨き続けなければならない．経験と知識がバランスよく融合する営みを続けたいと思う．

　筆者は診察室で，「先生はどうして精神科医になろうと思ったのですか」と尋ねられることがある．それは，この営みが平坦ではないという理由からであろうか．筆者もまた，本書の読者である心理学を学んでいる方，心理職に就いておられる方に問いかけたい．あなたはなぜ，この学問を，この道を歩もうと思ったのですか，と．

　読者の皆さんには，ぜひ前を向いて歩み続けてほしい．支援者もまた悩み，対象者の成長をともに喜ぶ生活者であるという自覚をもって．

文献（邦訳されている本を記載）

1）海保静子：育児の認識学−こどものアタマとココロのはたらきをみつめて，現代社，1999．

2）D.W. ウィニコット著，牛島定信監訳：子どもと家庭　その発達と病理，誠信書房，1984．

3）ラインハルト・レンプ著，高梨愛子／山本　晃訳：自分自身をみる能力の喪失について　統合失調症と自閉症の発達心理学による説明，星和書店，2005．

4）小澤　勲：わが国における幼児自閉症論批判（14），精神医療 12：383-409，1983．

5）J.T. ウェブ，E.R. アメンド等著　角谷詩織，榊原洋一監訳：ギフティッド　その誤診と重複診断．心理・医療・教育の立場から，2019．

（田中康雄）

総　論

1章　発達心理学の基礎理論

到達目標

● なぜ発達心理学の基礎理論を学ぶ必要があるかを理解できる.
● 発達の基礎理論の提唱者と，基礎理論の内容の対応を理解できる.

1．理論の学びをどのように支援にいかすか

　なぜ，発達の支援に携わる者が，発達の理論を学ぶ必要があるのだろうか.

　支援者が人間の心理やその発達を理解しようとする理由は，さまざまな発達段階にある人々の心理や行動を予測し，その人が望ましくない状況に陥りそうになったとき，あるいは陥ったときに，それを制御し望ましい方向へ導くためである．このとき支援者は，個人的な経験や自分の見聞きした範囲での情報に基づいて支援をしてはならない．なぜならばそれは，その経験の持ち主やその身近にしか適用できない，限局的なものである可能性が高いからである.

　「発達の理論」は，「個人的な経験」よりもはるかに実用的な支援の指針となりうる．理論とは法則，すなわち事象（エビデンス）の総体の記述であり，個別の事象をつなぎ合わせて説明する原理である[1]．換言すれば，ある事象が「なぜ生じたのか」を説明する枠組みともいえよう．ある現象に関する理論を知ることによって，私たちは，将来生じるであろうその現象を高い精度で予測し，制御することが可能となる.

　本章では，発達心理学の歴史のなかで打ち立てられてきた諸理論を紹介する．ただ，読者の皆さんには注意してほしい．理論は「検証可能」でなくては理論とはいえない．すなわち，常に批判にさらされながら，適用範囲の小さい理論は打ち捨てられ，適用範囲の大きい理論は今も生き残っている．常に情報をアップデートしなければ，いつまでも古い理論に執着しかねない．それは皆さん自身，そして皆さんに支援されるかもしれない人々の不幸につながる．支援者には古い理論を学ぶとともに，新しい理論についても情報を収集する姿勢が求められている.

〔キーワード〕精神分析理論　発生的認識論　心理社会的発達論　アタッチメント理論　関係論的発達論　行動主義心理学　徹底的行動主義　社会・文化的理論　生態学的システム論

2．発達段階理論

（1）フロイト（Freud, J.）の精神分析理論

　フロイトの創始した精神分析理論は，今日の科学としての心理学に照らせば，定量化が難しく実証科学の体をなしているものは少ない．このため，これまでにも多くの批判にさらされてきたが，今なお影響力をもちえるのは，20世紀の心理学が見落としていた部分に光をあてた功績が大きいためと思われる．精神分析理論が光をあてたのは，研究対象や支援対象の語ることのできない，そして意識することのできない「欲求」や「葛藤」の存在であった．精神科医であったフロイトは，こうし意識下の欲求や葛藤が，患者の不適応の原因であると考え，意識下に存在する欲求や葛藤を露わにすることを通して，患者の治療を試みたのである．

　フロイトの精神分析理論がカバーする広範な心理学の領域のうち，発達心理学と関連していることの一つは，乳幼児期における経験と，その後の不適応との関連性を指摘したことであろう[2]．彼は生後1歳頃までの乳児の時期を**口唇期**と呼び，口や唇で得られる刺激によって満足を得る時期とした．さらに，口唇期のあとの2歳の時期を**肛門期**と呼び，排泄物を我慢する，あるいは排出するといった際の肛門の動きで満足を得るとした．これらの仮説は，幼児期や成人期における患者の問題行動の原因について，その時点の患者を観察するだけではわかりえない，患者の過去に原因があるとしており，「患者の意識することのできない部分の葛藤や欲求」に不適応の原因があるとする考えに立脚したものである．こうした成人期の行動に対する初期経験の重要性を指摘した点は，フロイトの大きな功績といえる．

　フロイトの卓見は，人の不適応を，その人の語られざる部分と関連づけて論じたところであろう．重要にもかかわらず提唱されてこなかったこれらの見方を提案したことには価値がある一方，これらの考えは定性的な「物語」の域を出ていない点では限界があるといえる．

（2）ピアジェ（Piaget, J.）の発生的認識論

　1920年代に，言葉を喋ることのできるようになった子どもたちを対象として，子どもの言語反応に基づいた「思考」や「判断」，「因果関係の理解」といった研究を進めていたピアジェは，自分自身の3人の子どもを詳細に観察することを通し，子どもの認知能力の発達について独自の理論を磨き上げていった．特にピアジェは，子どもと環境との相互作用の過程こそが，子どもの認知発達であるとする理論に達する[3]．

　子どもの発達に対する環境の重要性に着目したという点では，後述する行動主義の理論に類似した点もあるかもしれない．しかし，ピアジェの理論で重要なことは，子どもの発達が環境に適応するための枠組みを自分自身のなかに形成するプロセスであり，成長とともに，変化する周囲の環境に対して常に適応するための枠組みを形成する形で発達が進行していくとした点である．このとき，子どもが外界の環境に適応するために，その環境を取り込むように働きかけることを**同化**と呼ぶ．環境を同化するためには，その環境に対して働きかけるための活動を起こす必要がある．このとき，子どものなかに存在する心理・行動的な枠組みは**シェマ**と呼ばれる．つまり，子どもは既存のシェマをもって環境に働きかけ，適応するために同化を行う．ただし，すべての環境に対し，子どもの有しているシェ

マが常に有効であるとは限らず，うまく同化を行うことができないことが生じる．このとき，シェマ自体を環境に合わせて変化させなければならない．この環境に合わせてシェマを変化させる作用を**調節**という．子どもの認知発達は，同化と調節のプロセスによる外界の環境との相互作用を通して生じるシェマの変容のプロセスである，というのがピアジェの主張である．

　ピアジェによれば，子どもの認知能力の発達は同化と調節という2つの異なる作用の均衡する水準の発展という形で生じ，その発展はおおよそ次の4つの段階に区別できるとされる．すなわち，①感覚運動期，②前操作期，③具体的操作期，そして④形式的操作期である．

　①感覚運動期（0〜2歳）：子どもは自分自身の感覚機能によって外界を認知し，運動機能の発達に従って，環境のなかでどのように振る舞えばよいかについての理解を深めていく．その最初は，口に入ったものを強く吸う反射である**吸てつ反射**など，生得的にもっている反射の能力によって環境を捉える段階から始まる．やがて，手を動かすなどの単純な動作の繰り返しの段階（第一次循環反応），動かした手の触れた物体が動くことに気づく段階（第二次循環反応），好きな玩具を取るために，邪魔な物体を払いのけられる段階（目的─手段の関係づけによる理解），物体を払いのける別の方法に気づく段階，そして，自分自身が動くよりも前に，結果に関する予期のみられるようになる段階（洞察）の6つの段階を経る．

　②前操作期（2〜7歳）：子どもは言葉を操るようになり，抽象的な表象（シンボル）を用いて，事象を表現することが可能となる．積み木を家や自動車と見立てて遊ぶなどの**象徴遊び**が可能になってくるのもこの時期である．また，重さや大きさといった概念の理解も，この時期に進む．ただし，この時期に至った最初のうちは，こうした概念の理解は未熟であり，論理性に欠けている．たとえば，この時期の子どもは大きさと重さを独立した概念としては理解できていない．加えて，この時期の子どもの思考は**自己中心性**という言葉で表される．すなわち，自分の知覚や理解にそってのみ，環境を理解しようとするため，物体を見る視点が自己の視点に限られてしまう．たとえば環境に存在する物体には自分に見えている部分と見えていない部分が存在することを私たちは理解できるが，この時期の子どもは自分の見えている部分が全体であり，見えている部分と見えていない部分の相対的関係と捉えることができない．しかし，成長に伴い，子どもは徐々に自己中心的な視点から脱し，より抽象的な象徴機能を有するに至る．

　③具体的操作期（7〜11歳）：子どものなかでは自分と他者との間の分化が進む．すると，他者の視点に立つことが可能となり，対象物に関する相対的な視点（自分には見えていないが，他者には見えている視点があるという理解）を得られるようになる．対象物に関する理解とともに，他者の視点の気づきは他者の心理過程への気づきへとつながる．これを達成してはじめて，他者との間で議論が可能となり，他者の視点を取り込む同化や，他者の視点に沿うように自分を変容させる調節も生じる．

　④形式的操作期（11歳以降）：子どもはその一つ前の段階である具体的操作期の発想から解き放たれ，具体的な事象に限られない論理性を有することが可能となる．たとえば，下流から上流に向かって水が流れるというありえない仮説から物事を考えることが可能となる．さらに，自分の考えについても同様に，「もし○○と考えていれば…」といった，現実には生じなかった別の可能性について思いを巡らし，反省するということ（**二次的思**

考） が可能となる.

（3）エリクソン（Erikson, E.）の心理社会的発達論

　エリクソンは人のもつ自己の形成について注目し，発達の各段階で遭遇する「自我を揺るがす危機」に対し，人がそれをどのように克服し，自分が自分のあるべき姿である感覚（自我同一性）を獲得していくのかについて考察した[4]．ここでいう「危機」とは，人が生を受けた社会に既に存在する外的な要請と，人の内面的欲求との間のジレンマの状態を指す．社会から人に対して課される要請は，当然，その人の発達の状態によって異なる．エリクソンは，人の発達について8つの段階を想定し，それぞれの段階において人は危機に直面すること，その克服が次の段階へ進む成熟への動機づけを与えること，一方で克服に失敗することが，その人の発達において問題となって表出することを説いた．この段階のことを，**発達段階**と呼ぶ[5]．

　エリクソンによる人間の8つの発達段階とは，①乳児期，②早期乳児期，③遊戯期，④学童期，⑤青年期，⑥初期成人期，⑦成人期，そして，⑧成熟期である．これらについて，発達に沿って説明していく．

　①乳児期（生後1歳頃まで）：身体的安全や空腹の充足に関する自己の欲求が，自分だけでは満たすことのできないことでジレンマに陥っており，周囲の大人，特に母親によって充足されるかどうかが，自我の確立に重要となる．ここで母親に対して基本的信頼感を得られるかどうかが，その後，子が他者を信頼するような人格を形成できるかを左右するとされる．

　②早期乳児期（2～3歳）：排泄などの自己制御を積極的に行おうとする一方，それに失敗することも多く経験する．自己をうまく制御したいという欲求と，自分自身の無力さゆえの失敗の間で，子どもはジレンマに陥る．排泄の失敗などで子どもに喚起される「恥の感覚」「自分の力に対する疑念」を，周囲が払拭できるかどうかが，この危機を克服する鍵である．

　③遊戯期（3～6歳）：周囲の環境を積極的に探索するなかで，自分の力で制御できる範囲について理解を深めていく．この際，環境のなかに自分の力で制御できない事柄を発見し，環境をうまく統制したい自分の欲求と，それが叶わない現実の間で子どもはジレンマの状態に陥る．このとき，子どもには「自分が環境に対して働きかけてよいのか」とい

［表1］エリクソンによる心理社会的発達段階と発達課題 （エリクソン，文献5，1973をもとに一部改変）

段階		心理社会的発達課題	重要な他者
I	乳児期	信頼 対 不信	母親
II	早期乳児期	自律 対 恥・疑惑	両親
III	遊戯期	積極性 対 罪悪感	家族
IV	学童期	勤勉性 対 劣等感	コミュニティ・学校
V	青年期	自我同一性 対 同一性の拡散	仲間集団
VI	初期成人期	親密さ 対 孤立	友情，性，競争，協力のパートナー
VII	成人期	世代性 対 停滞	配偶者，子ども
VIII	成熟期	統合性 対 絶望	「全人類」「わが一族」

う「罪悪感」が喚起される．家族がこの時期の子どもの罪悪感の感覚を払拭できるように
サポートできるかどうかが重要となる．

④学童期（6 ～ 12 歳頃）：学業やスポーツなどさまざまな事柄を学ぶことに熱心に取り
組む時期である．このとき，学校などのコミュニティのなかで自身の望む承認を得られる
ことが勤勉性の獲得につながる一方，これが必ずしも満たされない場合に，子どもはジレ
ンマの状態に陥る．このとき，子どもに喚起される，周囲からみて劣っているのではない
かという「劣等感」を学校などのコミュニティが払拭することが，ジレンマ克服の鍵であ
る．

⑤青年期（12 ～ 18 歳頃）：急速な身体的発達と性的成熟が到来する．突然の大きな変
化は，これまでの緩やかな変化とは異なり，自己の連続性を揺るがす．加えてこの時期は，
社会から成人としての振る舞いを求められ，役割を付与される一方で，それが自分自身の
想定する可能性から導き出される自己像と一致しないというジレンマに陥る．周囲の想定
する自分自身の姿と，自分の信じる自分自身の姿とが一致している感覚（**自我同一性**）を
得られない場合，同一性が拡散してしまう．このことは，たとえば職業が決められない，
責任ある態度で恋愛に望めないなどの困難につながるとされる．

⑥初期成人期（20 ～ 20 歳代頃）：自己の同一性を獲得すると，人間は真の意味で，自
分とは異なる存在としての「他人」に気付く．特にこの時期には，自分を対置させつつ，
思い切って自分を投げ出すことのできるような異性の他者と親密な関係を築き，その相手
のなかにある自分自身を発見しようとする．ただ，思い切って他者に対して自分を投げ出
すことが常にできるわけではなく，ジレンマにも陥る．このジレンマのなかで相手に自分
を投げ出すことを避け続けることは，その人の孤立，あるいは強い自己陶酔の感覚を発達
させるという．

⑦成人期（20 歳代～ 40 歳代後半）：ある程度の長い期間を経て，性的な親密さから，
自分たちで共通の子孫を生み出し，養育すること，すなわち「親」になろうとする．ただ，
子どもを生み出すことや次世代の育成が必ずしも順調に達成されるとは限らず，親として
うまくやりたいのにできないというジレンマもある．

⑧成熟期（50 歳代以降）：晩年において，自身の人生を回顧し，子どもを含む人々の世
話をやり遂げ，また何らかの物や思想を残せた実感を得られたとき，「自我の完全性」を
得ることができる．この心の状態には，自分の人生が唯一無二のものであり，さらに自分
自身の人生に自分が必要であったこと，そして，人生の責任を自分で負うことに難しさを
感じないことで至ることができる．一方で，人生の最終局面において，こうした肯定的な
感覚を得られず，新たに何かを始める猶予もないことはジレンマとなる．このジレンマを
超克できない場合には，人生に対する強い絶望感が喚起され，他者への嫌悪，そして，自
分自身への軽蔑へとつながってしまうという．

3．関係性の理論

(1) ボウルビィ（Bowlby, J.）のアタッチメント理論

なぜ，乳児は母親をはじめとする特定の保護者との接近，接触を強く求め，その保護者
を追い求めるようになるのであろうか．それは，人の子どもが長い在胎週数を経て生まれ

てくるにもかかわらず，未熟であるという**二次的就巣性**の特徴を有するため，保護者の多大な世話を必要とするからである．また，未熟なゆえに，危険が迫ったとき，保護を求めて自らの安全を確保しなければならない．ボウルビィは，乳児が保護者に接近・接触を求めて保護と世話を受け，その結果，安全感・安心感を得ようとすることを**アタッチメント**と名づけた[6-8]．

　アタッチメント理論の源泉として，4つをあげることができる．1つめは，精神分析理論である．ボウルビィは，クライン派（対象関係論）のセラピストから教育分析をうけ，その後，クライン派が子どもの空想ばかりに注目して実際の行動をみないことに失望し離れていったが，発達初期を重視する精神分析の考えがアタッチメント理論の基盤にある．2つめは，比較行動学者との交流から得られた生物学的知見である．乳児が保護者にアタッチメントを形成する理由を捕食者からの保護にあるとし，乳児は自分自身の生存率を高めるために保護者との間でアタッチメントを形成するとして，アタッチメントの進化的基盤を想定した．また，ハーロー（Harlow, H.）らのアカゲザルの代理母親の研究からも多くの示唆を受け，アタッチメントが空腹や寒さを回避する一次的動因の副産物としての二次的動因とする考えを否定し，アタッチメントこそが一次的動因であると主張した．さらに，3つめは，当時盛んになりだした認知科学に基づく**内的作業モデル**という考え方である．すなわち，保護者とのアタッチメントに関する内的作業モデルが，他者との親密な関係を導く，あるいは人に対する行動を決めるための鋳型になると考えた．最後に4つめとして，サイバネティクス（制御工学）の考えをあげることができる．行動のセットゴールを安心感として，あたかも温度に反応するサーモスタットのように，乳児は身のまわりの安全性に応じて保護者との距離を調節し，安心できる場面では探索システムが働き，安心できない危機的場面ではアタッチメントシステムが働くと考えた．

(2) ワロン（Wallon, H.）の関係論的発達論

　ワロンの発達理論の特徴は，子どもの発達を神経系などの生理機能の成熟だけでなく，その子どものおかれている社会的条件との相互作用であると指摘する点である[9]．ワロンは生理機能の成熟を**精神機能の可能性**とした．たとえば，ある神経系が成熟したとしても，その神経系を実際に使用するかどうかは，その子どものおかれている環境に依存している．そのような意味で，ワロンは子どもの周囲の環境を「精神機能の発展の条件」と呼んでいる[10]．つまり，ある神経系が成熟したとして，もしその神経系の使用されるような環境がそこに存在していれば，精神機能の発展がなされるわけである．たとえば，神経系の成熟の結果，大人たちが話す言葉を弁別する能力を子どもが獲得したとしても，それだけでは子どもがある文化圏で話されている言葉を理解できるようになるわけではない．実際にその文化圏の環境で話されている言葉を聞かなければ，その文化圏の言葉を理解する能力を獲得しえない．言い換えれば，神経系をはじめとする生理機能は時間の経過とともに成熟するが，それはその生理機能が環境でどのように使用されるかによって，本当の意味での発達の出力となる[11]．

　特に，ワロンは生まれたばかりの乳児が人間となっていくために，社会的な環境が必要であるとし，乳児が生来，社会的な存在であるからこそ，乳児は人間となれると主張した．乳児は，周囲の大人から全く保護を受けられなければ死んでしまうような脆弱な生物である．言い換えれば，乳児は一人では生きていけない社会的な存在なのである．

　このような発達観に従い，ワロンは人間の発達が次のように進行していくと説明してい

る．まず，生後間もなく乳児は，神経系の成熟に伴って，自己受容的感覚（筋肉の緊張などの自覚）を発達させる．すると，ここに，「快・不快」の情動が生じるようになる．そして，これが周囲の大人に知覚されると，大人はそこに「意味づけ」を行い，不快の情動を取り払うように乳児に対して働きかけるようになる．これを繰り返すなかで，乳児の情動は洗練され，社会的な意味合いを帯びてくるようになるのである．この段階は**情動的段階**と呼ばれる．

　やがて，外受容的感覚に関連する神経系（視覚系や聴覚系）と，運動能力に関連する神経系が成熟してくると，子どもの探索行動が頻発するようになる．歩行能力の成熟とともに，聴覚系の発達と発声に必要な筋肉の発達の相互作用から，言葉にかかわる能力が現れてくると，他者との情緒的交流の機会は一段と増す．この段階をワロンは**感覚運動的段階**と呼んだ．

　感覚運動的段階の次の段階は**投影的段階**と呼ばれる．この段階に至った子どもに可能となるのは**模倣**である．模倣するためには，視覚や聴覚など，外受容的感覚で得られた他者の行動の情報を，自己受容的感覚でコントロールされる自分自身の運動と重ね合わせなければならない．模倣の最も洗練された形とは，一度目にした他者の行動を，他者が眼前に存在しなくとも，再生することが可能となる段階である．このとき模倣される相手の行動は，相手の行動から投影された**表象**（イメージ）である．この段階に至って，子どもは「今，ここ」を超えた無限の広がりをもった心的世界を獲得するに至るのである．

4. 行動主義の理論

(1) ワトソン（Watson, J. B.）による行動主義心理学

　第三者によって観察することの不可能な意識過程の検討が中心であった従来の心理学を，ワトソンは実証科学の体をなしていないと強く批判した．そして，「筋肉の動き」といった第三者によっても観察可能である「行動」こそ，心理学の検討するべき対象であるとした．すなわち，いかなる刺激（stimulus）が，主体にどのような反応（response）を生じさせるのかという「刺激—反応」の関係性を追究し，行動を支配する法則や原理を見出すことこそ，心理学の目的であるとしたのである．これが，ワトソンの目指した「行動主義心理学」である[12]．

　ワトソンの行動主義心理学はパブロフ（Pavlov, I. P）の**レスポンデント（古典的条件づけ）**の知見を取り入れ，人間の情動の形成すら刺激—反応によって形作られた一連の行動群であると示そうとした．レスポンデントとは学習（経験による比較的永続的な行動の変容）の成立過程の一つである．たとえば，イヌに対して，メトロノームの音と餌とを同時に提示することを繰り返す．すると，やがてイヌはメトロノームの音を聞くだけで唾液を分泌するようになる．本来，唾液は餌に対して反射的に分泌されるはずである．にもかかわらず，メトロノームの音に対して唾液を分泌するようになるのは，学習の必要がなく無条件に反射を起こす刺激（無条件刺激，前述の例では餌）と，何の訓練も施さなければ特に反応を生じさせない刺激（条件刺激，前述の例ではメトロノームの音）が対で同時に提示されることで，強化（reinforcement）が生じ，やがて，メトロノームの音という条件刺激だけで，唾液分泌の予期的な反射が生じるようになるためである．このように，条

件刺激だけで本来は無条件刺激によって生じていた反射が生じるようになることを**条件反射**という．ワトソンは，恐怖の情動が古典的条件づけで形成されることなどを示し，当時の心理学界にインパクトを与えた．

ワトソンの行動主義的心理学の思想は，修正を加えられつつ，現代の心理学にも受け継がれている．

（2）スキナー（Skinner, B. F.）の徹底的行動主義

スキナーはワトソンの思想を受け継ぎつつ，当初の行動主義的心理学が「刺激―反応」の関係性の追求に重きをおいていたのに対し，刺激を受け反応を呈示する主体である人間や動物の能動性に光をあてた．スキナーの唱えた行動主義の理論は，特に「徹底的行動主義」と呼ばれる[13]．

スキナーは「スキナー箱」と呼ばれる実験装置を用い，次のような学習実験を行った．スキナー箱の中にはレバーがあり，そのレバーを適切に操作すれば餌が出てくる仕組みとなっていた．このスキナー箱の中に白ネズミを入れると，当然のことながら最初からレバーを操作することはできず，さまざまな行動をとる．やがて，何らかの形で偶然レバーが適切に操作され，餌が出てくる．この経験を繰り返すことで，白ネズミはスキナー箱の中で，餌が出てくることとは無関係な行動を減らしていく一方，餌が出てくることと結びつくレバーを適切に操作する行動を増やしていく．このように，餌などの報酬を求める自発性によって，レバーを適切に操作するといった行動（オペラント反応）が強化されるプロセスを**オペラント（道具的）条件づけ**という．

古典的条件づけとオペラント条件づけの違いは明確である．それは，古典的条件づけには刺激を受け反応を呈示する主体の存在が希薄であるのに対し，オペラント条件づけは主体の「自発性」「能動性」が強く想定されていることである．スキナーの徹底的行動主義についても，人間に存在する認知的なプロセスなどを規定していないなどの批判もあり，ワトソンの行動主義的心理学同様，心理学の全体をカバーしうるものではない．しかしながら，オペラント条件づけの理論に基づき，特に人間の問題行動を予測・制御しようとする試みは広く受容されている．オペラント条件づけの理論に基づいて誕生した**応用行動分析**は，小学校や中学校での問題行動を解決するための手法の一つとして効果をあげている[14]．

5. 社会・文化を基盤とする理論

（1）ヴィゴツキー（Vygotsky, L. S.）の社会・文化的理論

心理・行為の枠組みは，あくまで子ども自身によって発見されていくというピアジェら理論家たちの主張に対して，ヴィゴツキーは，人間の発達が言語や知識，技術といった歴史のなかで形成されてきた人間の能力や属性の再生産の過程であると指摘した[1]．ヴィゴツキーは人間の発達について2つの重要な点を指摘している．第1に，人間の心理的機能は，道具や言葉のような文化的産生物によって媒介されることで成立するという点である．もう1つの重要な指摘は，人間の心理的機能が，まず他者との間で発生し，そしてそれが，個人のなかへ内化されていく，という点である[15]．

こうしたヴィゴツキーの考えは，集団のなかで幼児の発する独り言である**モノローグ**

（集団的独語）の分析において支持される．集団的独語について，ピアジェは伝達の機能を有さない自己中心語であるとした．ピアジェは，子どもの言語機能が，まず伝達の機能を有さない個人内のものとして発生し，やがて伝達の機能を有する個人間のものに変容していくと考えた．ヴィゴツキーは，ピアジェのこの考えを批判し，子どもの言語機能が最初から社会性を帯びていること，そして，それが内化する過程で，集団的独語の形で表出すると主張したのである．この考えは，幼児による独語が難解な課題を目の当たりにした際に頻発することからも支持される．すなわち，私たち大人が思考する際に，心のなかで言葉を思い浮かべるのと同様に，幼児が自身の思考を調整するための言葉がまず外側に表出されるのである．それがやがて，大人の場合と同様，心の内側に留められる（＝外側へ表出されなくなる）というプロセスを経ることを，この現象は示している．

　子どもの心理的機能がまず個人間で発生し，それが子どもの心のなかへ内化されるとする考えは，「発達の最近接領域の理論」へとつながる．ヴィゴツキーは，子どもの発達には2つの水準があると考えた．それらとは，「子どもが独力で行える水準」，そして，「子どもが教師や保護者などの力を借りればできる水準」である．この2つの水準には多少なりとも差が生じると考えられる．この差の部分を，**発達の最近接領域**と呼ぶ．当然，最近接領域は，各々の子どもで異なる．子どもの能力を高めるには，この最近接領域を読み取り，大人が適切な援助をする必要がある．たとえば，子どもの計算能力を高めたいとき，その子どもの最近接領域の範囲内の課題を与えれば，その子どもの能力は向上するだろう．一方で，最近接領域の範囲に含まれない，子どもが1人でできてしまうような簡単な課題や，教師の助力があっても解けないような難解な課題を与えることは，子どもの能力の向上には役立たない．最近接領域の範囲内で適切な援助を施すことは**足場づくり（scaffolding）**と呼ばれる．

(2) ブロンフェンブレナー（Bronfenbrenner, U.）の生態学的システム論

　環境は，ブロンフェンブレナーが［図1］[16]で描いたように，個人の周りを入れ子構造のように取り巻いている[17]．子どもを取り巻く社会的環境は，①**マイクロシステム**：個人と直接，相互作用を行う．親やきょうだい，学校の先生や友達といった毎日，直接かかわる相手，②**メゾシステム**：マイクロシステム内の成員が相互作用をする．親ときょうだいとの関係や，親と学校の先生との関係など，③**エクソシステム**：マイクロシステムの成員に影響を及ぼすもの．親にかかわる職場環境や血縁関係，学校の先生にかかわる学校の体制や，それらを取り巻く地域環境といったもの，④**マクロシステム**：社会がもつ価値体系や思想などがあり，これらの4つのシステムは入れ子構造をなしている．それに加えて，ブロンフェンブレナーは時間軸として，⑤**クロノシステム**：時間的な変化を加えた．として捉えることができる．ブロンフェンブレナーは，子どもの生活する社会的環境が，それぞれスケールの異なるこうした5つのシステムの入れ子構造をなしていると指摘した．

　ブロンフェンブレナーの生態学的システム論は，子どもを取り巻く環境の重層性を指摘した点で意義がある．子どもの発達は，その子どもに直接影響を及ぼす親や先生との関係性のなかで生じるのではない．子どもに何らかの問題が生じ，その原因が親子関係といったマイクロシステムにあるとしても，その原因を理解するためには，その外側に広がるメゾシステム，エクソシステムやマクロシステムの影響もときに考慮しなければならないだろう．子どもの発達を支援するうえで，こうした重層的なシステムに目を向けることの大切さを，生態学的システム論は説いている．

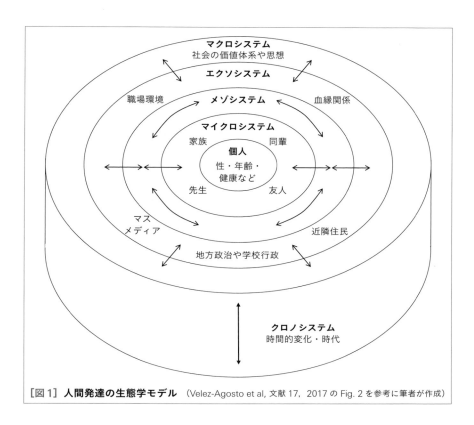

[図1] 人間発達の生態学モデル （Velez-Agosto et al, 文献 17, 2017 の Fig. 2 を参考に筆者が作成）

　以上，発達に関する 8 つの理論について概観した．理論は常に実証的な研究による検証にさらされ，修正されながら，より説明力の高い物へと置き換わっていく．支援者を目指す皆さんは，常に理論の動向に着目し，既に過去のものとなった古い理論に固着しないように注意する必要がある．加えて，より新しい理論が現れた場合は，自分自身の経験と照らしてそれを批判しつつ，柔軟に学び，取り入れる姿勢ももちたいものである．それが，いま目の前にいる人々だけでなく，まだ見ぬ人々の理解や支援に役立つと考えられる．

1章 Q and A

Q1 精神分析学に基づき，発達の各段階における「自我を揺るがす危機」の克服を通して自我同一性を獲得するプロセスについて理論を打ち立てたのは誰か．正しいものを 1 つ選びなさい．

1. スキナー（Skinner, B. F.）
2. ブロンフェンブレナー（Bronfenbrenner, U.）
3. エリクソン（Erikson, E.）
4. ボウルビィ（Bowlby, J.）
5. フロイト（Freud, J.）

Q2
ヴィゴツキーの「最近接領域理論」の説明として適切なものはどれか. 正しいものを1つ選びなさい.
1. 子どもの呈示する行動を強化するためには, その行動の生起からできるだけ近接した時間に報酬を与えなければならない.
2. 子どもには「独力で達成可能な領域」と「教師と一緒ならば達成可能な領域」とが存在し, これら2つの領域の差の範囲内で援助することが重要である.
3. 子どもと特定の養育者とが互いに接近しようとするのは, 子ども生命の維持をより確かにするため, ヒトを含む生命体の進化の中で選択されてきた性質である.
4. 生後1年頃の子どもは, 身体的安全や空腹を, 母親に接近することで充足し, 「基本的信頼」を得る.
5. 子どもの社会的環境は「マイクロシステム」から「マクロシステム」に至るシステムの重層的な構造をなすが, 子どもがマクロシステムの領域に直接, 近接することはない.

Q1 | A……3
解説

エリクソンは人のもつ自己の形成について注目し, 発達の各段階で遭遇する「自我を揺るがす危機」(社会に既に存在する外的な要請と, 人の内面的欲求との間のジレンマの状態)に対し, 人がそれをどのように克服し, 自分が自分のあるべき姿である感覚(自我同一性)を獲得していくのかについて考察した.

Q2 | A……2
解説

ヴィゴツキーは, 子どもの発達には「子どもが独力で行える水準」, そして, 「子どもが教師や養育者などの力を借りればできる水準」という2つの水準があると考えた. そして, この2つの水準の差の部分を, 発達の最近接領域と呼んだ.

文献
1) 若井邦夫(著), 若井邦夫, 高橋道子・他(著):発達の基礎理論 グラフィック乳幼児心理学, サイエンス社, 207-236, 2006.
2) フロイト(著), 懸田克躬・高橋義孝(訳):精神分析入門(正・属) フロイト著作集第1巻. 人文書院, 1971.
3) ピアジェ(著), 谷村 覚・浜田寿美男(訳):知能の誕生. ミネルヴァ書房, 1978.
4) エリクソン(著), 村瀬孝雄, 近藤邦夫(訳):ライフサイクル, その完結. みすず書房, 1989.
5) エリクソン(1959)Identity and the life cycle 小此木啓吾訳(1973)自我同一性:アイデンティティとライフサイクル 誠信書房.
6) ボウルビィ(著), 黒田実郎, 大羽 蓁・他(訳):I 愛着行動 母子関係の理論(1)新版. 岩崎学術出版, 1991.
7) ボウルビィ(著), 黒田実郎, 岡田洋子・他(訳):II 分離不安 母子関係の理論. 岩崎学術出版, 1991.
8) ボウルビィ(著), 黒田実郎, 吉田恒子・他(訳):III 対象喪失 母子関係の理論. 岩崎学術出版, 1991.

9) ワロン（著），久保田正人（訳）：児童における性格の起源：人格意識が成立するまで．明治図書出版，1965．

10) 滝沢武久：ワロン・ピアジェの発達理論．明治図書，1975．

11) 浜田寿美男：ピアジェとワロン 個的発想と類的発想．ミネルヴァ書房，1994．

12) ワトソン（著），安田一郎（訳）：行動主義の心理学．河出書房新社，1980．

13) スキナー（著），河合伊六，長谷川芳典・他（訳）：科学と人間行動．二瓶社，2003．

14) 大久保賢一：3ステップで行動問題を解決するハンドブック．学研プラス，2019．

15) ヴィゴツキー（著），柴田義松（訳）：思考と言語．新読書社，2001．

16) ブロンフェンブレンナー（著），磯貝芳郎，福富 護（訳）：人間発達の生態学：発達心理学の挑戦．川島書店．

17) Velez-Agosto, N., Soto-Crespo, J., et al：Bronfenbrenner's bioecological theory revision: Moving culture from the macro into the micro. Perspectives on Psychological Science, 12, 900-910, 2017.

（岸本　健）

1章

発達心理学の基礎理論

2章 発達とは何か

到達目標 ‥‥‥

● 発達を規定する要因としての遺伝と環境の問題について説明できる.
● 発達の原理と特徴について説明できる.
● 発達を段階的に捉える考え方を理解し説明できる.

1. 発達を規定する要因

1）発達とは

　発達とは「人間の誕生から死に至るまでの心身の変化」と定義され，発達心理学とは，人間の生命の始まりから終わりまでの生涯にわたる，認知・思考・言語・社会性などの心理的機能や行動の変化とそのメカニズムを解明しようとする心理学の研究領域である．その始まりは受精であり，その後の変化は時間軸にそって生じることが多いため，発達心理学では，年齢による人間の行動や心理的機能の変化についての記述が多くなされてきたが，これに加えて，発達とは何か，また発達的変化の全体的なプロセスについても議論がなされてきた.

　発達に関して考察されてきた論点として，次のものがあげられる．まず，発達とは遺伝によるものなのか，育つ環境によって決まるのか．また，発達的変化はどのような経過として捉えることができるのか．そして，発達にはどのような変化があり得るのか．本章では，これらの論点を中心に，発達のプロセスとその特徴についてみていく.

2）遺伝説と環境説

　1つめの論点として，古くから取り上げられてきた，発達における遺伝と環境の問題がある．さまざまな行動や心理的機能の獲得，および発達が生じる時期とプロセスは，遺伝や生物学的に決まるのか，あるいは育つ環境やそこで得られた経験と教育で決まるのか，という問題である．一般的には昔から，「氏か育ちか」という言い方がされている.

〔キーワード〕遺伝説（生得説），環境説（経験説），輻輳説，環境閾値説，相互作用説，
シナプスの刈り込み，エピジェネティクス，性差，発達段階，獲得と喪失

「氏（生まれ）」を重視する立場は，ある能力の発現や獲得は，遺伝によって決まること
を強調する立場で**遺伝説（生得説）**といわれる．この説は，発達において，遺伝を基礎と
した生物学的な要因を重視する立場であり，発達のプロセスは，遺伝情報によりあらかじ
めプログラムされていると考えるものである．この遺伝説の立場をとった研究者としては
ゲゼル（Gesell, A.）が有名である．ゲゼルは，遺伝・生得説の立場から成熟優位の発達
説（**成熟優位説**）を唱え，一卵性双生児を対象とした研究を行って，この説を検証しよう
とした．ここでは階段登りの実験を紹介する**[図1]**[1].

　実験の手続きは次の通りである．一組の一卵性双生児（仮にAとBとする）の片方の
子どもAにある一定期間，階段登りの訓練を行うが，その間，もう片方の子どもBには
訓練は行わない．この時，訓練を受けた子どもAは，訓練を受けない子どもBより早く
階段を登ることができた．その後，今度は訓練を受けなかった子どもBに訓練を行い，
もう一人のAには何も行わなかった．その結果，Bは，Aが受けた期間より短い訓練期
間で，さらに早く階段登りを行えるようになった．ゲゼルは，これら一連の実験から，発
達の主な要因は神経系という生物学的な成熟があること，また，その生物学的な成熟のう
えで適切な訓練・教育がなされる必要があることを主張した．この，効果的に訓練・教育
を行うのに必要な生物学的成熟のことを**学習準備性（レディネス）**という．

　ゲゼルは教育・訓練のための準備状態を重視しており，この点は子どもの教育方法にも
さまざまに影響を与えるものであった．しかし，実験の条件（たとえば，二人の遊びの内
容や生活経験など）がきちんと統制されていない，また，レディネス自体が学習や経験に
より形成されるものではないか，などの批判も受けている．

　一方，人間の発達は環境や経験・教育によって決まるというように「育ち」の影響を強
くとる立場は**環境説（経験説）**といわれている．この環境説の立場をとった研究者として
著名なのは，**ワトソン（Watson, J. B.）**である．ワトソンは環境のなかでも，特に経
験や学習による影響を重視した．ワトソンが「私に，健康で，いいからだをした1ダース
の赤ん坊と，彼らを育てるための私自身の特殊な世界を与えたまえ．そうすれば，私はで
たらめにそのうちの一人をとり，その子を訓練して，私が選んだある専門家—医者，法律
家，芸術家，大実業家，そうだ，乞食，泥棒さえも—に，その子の祖先の才能，嗜好，傾
向，能力，職業がどうだろうと，きっとしてみせよう」[2]と述べたのは有名なエピソード
である．しかし，この主張も，人間がもつ個性や遺伝を含めた内的な法則性を考慮してい
ないとの批判を受けている．

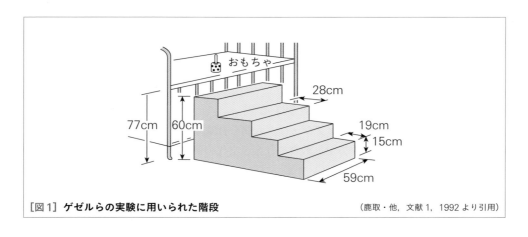

[図1] ゲゼルらの実験に用いられた階段　　　　　　（鹿取・他，文献1，1992より引用）

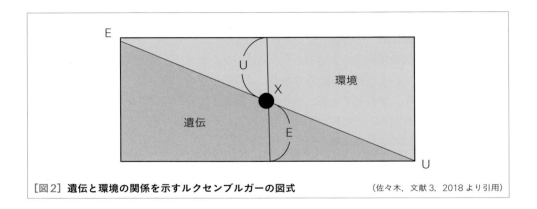

[図2] 遺伝と環境の関係を示すルクセンブルガーの図式　　(佐々木，文献3，2018より引用)

3）遺伝も環境も

　先に発達の遺伝説と環境説についてみてきたが，このような，「氏か育ちか，遺伝か環境か」という，どちらか一つを原因とみる見方は，その後，発達の問題を単純化しすぎている，と考えられるようになり，「遺伝も環境も」と考えられるようになった．では，遺伝と環境はそれぞれどのように人の発達に影響しているのだろうか．これに関して，これまでにいくつかの説が提案されてきた．

　まず**シュテルン（Stern, W.）**は，遺伝と環境がそれぞれ独立に，加算的に影響していると考えた．この説は，遺伝と環境という２つの要因の輻輳の結果によるという考えから，**輻輳説**ともいわれる．輻輳とは１か所にものごとが集まることを意味しており，ここでは遺伝と環境が互いに影響し合うことは想定されていない．図２はこの考えを図式化したものである（**ルクセンブルガーの図式**）[3]．この図の左側へいくほど遺伝の影響が強くなり，右側へいくほど環境の影響が強くなる．

　これに対し，**ジェンセン（Jensen, A. R.）**は，ある特定の行動・能力の発現・獲得には環境の水準が関係するという**環境閾値説**を提唱した．図３は，環境閾値説を図に表したものである[4]．縦軸は「可能性が顕在化する可能性」，横軸には環境の適切さが示され，ある特性Ａ（身長など）は環境がきわめて不適でも発現率は高いが，特性Ｄ（絶対音感や言語など）は，環境がよい条件でないとその能力の発現が難しい．このように，特性の内容と環境の最適さの程度により，発達が現れる可能性が異なるとジェンセンは考えたのである．

　その後，人間の発達には遺伝と環境が相互作用的に影響し合うという**相互作用説**が主流となっている．相互作用説とは，１章で紹介されたピアジェの理論に代表されるように，人と環境が相互に，そして力動的に作用し合い，その構造や機能の体制化・組織化を繰り返すなかで発達が展開される，というものであり，現在主流の考え方である．

4）教育や社会・文化の働きを重視する説

　相互作用説の例としてあげた**ピアジェ**は，人間を有機体として捉えるなど，生物学的な立場を重視していた．その一方で，教育や社会・文化の働きを重視していたのは，１章でも紹介されたヴィゴツキーやブロンフェンブレンナーである．このほかには，**バルテス（Baltes, P. B.）**があげられる[5,6]．バルテスは，発達に影響する要因として，①標準年齢的要因（思春期，更年期といった暦年齢と関係が強いものや就学・退職など年齢規範的な

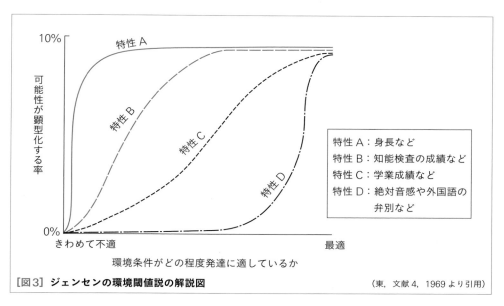

[図3] **ジェンセンの環境閾値説の解説図** （東，文献4，1969 より引用）

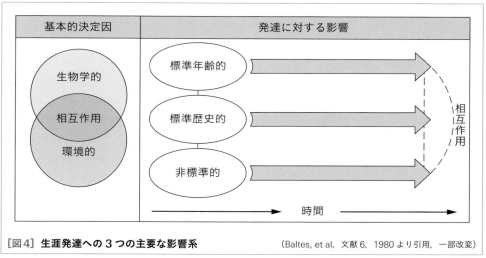

[図4] **生涯発達への3つの主要な影響系** （Baltes, et al，文献6，1980 より引用，一部改変）

もの），②標準歴史的要因（歴史的時間やコホートと関係する要因で，バブルや不況，戦争など），③非標準的要因（失業・病気・事故など，特定の個人に起こる重要な出来事）の3つを想定し，これらが各年齢で異なる影響力をもちながら生涯にわたって人の発達に影響を及ぼすと考えた［図4］．

2. 発達の生物学的基礎

　現代では，人間の発達には遺伝と環境が相互に影響していると考えられている．そのため，発達の生物学的基盤についておさえておくことは，発達について理解するうえでも重要である．

　1990年代になり，発達の生物学的基礎にかかわる研究領域である，脳神経科学や遺伝学などで大きな進展があった．脳の構造や働きを非侵襲的に画像化できる装置が開発され，

023

また遺伝学でも人間の遺伝子について解明されるようになった．ここでは，それらの成果をふまえながら，発達の生物学的基礎について説明していく．

1）脳神経系の発達

　新生児の生まれた直後の脳の重さは 370 〜 400g であるが，生後 6 か月までに急速に増加し，6 歳で成人の 95％までに達する（成人の平均は 1,250 〜 1,400g）[7]．脳は，主としてニューロン（脳神経細胞）から成り立っており，このニューロン同士が結びついて（シナプス結合），ネットワークを形成することで機能する．新生児のシナプスは，脳の領域によっても異なるが，一般に出生直後から増え始め，6 か月〜 3 歳くらいに急激に増加してピークを迎える．3 歳までに，運動をはじめ，知覚，認知，そして言語の各能力が発達していくが，これはこのシナプスの急激な増加と関係しているのではないかと考えられている[7]．

　シナプスは，増加のピーク後，減少に転じる．これをシナプスの刈り込みといい，よく用いられるシナプスが残り，用いられないシナプスが消失するという取捨選択が行われる．出生直後の乳児は，ほとんどすべての自然言語の音節を区別できる一方で，母語を習得するにつれて母語で使われる音節以外を区別できなくなる[8]が，これもシナプスの増加と刈り込みの結果だと考えられる．脳神経系の発達は，生得的なプログラムの産物だと考えられやすいが，刈り込みにおけるシナプスの取捨選択に，経験上の要・不要がかかわっていく点は大変興味深いものである．

　その一方で，出生後かなり早期から，事物の因果性や動く軌跡の連続性などについて，理解の芽生えがあることが実験的に示されており，乳児はこのような世界を理解するためのコア知識[9]をもって生まれてきているようである．これらについての脳神経的基盤は明らかではないが，乳児はこうした初期知識を土台に環境と交渉し，能力を高めていくものと考えられる．

2）遺伝子とエピジェネティクス

　私たちの身体は 30 〜 60 兆個の細胞によって成り立っている．すべての細胞には核があり，核には 22 対の常染色体と 1 対の性染色体がある．染色体を紐解くと，ひも状のらせん構造をした DNA（デオキシリボ核酸）があり，A（アデニン）・G（グアニン）・C（シトシン）・T（チミン）という塩基物質がひもを橋渡ししている．この塩基物質の並び順が遺伝情報であり，1 つの単位の遺伝情報を遺伝子（ゲノム）と呼ぶ．

　近年，遺伝子解析が進み，染色体上におけるそれぞれの遺伝情報を特定することが可能となり，心理学が対象としてきた人間のさまざまな形質についても，こうした遺伝情報との結びつきが少なからず捉えられるようになってきた．これは，心理的形質を支配する遺伝情報が生得的に存在することを示すものである．たとえば，自制心の基盤となる実行機能（行動や思考を制御する能力）とそれに深くかかわる脳の外側前頭前野の活動に，COMT という遺伝子が影響を与えており，その発現するタイミングが 5 〜 6 歳以降であることが見出されている[10]．また，双生児法を用いた行動遺伝学の研究では，さまざまな心理的な形質について，遺伝子が 100％同一である一卵性双生児と，普通のきょうだいと同じように 50％の遺伝子を共有する二卵性双生児の類似度を比較した場合，一卵性の類似度が二卵性を上回ることから，身体的形質だけではなく，心理的形質も遺伝の影響を

受けていることが示されている[11].

　その一方で，心理的形質のほとんどは，共有環境（同じ家族で育てられた影響）よりも非共有環境（遺伝や家族の影響では説明できない部分）の影響が大きいことも指摘されている[11]．こうした環境の影響は，近年注目されている**エピジェネティクス**に関連している．エピジェネティクスとは簡単にいうと，遺伝子の配列が同じでも，遺伝子が装飾されることで，発現のスイッチが切り替えられ，その結果，発現のしかたが変わってくるというものである．この際，遺伝子に加えられた装飾を**エピゲノム**といい，これは後天的なもので環境の影響を受ける．特に同一の遺伝情報をもつ一卵性双生児で顕著な差異があれば，それは遺伝子の発現上の差異に由来すると考えられる[11]が，これはエピジェネティクスの働きによるものであろう．

　先に述べたように，現在は，遺伝と環境の相互作用説が主流になっているが，種々の環境の効果を考慮に入れながら，遺伝子を行動にまで結びつける行動遺伝学的研究を無視することはできないだろう[12]．このように，人間の発達における遺伝と環境の問題が新たな展開を迎えている．

3）性差の生物学的基盤

　生物学的な性別は受精時に決定される．性染色体が XX であれば女性，XY であれば男性である．身体的に性別が分化するのは受精後 7～8 週目である．生殖器の基は性腺原基であるが，この時期になると Y 染色体にある SRY という遺伝子が働き始め，性腺原基から精巣が作られる．精巣はただちに**男性ホルモン（テストステロン）**を分泌して，男性器が形成される．Y 染色体がない女性の場合は，性腺原基よりそのまま卵巣や女性器が形成される．

　身体的な性差という点で大きな変化が生じるのは思春期である．この時期になると，脳下垂体の**性腺刺激ホルモン（ゴナドトロピン）**が，精巣や卵巣に作用して，精巣からは男性ホルモンが，卵巣からは**女性ホルモン（エストロゲン）**が分泌されるようになり，第2次性徴を呈し，大人の身体になっていく．

　中年期以降になると，性ホルモンが減少する更年期を迎える．**更年期障害**は閉経前後の女性の生活上の大きな問題となっているが，近年男性でも生じることがわかってきている．内分泌器官や自律神経に影響が及び，さまざまな身体的・精神的な変化が起こる．

　脳の性差については，脳梁の体積のような構造や，扁桃体の活動のような機能に性差があるという報告もあるが，現状の脳科学研究では構造的，機能的に一貫した性差があるとは言い難いようである[13]．

　これまでに数多くの社会・心理的な性差が見出されているが，いずれも遺伝的・生物学的な要因だけで説明できるものではなく，**遺伝的・生物学的な要因**と，**社会・文化的な要因**の相互作用により生じると考えられている．今後は，これらの相互作用の一層の解明が期待される．

3. 発達を特徴づけるもの─発達の経過にかかわる原理

　発達とは「人間の誕生（受精）から死に至るまでの心身の変化」という定義を紹介した

が，これに含まれる発達的な変化には次のような特徴があると考えられている．

1）発達の連続性と順序性

　人の行動や心理的な機能の発達は，時間に伴った，連続的で順序に沿った経過をたどることが多い．運動機能の発達を例にみてみよう．図5は，乳幼児の月齢ごとの**運動機能通過率（獲得率）**を示したものである．この図をみると，1か月を過ぎると首がすわる子どもが出現し始め，3～4か月になると9割の子どもの首がすわるようになり，続けて寝返りをうちはじめ，ひとり座りをする，というように，子どもたちが，それぞれの運動機能を順番に通過していく様子がみてとれる．

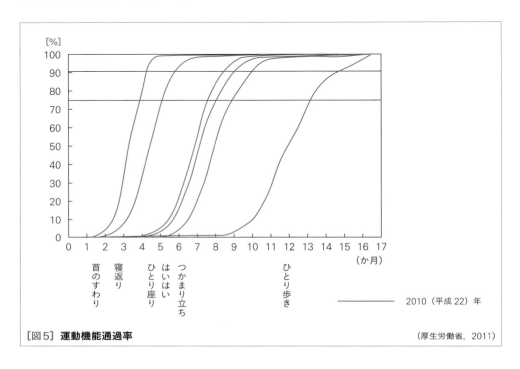

[図5] **運動機能通過率**　　　　　　　　　　　　　　　　　　　　　　　（厚生労働省，2011）

2）発達の方向性

　人の発達には，順序だけではなくある一定の方向性があるものが多い．特に運動発達では，「頭部から尾部（足）へ」「中心から周辺部（末端）へ」という2つの方向の組み合わせにより進行する［図6］．基本的に，姿勢の制御や移動運動の機能（首がすわり，支えなしで座り，

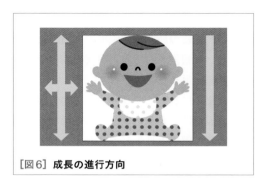

[図6] **成長の進行方向**

つかまり立ちをし，歩く）については，「頭部から尾部（足）」という方向が，肩や腕，脚の粗大な動きから手足の指先による微妙な運動調整（物をにぎる，箸を使う，はさみを使うなど）が「中心部から周辺部へ」という方向性をも包含されていると考えられている．ピアジェによる認知の発達についても，運動から表象（イメージ）へ，非論理的な思考か

ら論理的な思考へ，そして具体的な対象から抽象的な対象へ，という発達の方向性が包含されている.

3）発達の個人差

　発達には**個人差**が存在することも忘れてはならない．先にあげた，乳幼児の運動機能通過率の図［図5］をもう一度みてほしい．寝返りは，早い子どもでは2か月くらいからできるようになり，4か月には9割の子どもが通過するというように，その獲得の時期は，子どもにより2か月程度の開き（個人差）があることがわかる．ひとり歩きに至っては，早い子どもは8か月くらいから始めるが，9割の子どもが獲得するのは15か月頃と，7か月もの差が生じている.

　このように，遺伝的なプログラムの影響が比較的強いと考えられる運動機能の発達においても，子どもによる差異，すなわち個人差が認められている．環境の影響を比較的強く受けているであろうと考えられる言語や認知能力，コミュニケーションなどの機能については，さらに大きな個人差がある.

4）発達の連関性

　それぞれの機能は単独で発達するわけではない．たとえば，言語機能はそれだけで発達するわけではなく，運動機能や認知機能，コミュニケーション機能，さらには対人関係などと相互に連関性をもちながら発達していく．これを**発達の連関性**という.

4. 発達のプロセスを捉える

　それでは,発達的変化とは,どのような経過として捉えられるのであろうか.「発達する」とは，具体的に何がどのように変化することなのだろうか.

1）発達の量的変化と質的変化

　発達と関連する，もしくは近い意味で用いられる言葉に**成長**があるが，これは，ある形態や構造，また機能の「量的」な増加や変化を示す言葉として使用されることが多い．しかし，発達は量的な変化だけでなく，たとえば言葉の獲得や思考の変化などのように，質的な変化も射程としており，量的な変化と質的な変化の双方を含んでいるものである.

　発達の量的な変化としては，身体的成長や運動量，言葉（語彙）を例としてあげることができる．これらの量は，乳幼児から児童，そして青年へと主に時間軸（年齢）に沿って増大する．図7は乳幼児の身長および体重について年齢別に平均値をとったものである．図をみると，男女ともに身長・体重が年齢とともに量的に増大することがわかる．このように，年齢により描かれた発達の線を**発達曲線**と呼んでいる．図8はスキャモン（Scammon, R. E.）による発育・発達曲線であり，20歳のレベルを100％としたときの各部の組織の発達・発育の特徴を4つのパターンに分けて図示したものである．この図から，リンパ型，神経型，一般型，生殖型の発育・発達は，同じ速度で同じ時期に行われるものではないことがみてとれる.

　その一方で，たとえば言語発達の場合，獲得した語彙数といった量的変化を捉えただけ

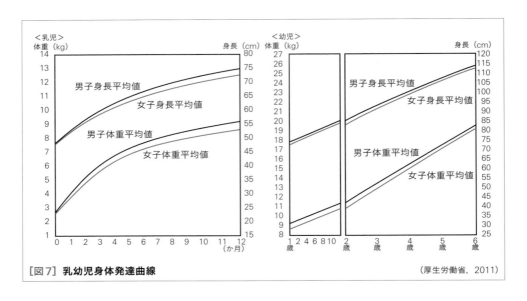

[図7] 乳幼児身体発達曲線　　　　　　　　　　　　　　　　　　　　（厚生労働省, 2011）

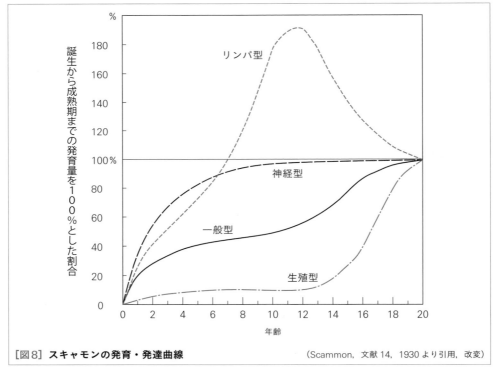

[図8] スキャモンの発育・発達曲線　　　　　　　（Scammon, 文献14, 1930 より引用, 改変）

では言語発達を十分に理解できたとはいえないだろう．どの言葉をどの場面で使用するの
かといった語用論的機能や，文法構造の変化といった構造にかかわる，**質的な変化の様相**
をも捉えることで，言葉の発達の本質に迫ることができる．発達心理学は，さまざまな心
理的機能や行動がもつこのような質的な変化についても把握しようとしてきた．

2）発達を「段階」として捉える

　発達心理学では，人の長い一生を考えるにあたり，いくつかの時期や段階に分けて考え
ることがある．たとえば，乳児期・幼児期・児童期・青年期・成人期・中年期・高齢期と

いった年齢区分がよく用いられている.

　このような発達の区分のなかでも，ある時期の心身の機能や構造の特徴が前後と異なるという質的な変化を想定して時期や段階を区切ったものが**発達段階**である．たとえば，5章で紹介されるピアジェによる**認知の発達段階**（感覚運動期，前操作期，具体的操作期，形式的操作期）は，各段階の認知の特徴と構造を説明するものとなっている．このほか，フロイトの精神分析理論，エリクソンの心理社会的発達，コールバーグの道徳判断なども，発達段階説としてよく知られている.

　ところで，これら発達段階については，社会や文化，時代を超えて適用できるものなのか，という普遍性が問題とされる．ピアジェは認知の発達として4段階を想定し，そこには，特定の状況や場面から独立した領域一般の認知構造が存在し，これが段階的に進んでいくと考えた（**思考の領域一般性**）．しかし，同じ課題であっても，その社会や文化になじみのないものである場合は，その課題の達成度が低くなることがあり，認知構造は必ずしも普遍的なものではなく，むしろ特定の状況や場面に依存した，領域独自の構造や特徴があるのではないかという指摘がなされている[15]．これを**思考の領域固有性**という.

3）発達を獲得と喪失から捉える

　先にあげたバルテスは，人の生涯には獲得と喪失が混在するとし，人の生涯発達を獲得と喪失のバランスとして捉えている[5]．図9のように，人生の初めの時期は獲得が多く喪失が少ないが，年齢が上がるにつれて喪失の割合が高くなるというように，全体的には，加齢とともに喪失が増え，獲得できるものは減っていく．このバルテスの考え方は，生涯発達が獲得と喪失のダイナミクスにより作り出されて進行すること，また，高齢期において，たとえば知恵や尊厳といった獲得内容があることを示しているという点で，その後の発達研究に大きな影響を与えた.

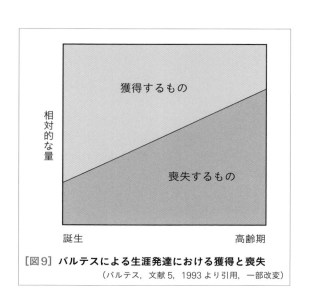

[図9] バルテスによる生涯発達における獲得と喪失
（バルテス，文献5，1993より引用，一部改変）

2章 Q and A

Q1 発達は遺伝と環境の加算的な影響によるとする説として，正しいものを1つ選びなさい.
1. 輻輳説
2. 遺伝説（生得説）
3. 環境閾値説
4. 相互作用説
5. 環境説（経験説）

Q2 発達の特徴として正しいものを2つ選びなさい.
1. 同一性
2. 順序性
3. 非連続性
4. 個人差
5. 共感性

Q1 | **A** …… 1

解説

　遺伝と環境が加算的に重なることで発達が行われるという説は，シュテルンが提唱したもので輻輳説という．なお，2. 遺伝説（生得説）は発達における生物学的・遺伝的影響を重視する立場（ゲゼル），3. 環境閾値説はある行動や能力の発現には，その特質がもつ遺伝的なものと環境の最適さとの関係性により発現するという説（ジェンセン），4. 相互作用説は，遺伝と環境が相互に作用し合って発達が行われるという立場，5. 環境説（経験説）は発達は生まれたあとの環境（経験や学習）によると考える立場（ワトソン）である.

Q2 | **A** …… 2, 4

解説

　発達は，①順序性（一定の順序によって起こる），②方向性（身体発達は頭部から尾部へ，中心部から周辺部へ，という方向性で行われる），③連続性（発達による変化は，連続して起こるものであり，飛躍したり途絶えたりすることがない），④個人差（発達には個人による差がある）という特徴があることが指摘されている.

文献

1）鹿取廣人，藤崎春代（著），梅本堯夫，大山正（編著）：7章発達．心理学への招待，1992，pp157-189.

2）ジョン・B・ワトソン（著），安田一郎（訳）：行動主義の心理学，ちとせプレス，2017.

3）佐々木掌子（著），開　一夫・齋藤慈子（編）：第2章遺伝と環境．ベーシック発達心理学，東京大学出版会，2018，pp19-34.

4）東　洋（著），岡本夏木（編）：知的行動とその発達．児童心理学講座4　認識と思考，金子書房，1969，pp1-88.

5）ポール・バルテス（著），鈴木忠（訳），東　洋・柏木恵子・高橋恵子（編集・監訳）：生涯発達の心理学1巻　認知・知能・知恵，新曜社，1993，pp173-204.

6）Baltes, P. B. Reese, H. W., et al：Life-span developmental psychology．Annual Review of Psychology 31：65-110，1980.

7）星　詳子，陳　省仁（著），氏家達夫，陳　省仁（編著）：脳と行動発達．基礎発達心理学，放送大学教育振興会，pp56-67，2006.

8）パトリシア・K・クール（著），藤崎和香，柏野牧夫（訳）：スピーチ・コードを解読する―乳児はどのように言語を学習するか．日本音響学会誌，63：93-108，2007.

9）Spelke E S, Kinzler K D：Core knowledge．Developmental Science 10：89–96，2007.

10）Moriguchi Y, Shinohara, I：Effect of the COMT Val158Met genotype on lateral prefrontal activations in young children. Developmental Science, 21：e12649，2018.

11）安藤寿康：行動の遺伝学－ふたご研究のエビデンスから．日本生理人類学会誌，22：107-112，2017.

12）児玉典子（著），東　洋，繁多　進・田島信元（編）：16章行動遺伝学からの示唆．発達心理学ハンドブック，福村出版，1992，pp291-304.

13）澤田玲子，佐藤　弥：男脳 vs 女脳？―感情処理における行動と脳の性差．心理学ワールド，75：9-12，2016.

14）Scammon, R E：The measurement of man.（Harris, J. A., et al eds）：The measurement of the body in chilodhood. Univ. Minesota Press，1930，pp171-215.

15）M・コール，S・スクリブナー（著），1974，若井邦夫（訳）：文化と思考．サイエンス社，1982.

（福島朋子）

発達とは何か

3章 時間軸のなかでの人の発達

到達目標 ....

● 人の生涯発達を捉える視点をもてる.
● 人生の移行期の問題について説明できる.
● 大人になってからの発達を理解できる.

1. 人の生涯を捉える視点

　発達心理学というと，子どもの心理学のことと誤解される場合がある．また，発達は大人になれば終わるという理解も間違いである．人は生涯を通じて発達するものであり，現代の発達心理学は**生涯発達心理学**として人の受胎から死までを扱い，生涯を捉える視点をもつものである．

　では，人の発達を生涯発達として捉えると何が違ってみえるのだろうか．ほとんどの人は，1歳頃になると歩き始め，3歳頃になると会話ができて友達と遊ぶようになる．「何歳になると○○ができる」として平均的な発達像を描くことは，年齢が小さければ明確である．では，発達心理学の教科書に「20歳ぐらいで職に就き，30歳になると結婚する」と書かれていたとしたら，皆さんは納得できるだろうか．成長に伴い，その発達の進度や内容はさまざまであり，その時々の出来事によって人の人生には大きな変化が生じる．「何歳になったら○○ができる」という発達の捉え方は，あまりに一面的であることが明らかである．

　また，成人期以降の発達を考えると，時代による発達の差が明確になる．たとえば，結婚年齢を考えてみると，いまから40年ほど前では，女性は「25日のクリスマスケーキ」といわれあせりを感じたものである．つまり，25歳を過ぎると12月25日を過ぎたクリスマスケーキと同じように，「売れ残り」を心配したわけである．女性の平均結婚年齢が25歳であった時代のことである．それが，いまでは女性の初婚年齢の平均は30歳近くになっている．さらに，世界を広く見渡してみると，人の発達の様相が国や文化により大き

〔キーワード〕生涯発達，ライフサイクル，人生移行，養護性，中年危機，世代継承性，サクセスフルエイジング

く異なることがみえてくる．国によって職に就いたり家庭をもったりする年齢は非常に多様であり，平均寿命もさまざまである．

このように人の**生涯発達**を捉える視点をもつと，人の発達に影響する要因は年齢だけではないことに気づく．実際には，次のような要因が影響する[1]．

①標準年齢段階的要因：年齢段階によって発達の様相は異なる．

②標準歴史的要因：いつの時代に生まれたか，どのような社会・文化的状況で生まれたかによって発達の様相は異なる．

③非標準的要因：その個人にだけ影響する要因で，事件や事故，災害，病気やけがが，身の回りの人の死や病気・けがといった偶然に生じた出来事によって異なる．

つまり，発達は年齢による変化だけを指すのではないことがわかる．このなかでも「標準歴史的要因」によってひとまとまりとみなす集団を**コホート**と呼ぶ．つまり，コホートとは同じ時期に生まれ，同じような歴史的・文化的状況に規定された環境に生きる集団であり，コホートが異なると，同じ年齢段階に属していても，発達の様相が異なることになる．ここで注意が必要なのは，横断的研究には必ずコホートの要因が絡んでいることである．小さい年齢で1年ごとの差異を調べる横断的研究では問題とならなくても，大人の発達において，たとえば30歳代，50歳代，70歳代の知能を横断的に調べる場合は，各時代での教育レベルや生活の仕方が影響している可能性があり，年齢による知能の差異だけでなく，コホートの差異を考えなければいけないことになる．

さらに，人の発達を生涯で捉える視点をもつと，次のような点が明らかになる．

①人は大人になってもさまざまな発達を遂げる．衰退することも発達的変化に違いないが，変わらなかったり，大人になってこそ優れていく側面もある．たとえば，英知や経験知は年を経るごとに増加するといわれている．

②人の発達は社会や文化，時代の影響を受け，普遍的な発達過程を描くことは難しい．とりわけ年齢が進むほど，社会や文化，時代による発達の多様性が目立つといえる．このことは，発達を考えるときに，常に社会や文化，時代というその個人を取り巻く環境を抜きにして考えることができないということでもある．

③人の発達は個人差が大きく，個人に生じるさまざまな要因が影響する．つまり，人生は人によってさまざまであり，それぞれが個性豊かな人生を歩むわけである．その一方で，障害をもっていたり，特別な出来事にあったりした場合でも，基本的には人として同じような発達的経過をたどる．

2. ライフサイクルと人生移行

人の生涯を**ライフスパン**（life span）という．また，決まりきった規則的な一生の推移を**ライフサイクル**（life cycle）といい，その一連の経過を**ライフコース**（life course）と呼ぶ．2章で示されたように，ある時期の特徴がその前後の時期と明確に異なる場合，それを一つの段階として区別し，捉える考え方がある．発達段階の区分としては，胎児期に始まり，新生児期，乳児期，幼児期，児童期，青年期，成人期，高齢期とすることが多い．

人の発達は，ある社会・文化，時代においてはおおよそ決まったライフサイクルを示す

ものである. 代表的なものとして, 1章で示されたエリクソンの8段階がある(011頁参照).
人生移行とは, ライフサイクルの変化の過程を示したものである. 人生移行のなかには, 入学や卒業, 就職, 結婚など, 社会全体で期待され, 本人もそれを予期しているものもあれば, 病気や死, 事故, 災害というように突発的な出来事もある. 人生移行には**危機的移行**として, その前後で大きな変化がもたらされ, 渦中の人に混乱が生じることがある. 危機とは, それまで安定していた人と環境のシステムの均衡が破れた状態であり, 新しい人と環境のシステムを形成しなければならない事態である. 危機は分かれ目であるから, うまく対処すれば人間の成長にもつながる.

3. 子どもたちの集団参加と学校への移行

1) 家庭生活から幼稚園・保育園への移行

　子どもたちが最初に出合う移行は, 家庭生活から幼稚園・保育園への集団参加が始まる時期である. わが国では, 3歳になると幼稚園に入園が可能となり, 保育園児を含め, ほとんどの子どもは親を離れて仲間との集団生活を経験することになる. 3歳では走ったり跳んだりといった基本的な運動が可能となり, 言葉も発達して文章で話せるだけでなく, 会話も可能となる. この頃から親とのかかわりだけでなく, 仲間同士のかかわりを求め, 社会的遊びも可能となる. また, 自我も発達して自分の名前や年齢, 性別を言うことができ, 食事や排泄, 衣服の着脱といった身辺自立も可能となる. 入園によって, これまで保護的・受容的な大人との関係に慣れてきた子どもにとっては, これまでのやり方が通じないことになり, 驚きや戸惑いをもたらす危機となる. 特に, 入園当初はさまざまな不適応反応が出やすい時期であり, 頭痛や腹痛, 食欲不振などの身体面での不調や, 甘えの増加やイライラ, 登園しぶりといった情緒的な問題, 爪かみやチック, 頻尿といった問題行動として現れることがある. これらは, 集団生活に慣れることや園での大人の対応を工夫することで軽減されることが多いが, 仲間とのかかわりのなかでお互いから学んだり, さまざまな経験をするなかで能力をつけていくことで改善されることもある. その一方で, 仲間との集団生活は子どもにとって楽しみであり, さまざまな能力を獲得する基盤となる. 仲間関係から育まれる能力として, 情動の自己調整力やいざこざなどの問題解決を含めた社会的なスキル, 考えるツールとしての言語を含めたコミュニケーション能力, 他者への思いやりや共感, イメージを共有する力をあげることができる.

2) 小学校への就学

　子どもが経験する二つめの移行は**幼児期から児童期への移行**であり, わが国では小学校入学が大きな節目となる. 認知発達において, 6歳前後にピアジェのいう前操作期から具体的操作期に移行し, 具体物の助けを借りながら論理的思考が可能となり, 保存の概念が出現する. また, 心の理論を獲得して, 他者の視点に立ったものの見方ができるようになり, 道徳性も発達する. 言語でも語彙や発音, 文法の基本的な言語システムを獲得し, 話し言語は一通りの完成をみる. また, この頃までに, 長音や拗音などの音韻分解や抽出が可能となり, 書き言葉の基盤ができあがる. この時期には, 仲間関係にも発展がみられ, 大人が介在しないで, 子ども同士で遊んだり活動したりできるようになる.

わが国では，子どもが6歳になると義務教育が始まり小学校に入学する．就学以前から，子どもたちは幼稚園や保育園で集団生活を体験しており，何らかの教育的な働きかけも経験している．しかしながら，小学校での子ども達の生活は，幼稚園や保育園とは大きく異なる．小学校では「学習」が活動の中心であり，それが一定のスケジュールに従って「時間割」として組まれ，授業中は自分の席に座るなどのルールが明確に定められる．また，幼稚園での教育時間が4時間を標準としていることと比べると，時間的にも長時間となる．

このように，子どもたちにとって就学することは生活の大きな変化であり，授業中に静かに座っていられるか，読み書きや算数といった学習についていけるか，給食を好き嫌いなく時間内に食べることができるか，大勢の子どもと一緒に行動できるかといったことでの心配がついてまわる．特に入学後，教師の話を聞けず，指示通りに行動ができないで，授業中に立ち歩いたり教室を出て行ったりして，落ち着かない状態が続くことを「小一プロブレム」といい，2000年代以降，問題とされた．その背景には，子どもの他者とのかかわりの希薄化や集団での行動を身につける機会の減少があるといわれている．そこで，幼稚園・保育園と小学校の接続が問題とされ，幼保小の連携として，お互いの教育内容を理解し合うための研修が行われたり，子どもたちを交流させて慣らしていく取り組みがされるようになった．就学前から小学校への移行を意識させることで，この問題の解消を図っている．また，2018年に改定された「幼稚園教育要領」や2017年に改定された「保育所保育指針」の両方で，「幼児期の終わりまでに育ってほしい姿」が明示され，小学校への接続を意識した取り組みを幼稚園や保育園で行うように定められている．

3）中学校への進学

子どもが経験する三つめの移行は，**児童期から青年期への移行**であり，わが国では中学校への進学がその時期に重なる．青年期の始まりは**第二次性徴**が現れることで特徴づけられる．この時期は特に**思春期**といわれ，身体面でも精神面でも大きな変化が生じる．発達加速現象によって第二次性徴の現れが時代とともに早くなっていったが，近年，それも頭打ちとなり，女性の初潮平均年齢は12歳あたりに落ち着いている．男性の性成熟は女性より1～2年遅れるといわれている．第二次性徴の発現に伴い，体つきの変化や自分の性の受容が問題となり，自分自身について深く考えることになる．また，この時期は，ピアジェのいう具体的操作期から形式的操作期への移行の時期であり，具体的なものがなくても抽象的に思考することが可能であり，架空のことでも仮説演繹的な思考で考えることができるようになる．だからこそ将来や自分の生き方についての悩みが出てくる．また，親からの心理的離乳が進み，第二次反抗期を経験するとともに，アタッチメント対象が親から親友や恋人へと移行する．さらに，友達として，単に家が近いとかその時々の好き嫌いではなく，趣味や考え方が同じだとか尊敬できるといった要因でつきあうようになり，友達の存在が心理的発達に大きな影響を及ぼすようになる．その一方で，友達からの排除や孤立，孤独は大きな問題となる．

子ども達の心身における大きな変化の一方で，小学校から中学校にあがると，学級担任制から教科担任制に変化し，また校則が厳格化されるため，子どもを取り巻く環境も大きく変化する．つまり，これは教師との関係の変化をもたらし，青年期での大人への反抗や批判的態度と相まって，教師と生徒の心理的距離が広がり，生徒同士の結束の強まりや幅広い大人との関係へと人間関係を広げることになる．さらに，学習の高度化と学業成績が

進学先を規定することにより，学業についていけず成績の悪い生徒が学習意欲を喪失して学校に意義を見出せなくなったり，学校を避けたりすることにもなる．そうした事情を反映して，暴力行為の加害児童数やいじめの認知件数，不登校児童生徒数の中学1年生での増加が認められ，「中一ギャップ」として問題視されている．中学校への移行の問題は，小中の接続の問題として考えられ，小中連携や小中一貫教育の取り組みとして，お互いの連絡を密にしたり，教育を漸次的に移行するなどの工夫が行われている．それとともに，学校におけるさまざまな問題に取り組むために，スクールカウンセラーやスクールソーシャルワーカーなど，積極的に外部の専門家を取り入れ，「チーム学校」として問題にあたり，生徒のメンタルヘルス向上への取り組みがなされている．

子どもにおける移行では，中学校から高校への移行も問題となり，「高校クライシス」と呼ばれることもある．学区が変わり，広範囲の場所からさまざまな生徒が集まり，新しい人間関係を構築することが問題となる．ただし，子どもの心理的発達の節目に伴う変化というより，環境の変化に伴う危機として捉えることができる．

4. 子どもから大人への移行

子ども時代の最後の移行は，**青年期から成人期への移行**であり，①安定した職業生活を営む，②親の家を出て独立した生活基盤を築く，③社会のフルメンバーとして，社会に参画するという課題があると考えられる．しかし，現代社会において，社会に出ていくことは「卒業」から一足飛びに結びつくわけではなく，フリーターや無業者，ひきこもりになる場合もあり多様である．さらに，高校・大学を終えたからといって必ずしも学生生活の終了になるとは限らず，大学院や各種学校を含めて，さまざまな形で学びを続ける人もいる．成人期への移行は人によって多様であり，その時期を特定することは難しく，年代とともにどんどん後傾し，青年期が遷延化しているといえる．あるいは，「ポスト青年期」として，この移行期を捉え直したほうがよいという考えもある．

自立といっても経済的自立から社会的自立，心理的自立までさまざまであるため，ここでは問題を明確にするために心理的自立を中心に取り上げ，自分とは何であるのか，どのように生きていくのかを明確にできること，つまり，**アイデンティティ（自我同一性）**の確立を成人期への移行として捉えることにする．1章であげたエリクソンが主張するように，青年期はアイデンティティの確立を発達課題として，それが確立するか拡散するかの危機にあるとした．マーシャ（Marcia, J.E.）[2] は，①アイデンティティの問題に積極的に取り組み，選択し，意思決定を行う危機を経験しているかどうか，②人生の重要な領域に積極的に関与しているかどうかの2点から，**アイデンティティ・ステイタス**として表1に示す4つをあげた．アイデンティティの危機とは，この職業が自分にふさわしいのか，これまでの価値観でよいのかなどを考え始めることであり，「関与」とは，自分の信念に基づいて行動している程度である．

わが国では，大学進学率が高く，何を学びたいのかを不問にしたまま成績に基づく進学先の決定が行われることが多く，大学に入学して初めてアイデンティティの問題に直面することが多い．大学生の時期はまさにモラトリアムの時期であり，大学で学ぶなかで将来の職業について考え，アルバイトやサークル活動を通じてさまざまな役割実験を行うこと

[表1] アイデンティティ・ステイタス

		危機の経験	関与の有無
アイデンティティ達成	アイデンティティについて本気で考え，自分でその問題を解決して，それに基づいて行動している．	有	有
早期完了（フォークロージャー）	周りから決められた目標を受け入れ，アイデンティティについては決まったものと考えている．	無	有
モラトリアム	アイデンティティについて取り組んでいるが，自分で決定することはせず，模索中である．	有	取り組み中
アイデンティティ拡散	アイデンティティについて考えたが，あきらめ，または，初めからあきらめて取り組んでいない．	有か無	無

になる．しかしながら，すべての大学生がアイデンティティの問題に取り組むわけではない．わが国の大学生では，モラトリアムといっても積極的に役割実験に取り組むとは限らず，アイデンティティの問題は就職活動が始まってからのものとして脇においたり，いまは取り組んでも仕方がないとシラけてみたり，いままで考えてこなかっただけにどうしてよいか混乱状態に陥る者も多いという [3]．なかでも，職業に関する決定の回避と学業からの撤退を主症状とする**スチューデント・アパシー**が 1970 年代から問題となり，形を変えつつも現代でもみられ，「大学生の不登校」として問題になっている．その根底には，大学生活に対する無関心や無気力があり，そのことでアイデンティティの問題に取り組めない自己を正当化し自尊心を保っているといえる．したがって，学業以外の活動には積極的に取り組めることが多く，自分で困っているという自覚がないまま学業から撤退し，留年を重ねたり退学したりすることになる．そのために大学では，初年次教育の重要性がいわれており，大学生活における意義と目標を明確にする取り組みが行われている．また，学校から社会への移行を巡る課題に対して，文部科学省と厚生労働省はキャリア教育として大学で取り組むことを推奨しており，自らのアイデンティティを考えるためのさまざまな講義や演習，インターンシップや体験学習が行われ，職業的成熟のプロセスを促進することを目指している．

　青年期から成人期にかけての社会人への移行が遷延化しているのは，人々がじっくりと職業選択を行い，結婚や職業選択を先延ばしにできる自由や余裕の表れといえる一方で，若年労働市場の悪化による問題を反映しているともいえる．この問題に注目が少ない原因として，親の責任が強調されるわが国では，親が若者を保護することで親子関係が長期化し，問題が表面化しにくいことがあげられる．さらに，移行が素早く行われることに社会に対する信頼がかかわり，社会への信頼が高い者ほど正規雇用に就くなど，不安定雇用からの離脱に関係することが明らかになった [4]．社会への信頼は，**ソーシャル・キャピタル**（社会関係資本）とほぼ同じ概念である．ソーシャル・キャピタルとは，社会的つながりとそこから生まれる信頼や規範であり，信頼できる対人関係や社会的関係をもつことが健康にかかわるということがわかり，注目されてきた．

3章

時間軸のなかでの人の発達

5. 大人における移行

1）職をもつことによる移行

　成人期において職業生活は，人生のあり方を決定する重要な要素である．働くことは何より経済的基盤を築くためであり，職を得ることで社会的地位も明確となる．また，社会における役割を果たし生きがいをもつとともに，自己実現にもつながる．特に，職業選択は生き方の選択であり，アイディテンティの形成の大きな部分をなす．

　しかしながら，現代社会において**職業アイデンティティ**の達成は必ずしもスムーズにいくわけではない．現代の日本社会では，職業選択は比較的自由に行われ，生まれた家の都合で職業の決定がなされるということは少ない．それだけに，各個人の能力や家庭環境，社会情勢や周りとの競争の結果などさまざまな要因がかかわる．その結果，職業が主体的な選択の結果としてではなく，諸般の事情を考慮しながら，消去法により余儀なく決められることも生じる．また，長引く不況により希望する賃金と自分の能力の折り合いがつかず，職業の選択が進まないということもある．さらに，雇用が安定しない社会状況では，解雇されたり，より条件の良い職場を求めて転職を繰り返すということもある．現代の日本社会において，職業アイデンティティを確立しにくい状況もみられる．

　かつて，「フリーター」として，あえて正規雇用には就かず，職を転々としながら自分探しをする若者が注目された．彼らは，「疎外的アイデンティティ」をもつものとして，共有文化から背を向けて，職業にとらわれない自由な生き方を追求するものとみなされてきた．しかし，現代では，非正規雇用を余儀なくされ，本来の意味の「フリーター」の数が増えているわけではない状況がある．さらに，近年では，職をもたないまま社会生活から完全に撤退している「ひきこもり」も問題となっている．不登校から続いたり，職業をもつことに失敗したりした若者だけでなく，中途で職を失った者も多く，中年期以降での「ひきこもり」の数も多いことが問題となっている．

　わが国では性別役割観がまだ強いことから，性別によって偏りのある職があり，職業選択に影響している．それに加えて，女性の場合，職場で補佐的な役割しか与えられないことも多い．女性の管理職は先進諸国のなかでも非常に低い割合である．これは性別役割観を反映した職場の状況とともに，結婚・育児をしながら働くことの困難な現状を反映している．政府はこの状況を改善するべく，2030年までに女性の管理職を30%まで引き上げるという方針を出し，子育て支援施策を強化して育児休業を取りやすくしたり，保育園の数を増やすなどしている．また，男性も育児をすることが当然であるという社会を目指した意識改革が進められている．さらに，「働き方改革」としてさまざまな事情にあわせた多様な働き方を目指す取り組みが行われている．とりわけ，**ワーク・ライフ・バランス**として，仕事と個人の生活のバランスをとって，結婚・子育てと仕事の両立が目指されており，女性を取り巻く職業環境は急速に変化している．女性が職場に出ることで，職業生活と家庭生活の間で，一方の役割が他方の役割に持ち込まれる**スピル・オーバー**が注目されている．女性が仕事と家庭という多重の役割をもつことで良い影響があるかどうかは研究結果に一致をみない．しかし，スピル・オーバーについて，仕事から家庭へのネガティブ・スピルオーバーが問題であり，夫婦間の意見の不一致と子育てストレスをもたらすことで母親が抑うつ傾向に陥ることがわかっている[5]．女性が職業生活を全うするためには，ま

だ課題の多い現状があるといわざるを得ない.

2）結婚と子どもをもつことによる移行

　大人の発達において，職業選択と並んで重要になるのは**結婚・育児**である．結婚には，①性的・愛情要求の充足，②子どもをもつ，③子どもの社会化，④家族の生活の安定・扶養，⑤精神的安定と休息，といった機能がある．しかし，肉体的，時間的，経済的，精神的に束縛されることもある．近年，結婚の形態は多様化し，出会いからデート，婚約，結婚（入籍），同居という従来の道筋を経ない場合も多い．このため結婚のあり方には個人の価値観や自己実現のあり方，適応が反映される．しかしながら，近年問題となっているのは，そもそも恋愛をしない若者の存在である．「恋人をほしいとも思わない」若者に対する研究[6]によると，恋愛不要の理由として，負担回避や自信がないことがあげられ，こうした理由を述べた群ではアイデンティティ達成をはじめとする自我発達のレベルが低かった．成人期への移行において，心理的発達が恋愛・結婚にかかわるわけである．

　一方，育児についても多様になっている．親になることは決まった人生の道筋ではなく，子どもをほしがらない夫婦もいれば，子どもをもつ心理的な準備状態がないまま親になる人もいる．これは，性別役割観との関連で論じられることもあり，性役割の受容として出産と授乳能力をもつ女性に特有のものと捉えることもあった．しかし，親になるための能力を**養護性**として，子どもの健全な発達を促進するための共感性と技能として捉えると，性別に限らず誰でももっている性質と考えることができる．また，対人関係能力のひとつとして，人とのかかわりのなかで獲得され，大人になっても子どもとのかかわりのなかで親自身の発達としてさらに発展するものと捉えることができる．

　親になることによる成長・発達は，柔軟さ，自己抑制，視野の広がり，運命・進行・伝統の受容，生きがい・存在感，自己の強さという6因子にまとめられ，父親より母親のほうが変化の度合いが大きいという[7]．ただし，これらの変化は母親だけに生じるわけではなく，父親でも，子育てをすることで親としての自覚，人間としての成熟，ストレスを感じるといったことがみられる[8]．

　近年，子どもをもつ理由に変化が生じている．避妊技術や**生殖医療**の発展により，望むときに子どもをもてるようになった結果，「授かる」子どもから「つくる」子どもへと変化したといわれている[9]．発展途上国においては，子どもは経済的・実用的な価値をもつ存在であり，家庭内の労働を担い，子育てへの投資（育児）は，親が年老いると子どもから親への投資（扶養）として返ってくるものであった．しかし，先進国では，子どもに家庭内の労働力を期待することはなく，老後の扶養も期待が薄くなりつつある．そうなると，子どもをもつ意味は精神的なものとなり，子どもを産むことは自分自身のためであり，他の条件との比較のうえで選択されるものとなってきた．つまり，条件さえあれば子どもをもつが，条件が整わないならば子どもをもたないということである．また，「出産だけは体験しておきたい」という体験欲として子どもを産むことを選択し，できた子どもを「成果物」として重視し，お産や子育てのやり方，子どもの達成度にこだわるということも生じてくる．つまり，子育てにも個人化志向が認められ，子どもの価値が変わってきたのである．大人の発達において，子育ての意味が急速に変化しているといえる.

時間軸のなかでの人の発達

3）中年期への移行と中年危機

　成人期は人生の半分を占める時期であるが，40歳を過ぎる頃から転換期を迎え中年期となる．中年期では，①身体的な衰えが生じる，②時間的展望が狭まり，残された時間から物事をみる，③生産性の限界を感じ自分にできることの限度がわかる，④老いと死の不安を感じる．そのため，アイデンティティ危機を迎え，自分自身を見直す「中年危機」を迎えることになる．たとえば，子どもの自立に伴い親役割の喪失が生じることで「空の巣症候群」が生じ，何をしてよいかわからなくなって無気力になったり，抑うつ状態になる場合がある．また，職業生活においても地位の上昇を目指して一定の地位を得てしまうと「上昇停止症候群」となり，職業生活にやる気をなくすことがある．さらに，この時期は，親の介護問題や，夫婦関係の問題，子どもの自立の問題といったさまざまな家族の問題が生じる家族関係における移行期とも重なり，問題は複雑化する．

　成人期のアイデンティティの特徴は，青年期が「個としてのアイデンティティ」の選択と確立が中心であるのに対して，個としての確立だけでなく，「関係性に基づくアイデンティティ」も中心テーマとなる[10]．つまり，成人期のアイデンティティは個人としてのアイデンティティだけでは十分ではなく，「自分は誰のために存在するのか」を考え，会社組織や家族，地域社会とのかかわりのなかで発展していくわけである．また，個としてのアイデンティティと関係性に基づくアイデンティティは相互的にかかわり，個としてのアイデンティティの確立がないところに関係性に基づくアイデンティティは確立されず，関係性に基づくアイデンティティが個としてのアイデンティティに影響を及ぼす．

　中年期は，アイデンティティの再体制化に加えて，エリクソンが指摘するように**世代性**(generativity) が課題となる．当初，世代性として生殖性だけが注目されていたが，その後，概念の拡大がなされ，①子孫を生み出すこと，②生産性，③創造性を包含し，「さらなる同一性の開発にかかわる一種の自己生殖も含めて，新しい存在や新しい制作物，新しい概念を生み出すこと」を表す概念とされている[11]．世代継続の動機づけとして，永続的な個としての実現を希求する内的希求と，社会のなかでの個人が期待されている社会的役割や社会的貢献を果たそうとする社会的要請の2側面がある．世代性は，自分が何を成し遂げ，社会に貢献したかを示すものであり，それが達成されないと不適応につながる．さらに，世代性のなかでも，自分の死を意識して自分の経験や上の世代から継承したものを次の世代に残そうとする傾向を捉える場合，**世代継承性**という．中年期から高齢期に世代継承性は高まるが，長生きをして高齢期でも活動的である現代において，世代継承性は，高齢期の個人の適応にかかわる重要な概念といえる．

6. 高齢期への移行

　0歳の人が生きるであろう期待値を**平均余命**といい，一般には，これを**平均寿命**という．わが国の平均寿命は男女ともに80歳を超えている．現在，65歳以上を**高齢者**ということが多く，75歳以上を**後期高齢者**として区別している．しかし，定年年齢や年金支給開始年齢などの社会的システムが大きく関与して，何歳からを高齢期とするのかは時代とともに変化している．また，この時期は個人差が大きく，高齢者といっても一概にその特徴をあげることは難しい．

加齢により身体的能力が衰えることは確かであるが，どの人にも生じる避けられない発達のプロセスである一次的老化（正常老化）と，病気に起因する二次的老化（異常老化），死の 2，3 年前に生じる著しい低下現象として現れる三次的老化を区別することができる．加齢現象とは，あらかじめ遺伝的にプログラムされていて，種を維持する役割の終了とともに触発されるという説と，老化現象は遺伝的情報の不正確な伝達によって問題となる物質の蓄積によるという 2 つの説が考えられている．一方，加齢現象にかかわる環境要因として，放射線，食事，同種や異種生物との競合，さらには疾病や災害などの要因があげられ，これらによって老化が促進される．

　高齢になると生理的予備能力が低下し，ストレスに対する脆弱性が亢進して不健康を引き起こしやすくなる．この状態を**フレイル（Frail）**という．フレイルは病気を意味するのではなく，老化の過程で生じる「自立機能や健康を失いやすい状態」で，①体重減少，②筋力低下，③疲労感，④歩行速度の低下，⑤身体活動の低下のうち，3 つ以上が該当する場合をいう．この状態は要支援や要介護に移行する危険性が高く，その予防が**健康寿命の延伸**にかかわるといわれている．また，フレイルをもたらす要因として，慢性疾患の既往歴やうつ病，食欲不振，喫煙，生活空間の狭小があげられている．そもそも健康寿命とは，健康上の問題で生活の制限がなく過ごせる期間であり，現在，平均寿命と健康寿命には約 10 年の差がみられる．平均寿命が延伸しても，健康寿命が延伸しない限り，医療費や介護給付費がかさむことになり，個人や家族の生活の質の低下にもつながる．高齢期をいかに健康に過ごせるかが国民的課題となっている．

　健康，生存，生活満足感の三つが結合した状態を**サクセスフル・エイジング（幸福な老い）**という．しかし，サクセスフル・エイジングの明確なモデル像があるわけではなく，立場によって異なる見解が述べられている．まず，医学的には疾患に罹患しておらず，そのリスク要因をもたず，機能に障害がなく社会に参加している状態をサクセスフル・エイジングという．それに対して，社会学において，**活動理論**として，高齢になっても社会的活動や肉体的活動を続けることが幸福な老いにつながるという考えが提出された．また**離脱理論**として，高齢者は心身の限界を感じて社会から積極的に退き，若い人に立場を譲るのが良いとするまったく異なる考えも出てきたが，両者の論争に決着がついたわけではない．

　さらに，成長・発達という観点から，「自己受容」「人生の意味」「環境制御」「人間的成長」「自律性」「肯定的な人間関係」の 6 つの要素における良好な心理学的状態がサクセスフル・エイジングを意味すると考えられている．また，高齢者が直面する衰退に対して，「保障を伴う選択的最適化」を行うことがサクセスフル・エイジングにつながるとされている．つまり，足りないところの保障を得ながら，条件が限られていてもそのなかでより良い選択をして最適な状態を保ちながら目的を達成できているならば，幸福な老いの状態とすることである．こうした高齢であっても良い状態を目指すことをサクセスフル・エイジングとして追求するのに対して，「超越的な老い」として，世代間の連続性を自覚したり，自己中心性を離脱したりすることで加齢変化に適応する別の道があることが考えられている．加齢変化は個人差が大きく，その適応の仕方もさまざまである．最終的には，サクセスフルな状態とは，個人が主観的に幸福であると評価することに帰するともいえる．

Q1 ライフサイクルと発達的特徴の対応について，正しいものを1つ選びなさい．
1. 人の心身の発達は，成人期にピークを迎え，あとは衰えるだけである．
2. 認知症は高齢期に現れる病気であり，成人期には生じない．
3. アイデンティティの問題は青年期にしか生じない．
4. 青年期には統合失調症やうつ病など，精神疾患の発症が増える時期である．
5. 高齢期にはすべての知的能力が衰える．

Q2 次の記述のうち，中年期の発達的特徴を示しているものを1つ選びなさい．
1. 体の衰えを感じ，将来展望が狭まり，アイデンティティの再体制化が行われる．
2. 心身の限界を感じて社会から積極的に退き，若い人に立場を譲ることで適応に至るという考えがある．
3. 初めて自分が何者であるのかに悩み，それをはっきりさせるためにさまざまなものに取り組み模索する．
4. 仲間関係が適応に重要な意味をもち，それからの排除や孤立，孤独が心理的問題を生む．
5. 親密さ対孤立の危機を迎える時期である．

Q1 | **A……4**
解説
　体力的には成人期に衰えが始まるが，英知や創造力といった能力は高齢期になっても衰えないものである．認知症は高齢期の病気とは限らず，65歳未満で発症する若年性認知症もある．アイデンティティの問題は青年期だけでなく中年期にも中年危機として現れる．高齢期になっても結晶性知能は比較的保たれる．青年期は，精神疾患が発症しやすい時期であるというのは正しい．

Q2 | **A……1**
解説
　中年期は体の衰えを感じ，将来展望が狭まって自分の限界を自覚することとなり，アイデンティティの再体制化が生じる時期である．青年期と同じようにアイデンティティについて悩み，人によってはアイデンティティを模索するためにモラトリアムを行うこともあるが，初めての経験ではない．また，心身の衰えから後進に道を譲り離脱することがサクセスフル・エイジングにつながるという考え（離脱理論）があるが，中年期はそれには早すぎる．最後に，仲間関係が大きな意味をもつのは児童期であり，成人期における対人関係は多くの人では家族が中心ではあるが，個人差は大きい．親密さ対孤立の危機が問題となるのは成人前期である．

文献

1) Baltes, P. B.: Life-span developmental psychology: Observation on history and theory revisited. In R. M. Lerner (Ed.), Developmental psychology: Historical and philosophical perspectives. Hillsdale, NJ: Erlbaum, 1983.

2) Marcia, J. E.: Development and validation of ego-identity status. Personality and Social Psychology, 3: 551-558, 1966.

3) 下山晴彦:大学生のモラトリアムの下位分類の研究―アイデンティティの発達との関連で―. 教育心理学研究, 40: 121-129, 1992.

4) 白井利明, 安達智子・他:青年期から成人期にかけての社会への移行における社会的信頼の効果:シティズンシップの観点から. 発達心理学研究, 20: 224-233, 2009.

5) 小泉智恵, 菅原ますみ・他:働く母親における仕事からの家庭へのネガティブ・スピルオーバーが抑うつ傾向に及ぼす影響. 発達心理学研究, 14: 272-283, 2003.

6) 髙坂康雅:青年期における"恋人を欲しいと思わない"理由と自我発達との関連. 発達心理学研究, 24: 284-294, 2013.

7) 柏木恵子, 若松素子:「親となる」ことによる人格発達:生涯発達的視点から親を研究する試み. 発達心理学研究, 5: 72-83, 1994.

8) 牧野カツコ, 中野由美子・他:子どもの発達と父親の役割. ミネルヴァ書房, 1996.

9) 柏木恵子, 永久ひさ子:女性における子どもの価値―今, なぜ子どもを産むか. 教育心理学研究, 47: 170-179, 1999.

10) 岡本祐子:女性の生涯発達とアイデンティティ―個としての発達・かかわりの中での成熟. 北大路書房, 1999

11) エリクソン, E. H., エリクソン, J. M. (著) 村瀬孝雄・近藤邦夫 (訳):ライフサイクルその完結 増補版 みすず書房, 2001.

(近藤清美)

4章 定型発達と非定型発達

到達目標 ··

● 非定型発達について説明できる.
● 非定型発達がもたらす発達の問題について説明できる.
● 非定型発達とその診断について基本的な考え方を説明できる.

1. 発達経路の多様性・多型性

1) 生涯発達心理学の問いかけ

　2章で紹介されたバルテス（Baltes, P.B.）は，生涯発達心理学の基本的方向付けをした一人である[1]．バルテスは生涯発達心理学において，人の発達は，①成人という完成体に至るまでの短期間に限定されたものではなく，むしろ，完成体という状態そのものが存在せず，生涯のあらゆる時点で人の発達が質的にも量的にも生じうると仮定する，②多次元的，多方向的に進みうる，③高い可塑性を有する，④獲得と喪失の両方を伴う過程である，⑤個人と他者を含む環境との相互作用過程である，⑥文化および歴史のなかに埋め込まれている，⑦心理学だけでなく，生物学，社会学，人類学などの多様な学問領域と密接な連携のもとで，学際的アプローチをする必要があることを中核事項にあげ，発達という現象そのものを根本的，総合的に問い直す必要性を論じた．これは発達心理学におけるマイノリティを考えていくことにもつながると考えられる.

2) 発達経路の多様性・多型性をみるために

　公認心理師が日常的に使う知能検査や発達検査について取り上げてみよう．これらは，大半の個人が一様に到達する等至点（equifinality point）を前提とし，標準化の過程では，いくつかの時点における最頻値，平均値の連続性をつなぎ合わせ，ある特性や能力の標準的な発達過程を提示することで，原理的にたった一つの発達の順序性を示したことになる．したがって，ここから得られるものは，ある子どもが該当する年齢集団における知能指数

〔キーワード〕国際障害分類（ICIDH），障害の医学モデル，障害の社会モデル，非定型発達，神経学的多様性，ニューロ・マイノリティ，ギフティド，DSM-5，自閉スペクトラム症，注意欠如・多動症

（IQ），言語理解，知覚推理などの特性や能力に関する相対的な序列位置についての情報，および発達における各領域間の差である．それはたった一つの標準値や標準的発達に準拠するという点で，発達の多様性については考慮されていない．

　たとえば自閉スペクトラム症（autism spectrum disorder；ASD）の知能検査や発達検査の結果を読み取った公認心理師は，その子どもが乳児期の対人・言語・社会性の項目を未獲得なまま，一方で文字や記号系の獲得は進んできている様子を説明することができる．それによって，ASD児の発達のアンバランスと一般的発達との異質性と類同性を説明することが可能である．その一方で，その子ども自身の個人内の変化と安定性・連続性については十分な説明はできにくい．バルテスの論に立ち返れば，標準発達を基準にすることで，発達経路の多様性や多型性を実際に把握するという手順を落としてしまっている可能性がある．発達支援においては，一人のASD児の個人内の発達経路のあり方をみていくことで，発達のアンバランスが生じていく過程や，それが社会的適応上，どのような困難さに直面するかなどを個別の発達過程として抽出していくことが重要である．ところが，標準過程から逸脱した発達の順序性を示す個人については，これまではあえて取り上げられることは少なかった．

3）定型発達と適応

　これまでの研究で人の発達として示されてきたことは，実は，それが誰にでもあてはまる一般的なこととして説明されてきた．しかし，初めて親になった人にとって，はたして一般的な発達を知ることがわが子の育児に役立つのだろうか．たとえば，育児書をみて，①育児書で示されている発達像とわが子の育ちを比較して不安になったり，②育児書に書いてあることは，代表値としての発達を示しているにすぎず，必ずしも自分の子育てには参考になるわけではないと達観してみたり，③わが子の育ちが育児書通りだと感嘆したりするのではないだろうか．つまり，親というものは，人の一般的な発達像を頭の片隅におきつつ，わが子の育ちと自身の子育てに近い育児体験情報を自ら取捨選択していきながら，日々の子育てを行っていることが推測される．

　進化生物学や進化心理学では，生物の形質や行動，およびそれを支える遺伝子に一定の多様性や多型性があり，それにより生物進化が生じることを認めている[2]．また，人のさまざまな社会的行動や心の仕組みを生物学的適合度の視点から読み解いている．この考え方を進めていくと，既に述べた発達の個人内差や，ある機能の発達の順序性の問題なども，標準からの逸脱というとらえ方でなく，発達の多様性や多型性としてその個人の特性がどのような発達経路をたどるのかという視点から説明が可能となる．

4）障害から定型発達のスペクトラムへ

　定型発達（typical development；TD）という言葉は，ASDの当事者であるシンクレア（Sinclair, J.）[3]が作った用語であることが知られており，その時点では「自閉的ではない脳をもつ人」を表すものであった．現在では定型発達とは，神経学的に定型的な発達をした人を表し，英語圏における**神経学的定型**（neurologically typical, neurotypical；NT）に概ね対応するものである．

　定型発達は，多くの人に共通した傾向であり，ある意味で多数派に属することが普通であると捉えられてきた．また，障害に対して，社会で「健常」であることを指すために使

われる．医学モデルでは，**健常者**（able-bodied person）とは，障害者・病者に対して
いわれる表現で，定型発達とは多数派を占める健常者のことであり，自分を普通でありま
ともであると思っている人たちである．

　発達は生物学的要因と環境要因との相互作用として発現する．発達障害は生まれたあと
の育ちのなかで明らかにされる．もし，人の育ちに障害か定型かの二分しかないとすれば，
両者の間には越えがたい障壁，あるいは溝が存在するように思われる．しかし，一人の子
どもの現実の育ちのなかでみられる行動は一様ではない．場所や相手，状況が違えば，子
どもの示す行動は，むしろ多様である．障害から定型発達までを**連続体（スペクトラム）**
として捉えることにより，個体の能力，環境，文化，支援を相互関係的に捉えることがで
きる．

2. 障害の医学モデルから社会モデルそして統合モデルへ

1）障害の医学モデル

　従来，障害とは個人の問題であり，治療やリハビリテーションを通して治されるべき，
克服すべきものという**個人モデル**や**医学モデル**が主流であった．医学モデルは，障害を病
気や傷害，その他の健康状態から直接引き起こされた「個人的な」問題として捉え，人の
特性とみるものである．障害は個人のもつ問題を改善するために，医療あるいはその他の
専門職による治療や介入を必要とする．障害に対しては，治癒あるいは個人のよりよい適
応と行動変容を目標とした．

　病因論に基づく医学モデルを背景にした**国際障害分類（ICIDH）**[4] は，障害を**機能・形
態障害，能力障害，社会的不利**の3つのレベルで捉えるという障害の階層性を示した点で
画期的なものであった．[図1] に示す通り，疾患・変調が原因となって機能・形態障害
が生じ，それが社会的に不利を起こすというものである．たとえば，障害のある人は手足
が動かない（機能障害），歩行その他の日常的な行為ができない（能力障害），職を失う（社
会的不利）などの現実世界の困難に直面する．これに対する批判として，障害がある人の
心のなかの問題を扱っていない点，障害のマイナス面の重視，環境重視が必要な点などが
指摘された．

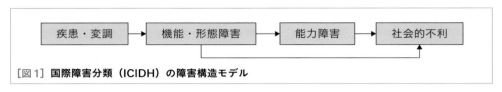

[図1] 国際障害分類（ICIDH）の障害構造モデル

2）障害の社会モデル

　障害は個人の属性ではなく，社会環境によって作られたものとみなされる．すなわち，
障害は社会環境の態度や他の特性によってもたらされた不適切な物理的環境によって生み
出されたので，政治的な対応が求められると考える．この問題に対しては，社会的行動が
求められ，障害者が社会生活への完全参加に必要な環境を整えるために行う修正や改善を
社会全体の共同責任とする．ここで問われるのは，社会変化を求める態度や思想，人権問
題である．社会モデルは，障害の個人的側面や医学的側面を否定するものではないが，障

害の問題を個人に還元せず社会関係に起因する社会問題として捉える点で，医学モデルや個人モデルとは明確に違いがある．

　障害は人の身体レベルの問題でもあり，個人の特性と個人が生活している全体的な背景の特性との間の相互作用である．障害のいくつかの側面はその人の内的なものであるという側面では医学モデルは妥当であり，他の側面は外的なものであるという点で社会モデルも妥当であり，いずれか一方を完全に否定することはできない．つまり，医学モデルも社会モデルも部分的には妥当であるが，それぞれ十分であるとはいえない．

3）統合モデルとしての国際生活機能分類（ICF）

　国際生活機能分類（ICF）[5] は，医学モデルと社会モデルの統合により，健康に対する生物・心理・社会モデルを提供した．それによって生物学的，個人的，そして社会的なレベルから成る健康のいろいろな次元の首尾一貫した見方を提供しようとした．

　[図2] に示すように，ICF は**心身機能・身体構造**，**活動**，**参加**という３つのレベルの生活機能分類と，**環境因子**，**個人因子**という背景因子分類で構成される．また生活機能に影響するもう一つのものとして，**健康状態**をあげた．

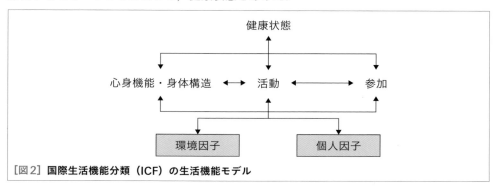

[図2] 国際生活機能分類（ICF）の生活機能モデル

　ICF は，ICIDH と比較するとマイナス面よりもプラス面を重視する立場を明確にした．すなわち，疾患／変調ではなく「健康状態」，障害ではなく「生活機能」，機能・形態障害ではなく「心身機能・身体構造」，能力障害ではなく「活動」，社会的不利ではなく「参加」という表現を用いている．これらが阻害された状態はそれぞれ「機能・構造障害」，「活動制限」「参加制約」である．また，分類全体の名称も「生活機能・障害・健康の国際分類」というように，人間生活にかかわる広範囲のものを含むようになった．

　生活機能は ICF の中心概念であり，「心身機能・身体構造」「活動」「参加」という３レベル全体で，人が生きることを捉えようとした．また，生活機能３レベルが単独で存在するのではなく，相互に影響を与え合い，さらに背景因子とされる「環境因子」や「個人因子」からも影響を受ける．このように ICF モデルでは，ほとんどすべての要素がすべてと影響し合うことを示した．影響の仕方にはマイナスもプラスもありうる．各要素が相互に影響を与え合う「相互依存性」を重視する一方で，それぞれのレベルの「相対的独立性」も十分に考慮し，他からの影響ですべてが決まるわけではないことを示した．

　ICF の特徴は [図3] で示したように，「活動」において「能力（capacity）」と「実行状況（performance）」を分けている点である．「能力」は，訓練や評価などの面で発揮することができる活動の状況である．本人が頑張ればできるという状態だけでなく，専

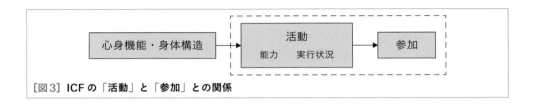

[図3] ICFの「活動」と「参加」との関係

門家から安全で実効性の高いやり方の指導や，福祉用具の使用法などの支援を受けた場合も含む．「活動」において「実行状況」は毎日の実生活のなかで実行している状況である．また，図3で「活動」と「参加」が点線で囲まれているのは，この2つが表裏一体の関係であることを示しているためである．つまり，一つの「参加」は多数の「活動」の実行状況であるといえる．

　発達支援において重視すべきことは，生活機能のなかで「活動」と「参加」の促進に向けてどのような働きかけをするのかである．同じ病気や機能障害であっても，「活動」や「参加」のあり方には個別性が非常に大きく，それにかかわる「個人因子」である当事者の興味やスキル，知識や経験なども影響してくる．その点で，「能力」評価にあたっては，潜在的な生活機能を引き出し，それがどれだけ有効に行えるかをみていくことが，生活機能促進や特別支援教育などの効果に大きく影響する．

3. 非定型発達

1) 規格外の発達

　非定型発達（atypical development；AT）は定型発達の対義語にあたり，社会的コミュニケーションの障害があるといわれ，ASDもこれに該当する．日本では，厚生労働省によればASDは約100人に1人であり，性別では男性に多く，女性の約4倍の発生頻度であると示されるが，女性では過少評価されている可能性もある．また，ASDのきょうだいの発症リスクは，約10〜20倍であることが知られている．アメリカの疾病管理予防センター（CDC）のデータによると，現代では児童59人に1人がASDと診断されている．

　定型発達，非定型発達とは，**神経学的多様性**（neurodiversity；ND），すなわち脳の多様性を受け入れる考え方であり，非定型発達（AT）の人を障害者としてではなく少数派であるとみなしている．ウォーカー（Walker, N.）[6]は，神経学的多様性の概念はど

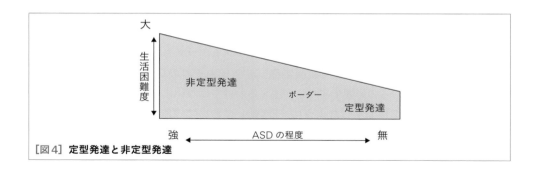

[図4] 定型発達と非定型発達

んな神経学的状態にある人々も包含するものであるとし，**ニューロ・マイノリティ（神経学的少数派）**という語を「神経学的に定型でない人々を指す，良い，病理化しない言葉」として定義した．たとえば，[図4] は定型発達と非定型発達の位置づけを，ASD の程度を横軸に，生活困難度を縦軸に示したものである．非定型発達で ASD の程度が高いと生活困難度が高くなることが示されている．

　異なる神経学的な様態をもつ人々である非定型発達（AT）の人は，「支配的な文化から周縁化され，十分に適応できていない」という．病理学的パラダイムでは，ニューロ・マイノリティを神経学的に定型である多数派からの逸脱という理由で問題であると捉え，病的偏りであるとみなしている．神経学的多様性の枠組みとは，このような病理学的パラダイムとは対照的なものであり，神経学的な差異をもった人に対する新しい見方を世の中に問うことになった．

2）ギフティド／2E

　知能検査は，IQ100 を平均として IQ85 ～ 115 の間に 70％が属するとされている．したがって IQ130 以上の知能（2 標準偏差以上）の子どもたちは，理論上は 3 ～ 5％存在する．**ギフテッド**（gifted）とは，先天的に，平均よりも顕著に高度な知的能力をもっている人のことを指す．これは外部に対する世間的な成功を収めることではなく，内在的な学習の素質，生まれつきの学習能力をもっているということである．ギフテッドとは，「同世代の子どもと比較して，並外れた成果を出せるほど，突出した才能をもつ子どものことである」[7] と定義され，ギフテッドにおける高度な知的能力の傾向は，誕生時点から，生涯にかけてみられるとされる．

　高い才能や知能と障害をあわせもつ場合，すなわち「ギフテッドであり，なおかつなんらかの知的障害をもつ人たち」の場合，二重に例外的な（twice exceptional）または 2E と呼ばれる．たとえば知的に高い ASD の場合，前頭葉の機能である実行機能（予測したり，類推をしたり，先読みする能力）の困難がある．また，連合野の働きの困難，すなわち一つの領域と別の領域を一緒に動かし整理統合する働きがうまくいかない．それぞれの領域は優秀に働くが，脳の分業システムが勝手に動いてしまう．あるいは，認知の局所優位性をもつ場合は，視覚優位型と聴覚優位型のように，ある領域において突出した才能をもつ反面，ほかの領域でかなりの困難さをあわせもつことが多く 2E の特徴とされる．

　さらにギフテッドは常に多様な知的刺激を切望して満たし，興味ある分野を自分の好む学習方法で極めて深く掘り下げて探求する傾向がある．結果的に学んだ分野に関しては，高いレベルに到達することが多い．知的障害を伴うが並外れた能力をもつサヴァン症候群の人は，原則的にギフテッドには含めない．

3）神経学的多様性

　神経学的多様性，または脳の多様性は，教育や障害に対するアプローチである．それによれば，さまざまな神経疾患は個人差としてのヒトゲノムの差異の結果として現れるという視点をもち，神経学的に自然に起こるばらつきの一つで，神経の配線のバリエーションの一つとして，比較的少ない遺伝子発現の亜型であるとみなしている．ASD の神経学的差異は，遺伝的にはヒトゲノムの自然の発現として，ジェンダー，民族性，性的指向や障害と同様に，社会的カテゴリーの一つとして認識され尊重されるべきである．必要ならば

支援を得ることができるという障害の社会モデルに基づくニューロ・ダイバーシティ運動におけるこの視点は，似ていると思われる次の２つの見方とは区別される．第１に，ASDは，遺伝子の欠陥によって引き起こされるもので，それを引き起こす遺伝子を標的として対処するという視点である．第２は，ワクチンや汚染のような環境要因によって引き起こされ，環境要因に対処することで治療可能であるとする視点である．

　つまり神経学的多様性の視点では，一般的な病気の治療のように「自閉症状を治そう」とすることは，たとえば左利きを治そうとするような時代遅れの試みだとみなしている．そして，ASDの人に対して，神経学的に定型発達の人が感じる奇妙さやユニークさは個人の欠陥ではなく，個人の特性として容認されるべき違いであるという見方に立つ．非定型発達の育ちにとって重要なことは，自閉スペクトラム症の特性にあわせた「手綱をとり」，本人の発達にとって有益な方向に日常の活動参加を促す支援者の存在が重要であると考える．

4．非定型発達とその診断

　DSM-5（精神障害の診断・統計マニュアル第５版）とは，アメリカ精神医学会が出版している，精神疾患の基本的定義や診断分類であり，脳・中枢神経の成長発達に関する不全をカテゴリー群で示したものである．DSM-5では，精神疾患が22のカテゴリーに分類されている．

1）神経発達症群／神経発達障害群

　DSM-5では，［図5］に示すように，大カテゴリーとして「神経発達症群／神経発達障害群（neurodevelopmental disorders）」を設けている．これは，いわゆる発達障害のことであるが，このカテゴリーのなかに知的能力障害群，コミュニケーション症群／コミュニケーション障害群，自閉スペクトラム症／自閉症スペクトラム障害（ASD），注意欠如・多動症／注意欠如・多動性障害（ADHD），限局性学習症／限局性学習障害，運動症群／運動障害群，他の神経発達症群／他の神経発達障害の７つに分類されている．ここでは，そのいくつかの診断について理解を深めていく．

　DSM-5において，神経発達症群は，「典型的には学童期以前に出現する，通常の発達とは異なることで特徴づけられ，そのために日常生活や社会生活の困難をきたす状態」と定義されている．それぞれの疾患群は，単一の障害としてよりも，程度の差に一連の連続性のあるスペクトラムとして捉えられている．定型発達（健常発達）との明確な境目はなく，［図6］に示すように，それぞれの症状を部分的にあわせもっている場合がむしろ一般的である．たとえば，ASDの症状の一部と注意欠如・多動症の症状の一部が重複したり，知的能力障害が重なっていたりする．また，てんかんなどの神経疾患を併存することもある．疾患の分類も時代による変遷があり，一つの疾患概念に無理にあてはめるより，どの程度の症状があって，どのくらい生活を困難にしているかを理解することのほうを重要としている．

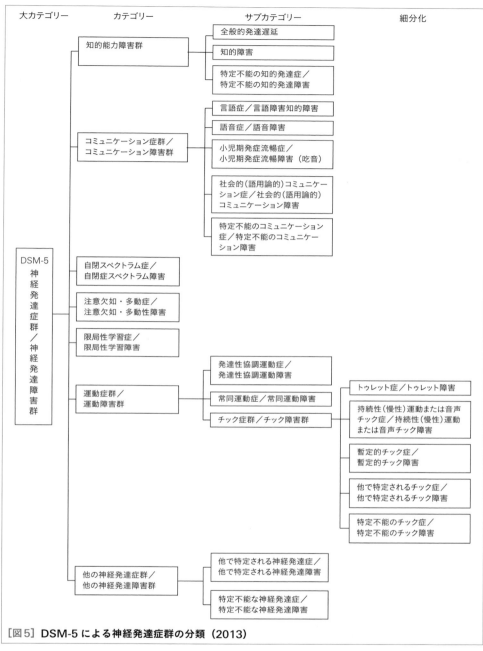

[図5] DSM-5 による神経発達症群の分類（2013）

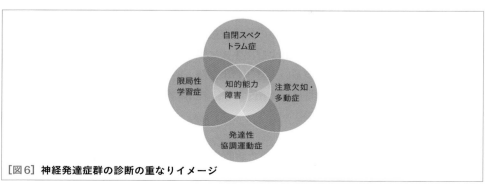

[図6] 神経発達症群の診断の重なりイメージ

定型発達と非定型発達

2）知的能力障害群

　知的能力障害（intellectual disabilities；ID）は，神経発達障害の一つと考えられている．DSM-5 では論理的思考，判断，計画，学習のような全般的知的発達の遅れのために社会生活に適応する能力に制限がある状態のことで，知能指数（IQ）で測られる「知的能力」の発達と，社会生活に適応する能力である「適応能力」の両方の状態から判断される．知能検査の IQ 測定のみによる操作的な診断基準ではなく，測定値に医師の評価による臨床所見を加えて診断することとなった．すなわち，知的能力障害は，まず平均を著しく下回る知的機能（しばしば知能指数で 70 未満とされる）かどうか，たとえば，推理，計画および問題解決，抽象的思考，学校での学習または経験からの学習などの力に加えて，適応機能，すなわち日常生活動作における自立機能が年齢相応の基準および社会文化的に相応な基準を満たす能力として制限がみられることが特徴である．

　知的能力障害では，知的発達の遅れとともに，平均を下回る知的機能，未熟な行動，およびセルフケア技能の制限がみられ，さまざまな支援を必要とするほど重度である．知的障害の程度によってその状態像は変わってくるが，DSM-5 によると，知的障害の 4 つの段階には以下のような特徴が指摘されている．

　まず軽度（IQ51～70）の場合，暗算やおつりの計算といった金銭管理，抽象的な思考や文章の読み書き，計画を立てること，優先順位をつけることなどが苦手な場合がある．言葉の使い方やコミュニケーションにおいて，同年代のほかの人より未熟な点がみられることもある．身の回りのことをするのに支障はないことが多く，家事や子育て，金銭管理，健康管理上や法的な決断は，支援があればうまくできることが多い．

　中等度（IQ36～50）の場合，成人でも学習技能は小学校程度の水準にとどまっていることが多いとされている．複雑な社会的判断や意思決定，人生における重要な決断を行うときは支援が必要となる．コミュニケーション能力に制限があり，暗黙の了解とされるような事柄の理解が苦手な場合がある．適切な支援や教育によって，身の回りのことや家事ができるようになる人が多い．支援があれば，職種や環境によっては自立して仕事をすることも可能である．

　また重度（IQ21～35）の場合，書かれた言葉や数量，時間や金銭などの概念を理解することが難しいため，生涯を通して，食事や身支度，入浴など生活上の広範囲にわたる行為において支援が必要であることが多い．コミュニケーションにおいては，「今，この場」の状態についての単語や語句を使った簡単な会話のみ可能である．

　さらに最重度（IQ～20）の場合，会話や身振りを使ったコミュニケーションは，非常に限られた範囲であれば理解できることが多い．身振りや絵カードなどのコミュニケーション手段を使った表出や他者からの感情の読み取りによって，他人と意思疎通を行うことができる．日常生活において他者からの指示や援助を必要とすることが多くなる．

　知的能力障害は出生前，周産期，および出生後に生じるいくつかの疾患で生じるが，具体的な原因が同定できないことが多い．言語および個人的・社会的技能の障害は，知的能力障害ではなく，むしろ情緒的問題，環境的剥奪，学習障害，または聴力障害に起因する．

3）自閉スペクトラム症

　DSM-5 では，これまで細分化されていた診断名が**自閉スペクトラム症**（ASD）に統一されることとなった．ASD の基本的な臨床像としては，[表2] に示すように，①社会的

[表2] DSM-5 自閉スペクトラム症の診断項目

A. 社会的コミュニケーションおよび対人的相互関係の持続的な障害

① 社会的・情緒的な相互関係の障害
例：対人的に異常な近づき方／通常の会話のやりとりができない／興味, 情動, 感情を共有することの少なさ／社会的相互関係を開始したり応じたりできない

② 対人的相互関係で非言語コミュニケーション行動の障害
例：まとまりの悪い言語・非言語コミュニケーション／視線が合いにくく表情が乏しい／身振りの理解や使用の障害

③ 年齢相応の対人関係の発達や維持の障害
例：社会的状況に合った行動に調整する困難／想像遊びを他人と一緒にしたり友人を作ることの困難／仲間に無関心

B. 限定された反復的な様式の行動, 興味, 活動で, 以下の少なくとも 2 つにあてはまる

① 常同的または反復的な身体運動, 物の使用, または話し方
例：おもちゃを一列に並べたり物を叩いたりするなどの単調な常同運動／反響言語／独特な言い回し

② 同一性への固執, 習慣へのかたくななこだわり, または言語・非言語での儀式的行動様式
例：小さな変化に極度の苦痛／移行することが困難／柔軟性のない思考様式／儀式的な挨拶の習慣／毎日, 同じ道順や同じ食物へのこだわり

③ 集中度・焦点化が異常に強く限定的で, 固定された興味がある
例：特定の対象への強い愛着または没頭／過度に限定・固執した興味

④ 感覚入力に対する過敏さまたは鈍感さ, または周囲の環境の感覚的側面に対する並外れた興味
例：痛みや体温に無関心のようにみえる／特定の音, 感覚に逆の反応をする／対象を過度に嗅いだり触れたりする／光または動きを見ることに熱中する

C. 症状は発達早期に必ず出現するが, 社会的要求が能力の限界を超えるまで症状は現れないかもしれないし, その後の生活で学んだ対応の仕方によって見えなくなっている場合もある

D. 症状は社会的, 職業的, 他の重要な分野で, 臨床的に重大な機能を起こしている

E. これらの障害は, 知的能力障害または全般的発達遅延ではうまく説明できない. 知的能力障害と自閉スペクトラム症はしばしば同時に起こり, 自閉スペクトラム症と知的能力障害の併存の診断を下すためには, 社会的コミュニケーションが全般的な発達の水準から期待されるものより下回っていなければならない

(American Psychiatric Association, 文献 8, 2013 より引用)

コミュニケーションおよび対人的相互関係の持続的な障害, および②限定された反復的な様式の行動, 興味, 活動という 2 領域で診断し, 重症度に関しても評価される. これらの症状が幼児期早期から認められ, 日々の活動が障害されているが, 症状の重症度や年齢などにより大きく変化するため, スペクトラムという言葉で表現されている.

　また, 年齢制限が「発達早期」といった表現にとどめられ, さらに注記として「社会的要求が能力の限界を超えるまでは症状は現れないかもしれないし, その後の生活で学んだ対応の仕方によって見えなくなっている場合もある」と記されている. これは, 社会的場面において, 求められる要求水準が高まった状態で初めて本人の基盤に存在する ASD の認知特性が明らかとなることも少なくないためと考えられる. たとえば, 幼児期の集団や学齢期になって, 顕在化してくることなどもこれに該当する.

　上記のような症状のために, ほかの人とうまくコミュニケーションをとることができなかったり, 学校や仕事でうまくいかず二次的にうつ病を発症するなど, 他の精神的な病気

[表3] DSM-5 注意欠如・多動症の診断項目

不注意	多動・衝動性
・学業・仕事中に不注意な間違いが多い ・課題や遊びの活動中に，注意が持続しない ・話しかけられても聞いていないようにみえる ・指示に従えず，学業，用事，業務をやり遂げられない ・課題や活動を順序立てることがむずかしい ・精神的忍耐を要する課題を避ける，いやいや行う ・課題や活動に必要なものを忘れがちである ・外からの刺激によって注意散漫になりがち ・日々の活動を忘れてしまう	・手足をそわそわ動かしたり，もじもじする ・教室や職場で，よく席を離れる ・不適切な状況で走り回ったり高いところに登ったりする ・静かに遊んだり余暇を過ごすことができない ・じっとしていない．まるでエンジンで動かされているよう ・しゃべりすぎる ・質問の途中で出し抜けに答えてしまう ・順番を待つのが苦手 ・人の話や活動の邪魔をしたり，割り込んだりする

(American Psychiatric Association，文献8，2013 より引用)

になる場合もある．幼小期には療育活動への参加，就学後は個別支援を行うことがある．成人でも，本人のストレスを軽減するための環境調整，ソーシャルスキルトレーニングなどによる対人関係スキルの獲得を通じて，本人の状態の改善を目指す．また，些細なことでイライラしてしまうような場合や二次性の精神障害に対して薬物療法を行うこともある．

4）注意欠如・多動症

注意欠如・多動症（attention-deficit/hyperactivity disorder；ADHD）の基本的な臨床像としては，日常生活および社会生活のなかで支障をきたすほどの多動性・衝動性，不注意またはそのいずれかが持続している状態である．一般的には，多動性・衝動性は青年期早期までに軽減するが，不注意症状はしばしば成人期まで持続するといわれており，成人期ADHDでは不注意症状が中心となる．

DSM-5では多動性・衝動性，不注意の診断基準の項目数がそれぞれ9項目に統一され，またそれぞれの診断基準に成人期を考慮した記載がある．その症状が12歳未満にみられることとし，学校や家庭や職場など複数の場面で持続する発達水準に不相応な不注意，または多動性・衝動性のいずれか一方が6項目以上みられる場合，不注意，および多動性・衝動性の両方が6項目以上みられた場合に該当する．なお，青年期後期および成人（17歳以上）では，多動性・衝動性，不注意のそれぞれの診断項目の少なくとも5項目以上が必要であるなど，成人期の診断を念頭においている．さらに，ASDとADHDとの併存が認められている［表3］．

小学校に入学したあとに，本人に求められる対人関係の構築や集団行動などの水準が上がり，多動性・衝動性，不注意症状が明らかとなることが少なくない．

臨床のなかでは，両方の認知特性をともに認める症例を経験することはまれではなく，ASDと診断された人の30～40％にADHDの症状が認められたとの報告もある[5]．そのため，ADHDと診断した場合には，基盤にASDの認知特性を有している可能性を念頭におき，慎重に診断をする必要がある．また，学童期および成人期ADHDの特徴として，気分障害，不安障害，物質使用障害，パーソナリティ障害など，多くの併存障害が存

在することがあげられる[8]．ADHDの特性に加えてこれらの併存障害は，本人の日常生活および社会生活の適応を妨げ，さらなる困難を引き起こすと考えられる．そのため，診断に際しては操作的，横断的な診断だけではなく，本人や家族からの詳細な生育歴および生活歴の聴取に加え，学校や職場での本人の状況を把握し，他疾患との鑑別や併存を慎重に確認することが求められている．また，診断が該当する際には本人の認知特性について，家族を含め本人にかかわる周囲の人間が理解し，その認知特性に配慮したかかわり方で長期にわたって支援していくことが二次障害を予防することにもつながる．

4章 Q and A

Q1 非定型発達について適切な記述を2つ選びなさい．
1. 非定型発達の人はニューロ・マジョリティに属する．
2. この概念は神経学的多様性を認める立場にある．
3. 非定型発達に自閉スペクトラム症，注意欠如・多動症などが含まれる．
4. 非定型発達の人の特性は定型発達に合わせるように治療する．
5. 障害に対する社会モデルではなく医療モデルに基づく．

Q2 自閉スペクトラム症についての適切でない記述を2つ選びなさい．
1. 自閉スペクトラム症は,「1. 対人関係の障害」「2. コミュニケーションの障害」「3. 限定された興味や活動」の3つの特徴をもつ障害である．
2. 対人関係が苦手，強いこだわりがあることは共通しているが，その症状は軽い人から重い人まで様々であるので，スペクトラムという集合体で捉えている．
3. その原因は，生まれつきの脳機能の異常によるものと考えられている．
4. 他者とうまくコミュニケーションをとれないことで，学校や仕事でうまくいかなかったりしても，二次的な問題が生じることはないのが特徴である．
5. 自閉症スペクトラムは知的障害，注意欠如・多動症など合併しやすい．

Q1 **A** …… 2, 3
解説
- 非定型発達の人はニューロ・マイノリティに属する．
- 非定型発達の人は，その人の特性に合わせた支援をする．
- 障害に対する医療モデルではなく社会モデルに基づく．

Q2 **A** …… 1, 4
解説
- 自閉スペクトラム症は「1. 対人関係の障害」「2. 限定された興味や活動」の2つの特徴をあわせもつ．
- 症状のために他の人とうまくコミュニケーションをとることができない，また学

校や仕事でうまくいかず二次的にうつ病など，ほかの精神的な病気になる場合もある．

文献

1) Baltes, P.B. : Theoretical propositional of life-span developmental psychology-On the dynamics between growth and decline.Developmental Psychology, 23: 611-626, 1987.

2) Belsky, J. : Modern evolutionary theory and patterns of attachment. In J. Cassidy　& P. R. Shaver (Eds.), Handbook of attachment: Theory, research, and clinical applications New York: Guilford Press. Belsky, J. 1999, pp 141–161.

3) Sinclair, Jim. :Don't mourn for us. Autism Network International. 2013.

4) WHO: International Classification of Impairments, Disabilities and Handicaps Handicaps: ICIDH.1980.

5) WHO: International classification of functioning, disability and health: ICF. 2001.

6) Walker, Nick., Julia, Bascom. ed. : Loud hands: Autistic people, speaking. Washington, DC: The Autistic Press. 2012, pp 154–162.

7) U.S. Department of Education, Office of Educational Research and Improvement, National Excellence: Acase for developing America's talent, Washington, DC: US GPO, 1993.

8) American Psychiatric Association: Diagnostic & statistical manual of mental disorders, 5th ed. （DSM-5）. 2013.

（秦野悦子）

各　論

5章 認知の発達

到達目標 ....

● 外界の認知と表象の発達過程について説明できる.
● 社会的認知の諸相について理解し発達の特徴を説明できる.
● 認知の障害や非定型発達に対する支援の考え方と方法を理解できる.

CASE

本郷剛志君（仮名）は小学2年生の男子で通常学級に在籍していますが，医師により自閉スペクトラム症と診断されました．対人関係が上手にできないことが主訴です．医療機関で測定した知能検査の結果は標準よりもやや高く，特に言語面が優れていました.

母親によると，幼稚園のときも他児とのトラブルが頻発しており，たとえば他の子が遊んでいた玩具を許可なく持っていってしまいケンカになったことなどがあったそうです．マニアックな知識が豊富で，電車が大好きです．クラスのお楽しみ会で電車クイズを作って披露してくれたことがありましたが，誰にもわからないような難しい問題でした．また，給食当番になったときに，仲の良い友達にだけ大盛にしてしまい，他の子からひんしゅくを買ったこともありました．友達と仲良くしたい気持ちはあるようですが，いつも裏目に出るような行動をとってしまい非難されるため，最近では自信がなくなりかけているようです.

INTRO

　発達障害，特に自閉スペクトラム症の子どもは，心の理論など社会的認知に問題を生じることがよくあります．これは知能が高くても発生する問題です．他者の視点に立つことが困難なため対人関係で問題が起こりやすく，いつも自分勝手な行動をとっているように周囲に

〔キーワード〕表象，共同注意，心の理論，情動理解，道徳判断，共感性，向社会的行動，非定型発達

は映ります．剛志君の問題も，心の理論の観点からある程度説明ができるでしょう．

　電車クイズのエピソードからは，自分の知っていることと相手が知っていることの違いを考慮し，話す内容を考えることができていないことを示しています．また，給食当番のエピソードからは，自分の行為が他の子からみたらどう思われるのかが理解できていないことがうかがえます．

　支援としては，自分の考えと他人の考えの違いを絵に描いて解説し，理解をうながすコミック会話の手法などが使えます．また，コミュニケーションのすれ違いが起こりそうなときに，支援者が相手の気持ちを解説してあげたり，相手に真意が伝わるような言い方を教えてあげたりするといった「通訳」をすることも有効です．さらに，学校での合理的配慮として，行間を読む必要がない具体的な表現で情報を伝えることも有効です．

1. 感覚と知覚の初期発達

1）視覚

　乳児の自発的な注視反応を利用した実験方法の一つに**選好注視法**という手法がある．選好注視法では，乳児に対して2つの視覚刺激のうち，いずれか一方をより長く注視すれば，2つの刺激の違いを弁別しているとみなす．この方法によって測定すると，生後3か月児の視力はおよそ0.1，6か月児では0.2程度のようである．

　またこの方法を用いた研究によって，ファンツ（Fantz, R.L.）[1]は乳児が人の顔のパターンに注目することを発見した．

2）聴覚

　感覚刺激を弁別しているかどうかを判断するための方法として，**馴化ー脱馴化法**という手法がある．乳児が，慣れてしまった刺激よりも，新奇な刺激に注意を向ける傾向を利用する方法である．この方法を用いた調査によって，新生児でも母音や子音などの言語音の弁別ができていることが明らかになっている．聴覚そのものは胎児期から機能している．

2. 外界の認知と表象の発達

　1章でも紹介されているように，認知発達の基本的な原理をピアジェ（Piaget, J.）は**同化**と**調節**という2つの軸によって説明した[2]．平易に表現するならば，同化とは外界を自分の中に取り込むことで，調節とは外界に自分を合わせることである．ピアジェによると，同化の働きは遊びに，調節の働きは模倣にその典型をみることができる．同化と調節の均衡として認知発達を捉えるのがピアジェの考え方である［表1］．

1）感覚運動期（0〜2歳）

　この時期の子どもは自らの身体を動かし，目で見て，耳で聞き，手で触れることで外的世界とかかわる．物に働きかけ，その結果として起こる感覚を楽しみ，それを再現しようとして繰り返すような行動のことをピアジェは**循環反応**と呼んだ．たとえば，「振る」と

[表1] ピアジェの認知発達段階

認知発達の段階	該当年齢	主な特徴
Ⅰ．感覚運動期	0～2歳	身体による試行錯誤で考える
Ⅱ．前操作期	2～7歳	表象を用いて考える
Ⅲ．具体的操作期	7～11歳	保存の概念が成立する
Ⅳ．形式的操作期	11歳～	仮説−演繹的に考える

いう行動のレパートリーを獲得した子どもはさまざまな物を振るようになる．たまたま"ガラガラ"を持って手を動かすと音が出る．子どもは聞こえた音に興味を向ける．そして，もう一度それを再現したいと思って試す．最初は「振る」という運動とそれに随伴して生じる感覚を楽しむために子どもはそれを繰り返すだけだが，振ると音が出るという事象のつながりを何度も経験するうちに，子どもは行為と結果との間に関係があり，振ることによって音が出ることに気づく．次いで，音を出すために振るようになる．

感覚運動期に達成される認知の発達として，**物の永続性，因果性，手段と目的の関係の理解**などがある．物の永続性の理解とは，物の表象を形成し保持できることである．たとえば，目の前に見えていた玩具を布などで覆って隠したときに，それを探そうとする．つまり，見えていなくてもそこにあることがわかる．因果性の理解とは，原因と結果の関係が理解できることである．たとえば，斜めにした板の上からボールを転がそうとすると下に転がっていくことを予測し，下で待ち構えるといったことなどである．手段と目的の関係の理解とは，何らかの手段を使って目的を達成することである．たとえば，届かないところにある物を棒でたぐり寄せて取るなどである．この時期は身体の運動と感覚を通した試行錯誤によって考える段階といえるだろう．物に働きかけ，その結果として起こったことを見たり聞いたりする経験を蓄積していくことによって獲得される認知・活動の枠組みのことを，ピアジェは**シェマ**と呼んでいる．シェマとは「もろもろの活動の構造ないし組織，すなわち，似たような種々の状況でこの活動が反復されるたびに転移されたり一般化されるような，構造ないし組織のことである」[2]．感覚運動期には「振って音を出す」→「振り方を変えて音の変化を楽しむ」というように，シェマを発展させていく．

感覚運動期の終わりまでに達成されるこのような認知機能はコミュニケーションの発達にも関係する[3]．たとえば，**手段と目的の関係**が理解できると，伝達という目的を達成するための手段として特定の動作ができるようになる．指さしは，指でさす行為（手段）によって他者の注意を対象に向けさせる（目的）という構造をもっているからである．

2）前操作期（2～7歳）

前操作期には，感覚運動期のように，実際に身体運動を行わずとも内的にシェマの操作ができるようになる．**表象**の発生である．ふり遊びは表象に基づく典型的な行動である．ふり遊びは**象徴遊び**とも呼ばれ，現実の文脈から離れ，虚構のなかで現実を表現するような遊びのことで，積み木を自動車に見立てて走らせるふりをするような遊びなどがその例である．積み木は自動車そのものではない．しかし，その際に子どもは積み木に自動車の表象を重ね合わせている．積み木によって自動車を意味し表現しているのである．

このように，あるもの（能記：意味するもの）によって別の何か（所記：意味されるも

の）を表象する心の働きのことを**象徴機能**という．象徴機能は言語の発達を支える重要な認知的基盤の一つである．先の例のように，積み木によって自動車を表現する場合，積み木は意味するもので，自動車は意味されるものとなる．象徴遊びは発生初期の象徴機能の働きが典型的に現れた活動である．

　この時期は現前しないものについて考えられるようになるが，いまだ自分の視点にとらわれ自己中心的である．自己中心性に関する実験としてはピアジェの**三つ山問題**がよく知られている．この課題では，子どもの目の前に3種類の山の模型を置き，人形を置く．そして，それぞれの場所にいる人形にどのような風景が見えるか，風景の絵のなかから選ばせる．前操作期の子どもでは，自分が見ている位置から以外の風景を想像することができない．

3）具体的操作期（7〜11歳）

　この時期には，自己中心性を脱却する**脱中心化**が起こる．子どもは論理的に一貫性をもった思考ができるようになる．たとえば，細長いコップと幅の広いコップがあり，同じ量の水が入っているとする．水面は細長いコップのほうが高い．細長いコップの水を幅広いコップに移し替えると，前操作期の子どもは水が減ったと考えるが，この時期に達すると，見かけに惑わされず同量であると判断できるようになる．そのような**保存**の概念の理解が可能になる．しかし，そのような思考が及ぶ範囲は「今，ここ」すなわち現実にある具体的な事象に限られる．

4）形式的操作期（11歳〜）

　具体的な事実関係についてだけでなく，思考のみによって「もし〜ならば〜であろう」といった言語的命題の操作による演繹的な推理が可能となる．内容から離れて，形式的に現実から離れた可能性のなかで物事を考えることができる．

3. 社会的認知の発達

1）共同注意

　共同注意とは相手が何に注意を向けているかがわかり，相手が注意している物に自分の注意を合わせたり，自分が注意している物に相手の注意を向けさせたりすることをいう．生後9か月頃から始まり，大人が注視している物や指を差している物に視線を向ける行動として現れる．大人と物を交互に見る行動は共同注意の明確な現れである[4]．

　共同注意には，**視線の追従**，**共同注視**，**注意の共有**などいくつかの水準がある．視線の追従は他者と同じ方向に視線を向けること，共同注視は他者の視線を追従し，さらにその視線の方向にある対象に注意を向けることである．バターワースら（Butterworth G. E., et al）[5] によると，6〜12か月の間に，乳幼児は他者の視線を追従するだけでなく，その先にある対象に注意を向ける共同注視の形成が可能となる．また，18か月になると，目の前に見えているものだけでなく，自分の後方など視野の外に存在する対象も，他者の視線がその方向に向けられると振り向いて視線を向けようとすることができるようになる．これは空間を表象する力の発達にも関係している．

共同注意は他者を意図的行為の主体として理解することの基盤であり，他者の視点は共同注意の機能によって内面化されると考えられている[4]．

2）社会的視点の取得

セルマン（Selman, R. L.）[6] は，ピアジェやその後継のコールバーグ（L. Kohlberg）の理論などを統合して発展させ，社会的視点の取得について発達段階を提唱した[表2]．さまざまなレベルの社会的な視点取得が子どもの仲間関係の発達にどう影響するのかがセルマンの研究の主な焦点となっている．

[表2] セルマンの社会的視点取得の発達段階

レベル		特徴	相当年齢
レベル0	自己中心的	自他の視点の区別ができない	3歳〜
レベル1	主観的	自他の視点の区別はできるが一方的	5歳〜
レベル2	互恵的	他者の視点に立って内省できる	7歳〜
レベル3	相互的	第三者の視点に立って判断できる	10歳〜
レベル4	社会的	規範など社会的視点に立って考えられる	12歳〜

3）心の理論

人は他者の行動に心的状態を帰属させる．たとえば，物に手を伸ばしている人を見ると，その人はその物を取ろうとしていると解釈する．つまり，行動の背後にある心の状態があると想像する．そのような人の心に関する日常的で常識的な知識は，**素朴心理学**と呼ばれている．素朴心理学は哲学の概念であるが，心理学の領域では**心の理論**の問題として研究されてきた．**メンタライジング（心理化）**と呼ばれることもある．

心の理論の有無は**誤信念課題**と呼ばれる簡単なテスト課題で評価できる．**場所置き換え型**の誤信念課題では，4歳頃にその課題の達成が可能となることが初めて明らかになっている[7]．以下にその課題を紹介する．

【状況説明】

マクシはお母さんに頼まれ，チョコレートを青い棚にしまいました．マクシが遊びに行っている間，お母さんはお菓子作りのためにチョコレートを取り出し，それを青い棚ではなく緑の棚に戻しました．お母さんが部屋を出て行ったあとにマクシが帰ってきて，しまっておいたチョコレートを食べようとしました．

【質問】

マクシはチョコレートを見つけるためどこを探すでしょう？

同様の知見は**スマーティー課題**として知られる**内容変化型**の誤信念課題によっても確かめられている．これらの課題はいずれも単一の人物の信念を問う課題であるため，**一次の誤信念課題**と呼ばれている．誤信念課題を使った実験をメタ分析した結果によると，誤信念課題を通過する統計的確率は，4歳頃に高くなることが報告されている[8]．

一次の誤信念課題に対し，**ジョンとメアリー課題（アイスクリーム屋課題）**として知ら

れる難度の高い誤信念課題も考案され，定型発達児では9〜10歳頃に過半数が通過できるようになることが報告された[9]．これは「『人物Aの信念』についての人物Bの信念」を問うという入れ子構造になっており，**二次の誤信念課題**と呼ばれている．また，誤信念課題とは異なる心の理論課題の例として，**ストレンジ・ストーリーズ**がある[10]．複数の変わった物語とその内容に関する質問からなり，たとえば，ほしくなかった物をプレゼントにもらった子どもが贈り主にほしかったものだと語り，礼を言う状況を提示し，それが本心かどうかを聞き，なぜそのようなことを語ったのか理由を問う．これは社会的文脈における語用論的側面の理解に焦点があてられており，二次の誤信念課題の通過者でも正答できないことがあることから，**高次の心の理論課題**とも呼ばれている．

　ところで，誤信念課題は言語的な指示を受けて遂行されるため，一定の言語理解力が前提になるため，施行できる年齢が限定される．言語を媒介せずに信念理解を調べることはできないだろうか．それを確かめるため，アイトラッカーを用いた実験により，15か月の乳児でも他者の誤信念に基づく行動を予測できることが報告された[11]．これは**潜在的な心の理論**と呼ばれ，それに対して言語を介して調べられるものは**明示的な心の理論**という．

4）情動理解

　情動理解の初期形態は**表情の理解**である．喜びの表情の理解は発達初期からみられるが，悲しみや怒りなどの理解はそれに遅れる．表情理解に続き，プレゼントをもらって嬉しいといった情動を引き起こす原因となる**状況の理解**，ほしいものをもらえたら嬉しいといった**願望と情動の関係の理解**，あると思っていたのになかったから驚いたといった**信念と情動の理解**などが可能となっていく．各タイプの情動理解の発達を**表3**にまとめた[12]．

　情動の理解は心の理論（誤信念理解）とは異なる社会的認知の側面だが，より熟達した情動理解は心の理論の発達に支えられている[12]．

[表3] **情動理解の発達** （溝川，文献12，2018より引用，一部改変）

情動理解のタイプ		年齢
表情	喜び	2歳
	悲しみ	3歳
	怒り／恐れ	4，5歳
	驚き／嫌悪	5歳〜
状況と情動	喜び	3，4歳
	怒り／恐れ	幼児期後期
願望と情動		3歳
信念と情動		5，6歳

文献12では，情動を感情としている

5）道徳判断

　ピアジェは子どもに，動機は良いが結果の損失が大きい話と，動機は悪いが結果の損失が小さい話を聞かせ，どちらが悪いかと，その理由を質問した．すると，7歳児では動機にかかわらず，結果の重大さに着目して善悪の判断をするが，9歳児では，結果の重大さ

よりも動機によって善悪の判断をするようになることがわかった．つまり，8歳頃を境として，損失の大きさによる善悪の判断から，動機の良し悪しによる善悪の判断に変わっていく．客観的責任（結果）から主観的責任（動機）に**道徳判断**の重点が移行するのである[13]．

コールバーグ（Kohlberg, L.）[14]はピアジェの研究を引き継いで発展させ，**モラルジレンマ**（病気の妻のため，高価で買えない薬を手に入れるために盗むことを容認できるかどうか）の研究から，3つの水準を6つの段階からなる**道徳判断の発達段階**として提唱した[表4]．

[表4] コールバーグの道徳判断の発達段階

水準	段階	内容
Ⅰ．前慣習的	1. 服従と罰への志向 2. 素朴な自己中心的志向	権威者に服従し罰を避ける 自分の欲求を道具的に満たす
Ⅱ．慣習的	3. よい子志向 4. 権威と社会秩序の維持への志向	他者から是認されることを欲する 義務を果たし社会秩序を維持する
Ⅲ．後慣習的	5. 契約的遵法的志向 6. 良心または原理への志向	公平性を尊重し他者の権利も守る 普遍的な倫理的原則に従う

6）共感性と向社会的行動
（1）共感性
　共感は「自分自身よりも他人の置かれた状況に適した情動的反応」と定義されている[15]．ホフマンによると，共感の原初形態は他者の苦痛に反応することで生じる**共感的苦痛**で，それは向社会的行動に先行し動機づける．
（2）向社会的行動
　向社会的行動は「他人のためになるようなことをしようとする自発的な行為」と定義されている[16,17]．向社会的行動としては援助，分与，慰めなどがある．**利他性**は向社会的行動のうち，利己的な動機が含まれておらず内発的に動機づけられたものをいう．

　向社会的行動の芽生えは1年目からみられるが，1歳から2歳にかけて，他者の苦痛に対して**慰める行動**，物を手渡すなどの**分与行動**，そして**援助行動**などがみられるようになる．3歳頃になると，これらの行動は明確になり，認知的な発達に伴い，自分に利益をもたらす行動をとる相手に対して向社会的行動を返すといった互恵的な特徴がみられるようになる．

　向社会的行動と共感性の関連についてのメタ分析によると，研究の手法によって結果は異なるものの，両者の間には正の相関がみられるという知見が多かった[18]．

4. 障害や非定型発達への支援

1）社会的認知の障害と非定型的な発達
　自閉スペクトラム症（autism spectrum disorder；ASD）においては，社会的認知の障害と非定型的な発達が中心的な課題であり，支援が求められる．英国での調査により自

閉症の特性は幅広く存在することが示唆され，連続体を意味する**スペクトラム**の概念が導入された．そうした動向を背景として自閉症の概念は根本的に変化し，国際的な精神医学の診断基準である DSM-5 では「自閉スペクトラム症」（ASD）という診断名となった．

　ASD の子どもにおいては，知的発達レベルが定型発達児と同等であっても，80％の子どもが誤信念課題に通過できないことから**心の理論障害説**が提唱された[19]．ASD 児における心の理論の獲得は定型発達児とは質的に異なっているとする議論がある．誤信念課題を解ける ASD 児は特別な方略を使ってそれを行っていることが指摘されている[20]．心の理論と言語発達の関係は，定型発達児と ASD 児では異なり，ASD 児のほうが言語への依存度が高いことから，ASD 児は言語によるバイパスを経由して心の理論にアクセスするという考えが提唱されている**[図1]**[21]．ASD 児は一定の言語発達レベルに達すると，自動的な心の読み取りの困難を言語による推論的な方法によって補うことができるようである．

　バロン・コーエンとハウリン（Baron-Cohen, S., Howlin, P.）は，自閉症児に心の理論を教えることができるかという問題を提起し，どのような教え方が有効なのか，その指導によって社会的行動やコミュニケーション行動はどのように変化するのか，などの論点を示した[22]．そして，ハウリンらはその提言を受け，自閉症児は心的状態の理解を自然に発達させることは難しく，系統的に教える必要があるとの主張のもとに，後述する心の読み取り指導プログラムを考案し，指導効果の検証を行った．

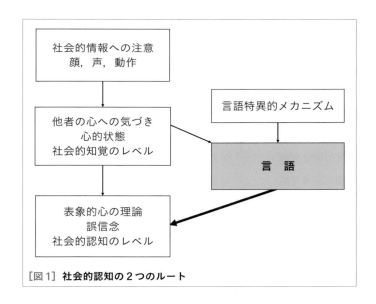

[図1]　**社会的認知の2つのルート**

2）社会的認知の支援と指導

（1）表情認知の指導

　「表情」はすばやく変化し，一瞬も静止していない．ASD の人達の表情認知の困難はそのことにもよるとバロン・コーエンは指摘し，**マインドリーディング**（Mind Reading：The interactive guide to emotions）という商品名の教育ソフトウェアを開発した．これは動画による表情ライブラリーであり，表情データベースやクイズなどからなっている．何度でも繰り返し再生し確認できるメリットがある．この教材を使用して指導を行ったところ，複雑な情動と心的状態を認知する力に改善がみられた[23]．しかし，般化はみられ

なかったようである.

(2) 心の読み取り指導

　ハウリンらは,自閉症児に心の読み取りの一般原理を明示的に教えるというバロン・コーエンとハウリンの構想を具体化し,体系化された指導プログラムを考案した [24].これは**情動, 信念, ふりの3領域, 5つのレベル**から構成されている[表5].たとえば,情動のうちの「信念に基づく情動の理解」の課題では,以下のような説明と質問がなされる.

　【状況】アランのお父さんは,アランのためにチョコレート・アイスを買いました.
　【欲求】アランはチョコレート・アイスをほしがっています.
　【信念】アランはお父さんがチョコレート・アイスを買ったことを知らず,ストロベリー・アイスを買ってきたと思っています.
　【質問】アランはどう感じますか?（ヒント：嬉しいですか／悲しいですか?）
　【結果】アランはチョコレート・アイスをもらいました.
　【質問】アランはどう感じるでしょうか?（ヒント：嬉しいですか／悲しいですか?）

　また,「信念」のうちの「見ることと知ることの関係」の課題では,以下のような設定と質問がなされる.

　絵カードと箱を用意する.子どもの目の前で2つの絵カードのうちの片方を箱の中に入れる.子どもが目隠しをした状態としていない状態で「どちらが箱の中に入っているかわかりますか?」と質問する.そして「なぜ,それが箱に入っているかわかるのでしょうか?／わからないのでしょうか?」と答えの理由を問う.

[表5] 心の読み取り指導の領域とレベル

	情　動	信　念	ふ　り
レベル1	写真の表情理解	単純な視点取得	感覚運動的遊び
レベル2	線画の表情理解	複雑な視点取得	機能的遊びの芽生え
レベル3	状況に基づく情動理解	見ることと知ることの関係	機能的遊びの確立
レベル4	欲求に基づく情動理解	正しい信念／行動の予測	ふり遊びの芽生え
レベル5	信念に基づく情動理解	誤った信念	ふり遊びの確立

　4〜13歳までの自閉症児にこの指導を実施した研究では,情動理解や信念理解などの設定した課題で正しく答えられるようになり,その効果が一定期間維持されたことが報告されている [25].しかし,他領域への般化,たとえば情動理解への効果が信念理解にまで及ぶことはなく,指導を行った領域内での進歩に留まった.このような形式の指導法は一定の効果は認められるものの,指導場面以外への般化も考慮に入れた場合,効果は限定されると考えられる.

　また,オゾノフとミラー（Ozonoff, S. & Miller, J. N.）もバロン・コーエンとハウリンの考えに基づき,ASD児に心の理論の獲得指導を行い,効果を報告している [26].彼らは「知覚は知識に影響する」,つまり見たり聞いたりしたときにのみ知ることができる,

という誤信念理解を支える一般原理を教え，その原理を含むロールプレイや，目隠しをした人を誘導する活動などの指導を行い，その効果を示した．

　他者の視点に立つトレーニングとして，オゾノフとミラーが示した活動に基づいて考案した道案内ゲームを紹介する．道とスタートおよびゴール地点を作る．左折のみ，右折のみ，左折と右折がある道の3パターンを作成し，曲がり角の延長線上にペットボトルを置く．子ども（参加児）は決められた場所に立ち，目隠しをしたパートナーをスタートからゴールまで「右に曲がってください」「止まってください」「進んでください」など口頭でナビゲートする．レベル1のコースは最も簡単で，子どもが見ている方向とパートナーの進行方向が同じである．レベル2では，子どもが見ている方向とパートナーの進行方向とが異なるため視点の向きを変えなければならず難しくなる．レベル3では，視点を変換する回数が増え，さらに難しくなる［図2］.

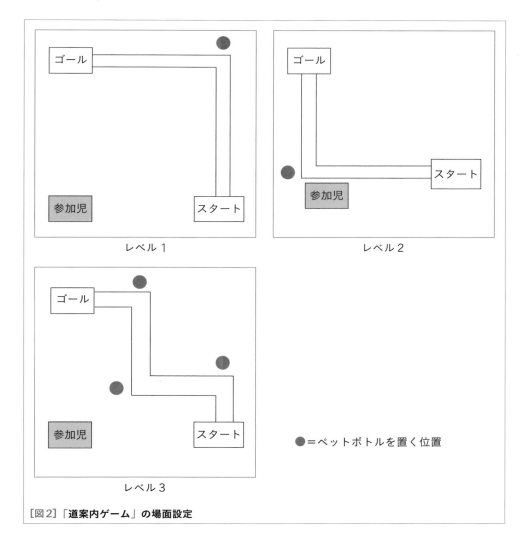

［図2］「道案内ゲーム」の場面設定

(3) コミック会話

　ASD児が他者との間に生じるコミュニケーションの問題は，定型発達児とは異なる社会的認知のスタイルが原因となることが多い．コミュニケーションのすれ違いが起こった

状況において，その場面で生じている互いの理解のずれの様相を明示化し，原因を解き明かし，関係の修復をはかることを目的とした**コミック会話**（Comic Strip Conversations）と呼ばれる支援法がある[27]．絵と吹き出しを使ってコミュニケーション場面をふりかえり，自分の発言が相手の心に与えた影響を理解することを助ける方法である．不可視な心的状態を可視化することに支援のポイントがある．

　支援者は取り上げられた社会的状況について，誰が何をしているか，何と言ったか，そのときにどう思っているか，などを子どもに問いかけ，それを絵に描き，発言や考えや気持ちを書き入れることを促しながら会話を進めていく．子どもが相手の考えや気持ちを想像するのが困難な場合，「たぶん○○さんは，○○と考えていたんじゃないかな」などと案を示す．そのように進めていきながら，その状況での問題解決策を支援者と子どもが一緒に考える．この支援法は心の理論を言語で捉えるレベルに達した子どもに有効と考えられる．

(4) ソーシャル・ストーリー

　社会的な情報は ASD の人に明確で理解しやすい形で提供される必要がある．ASD 児達に社会的状況を読み取ることを支援する技法として**ソーシャル・ストーリー**（Social Stories™）がある．ソーシャル・ストーリーは暗黙の社会的な慣習やルールを教える手法で「その場にふさわしいやり方や物事のとらえ方，一般的な対応のしかたはどういうものかということをふまえて，状況や対応のしかたや場に応じた考え方を，特別に定義されたスタイルと文例によって説明する教育技術」と定義されている[28]．情報を具体的かつ詳細に提供することで社会的場面に対する見通しを提供し，不安を軽減することができる．

　ストーリーのタイトル，社会的場面について状況を具体的に説明した文，その場にいる人の心の状態を推測した文，その場で行うことが一般的に望ましいと考えられている行動を提案する文などからなる．できるかぎり指示的にせず，社会的な状況の客観的な解説を中心に構成するべきことが推奨されている．基本的に一人称の視点から書かれ，子ども自身が出来事について述べているかのように書かれる．一定程度の言語力を有する子どもに適用される[29]．言語を媒介として社会的認知を支援する方法といえる．

　支援効果の維持と般化という視点からみた場合，子ども自身のニーズに基づいてストーリーを作成することが問題解決への動機づけとなるため，有効なようである．問題とされる行動が起こるときの子どもの状況の捉え方や気持ちを子ども自身からていねいに聴取し，それに基づきストーリーを作成することで，社会的知識としてさまざまな場面でストーリーの自発的な活用が促進される．

4）当事者活動・自助グループの可能性

　ASD 当事者の綾屋[30] は，ASD 者が定型発達者の心の理論を理解できないのと同時に，定型発達者も ASD 者の心の理論が理解できていないことを指摘している．そして，定型発達者の一方的な価値観，社会観に基づく支援への異議申し立てを行った．近年，神経多様性の理念にもみられるように，**マイノリティの権利の尊重**と**障壁の除去**が支援においてより重視されるようになった．そのような動向のなかで，当事者活動や自助グループがさまざまな形で試みられ，その意義が認識されるようになってきた．発達障害者の側から定型発達者の認知のあり様を研究しようという動向など[31]，今後の展開が注目される．

Q1 ピアジェの発達理論において感覚運動期に達成されるものを 1 つ選びなさい.

1. 脱中心化
2. 保存の概念
3. 象徴機能の獲得
4. 仮説演繹的思考
5. 物の永続性の理解

Q2 誤信念課題によって評価できるものを 1 つ選びなさい.

1. 共同注意
2. 心の理論
3. 情動理解
4. 道徳判断
5. 向社会性

Q1 | A……5
解説

　ピアジェの理論において，認知発達は，感覚運動期，前操作期，具体的操作期，形式的操作期の 4 つの段階からなる. 感覚運動期には循環反応と試行錯誤を通し，事物の永続性，手段と目的の関係，因果関係の理解などが達成される. 前操作期には表象が発生し，象徴機能が獲得される. 具体的操作期には，自己中心性の脱却すなわち脱中心化が起こり，保存の概念が理解される. 形式的操作期には言語的命題の操作による仮説演繹的な思考が可能となる.

Q2 | A……2
解説

　社会的認知にはさまざまな側面があるが，誤信念課題によって評価されるものは心の理論である. 誤信念課題とは事実と信念が食い違う場面を作り，物語の登場人物の行動を事実でなくその人物の信念の観点から予測できるかどうかを評価できるように構成されたテスト課題である. 誤信念課題によっては，共同注意や向社会性のような対人コミュニケーションは評価できず，他者の情動の状態の認知や行動の善悪の判断などについても評価できない.

文献

1) Fants, R.L.：Pattern vision in newborn infants. *Science*, 146：296-297, 1963.

2) J. ピアジェ（著），波多野完治・他（訳）：新しい児童心理学. 白水社，1969.

3) Bates, E.：The Emergence of Symbols：Cognition and Communication in Infancy. Academic Press, 1979.

4) M. トマセロ（著），大堀壽夫・他（訳）：心とことばの起源を探る 文化と認知. 勁草書房，2006.

5) Butterworth, G.E. Jarrett, N L M：What minds have in common is space：Spacial mechanisms serving joint visual attention in infancy. Developmental Psychology, 9：55-72, 1991.

6) Selman, R.L.：The Growth of Interpersonal Understanding：Developmental and Clinical Analyses. Academic Press, 1980.

7) Wimmer H. Perner J：Beliefs about beliefs：Representation and constraining function of wrong beliefs in young children's understanding of deception.Cognition, 13：103-128, 1983.

8) Wellman H.M. Cross D et al：Meta-analysis of theory-of-mind development：The truth about false belief.Child Development, 72：655-684, 2001.

9) Perner J. Wimmer H.："John thinks that Mary thinks that…" Attribute of second-order beliefs by 5-to 10-year-old children. Experimental Child Psychology, 39：437-471, 1985.

10) Happé, F.：An advanced test of theory of mind：Understanding of story characters' thoughts and feelings by able autistic, mentally handicapped, and normal children and adults. Autism and developmental Disorders, 24：129-154, 1994.

11) Onishi K.H. Baillargeon R：Do 15-months-old infants understand false beliefs？ Science, 308, 255-258, 2005.

12) 溝川 藍（著），日本発達心理学会（編）:感情認知. 発達科学ハンドブック9 社会的認知の発達科学, 新曜社, pp181-191，2018.

13) J. ピアジェ（著），大伴 茂（訳）：臨床児童心理学＜第2＞ 児童道徳判断の発達. 同文書院，1955.

14) L コールバーグ（著），永野重史監（訳）：道徳性の形成. 新曜社，1987.

15) ML ホフマン（著），菊池章夫，二宮克美（訳）:共感と道徳性の発達心理学 思いやりと正義とのかかわりで. 川島書店，2001.

16) N アイゼンバーグ，P. マッセン（著），菊池章夫，二宮克美（訳）：思いやり行動の発達心理. 金子書房，1991.

17) N アイゼンバーグ（著），二宮克美，首藤敏元・他（訳）：思いやりのある子どもたち 向社会的行動の発達心理. 北大路書房，1995.

18) Eisenberg N. Miller P.A.：The relation of empathy to prosocial behaviors. Psychological Bulletin, 101：91-119, 1987.

19) Baron-Cohen S. Leslie M. et al.：Does the autistic child have a 'theory of mind'？ Cognition, 21：37-46, 1985.

20) Frith, U., Happé, F. et al,：Autism and theory of mind in every day lit social penelopmert, 3：108-124, 1994.

21) Tager-Flusberg H. Joseph R.M.：How language facilitates the acquisition of false-belief understanding in children with autism.Why language matters for theory of mind（J.W.Astington, & J.A.Baird eds.), Oxford University Press, 2005, pp298- 318.

22) Baron-Cohen, S. Howlin, P.：The theory of mind deficit in autism：Some questions for teaching and diagnosis. In S.Baron-Cohen,H.Tager- Flusberg,&D.J.Cohen（Eds）Understanding other minds：Perspective from autism. Oxford：Oxford University Press, 1993, pp466-480.

23) Golan O. Baron-Cohen S, Systematizing empathy：Teaching adults with Asperger syndrome or high-functioning autism to recognize complex emotions using interactive multimedia. Development and Psychopathology, 18：591-617, 2006.

24) Howlin P. Baron-Cohen S. et al：Teaching Chldren with Autism to Mind-Read：A Practical Guide,

Wiley, 1999.

25) Hadwin J.A. Baron-Cohen S. et al：Can we teach children with autism to understand emotions, belief, or pretence ? Development and Psychopathology, 8：345-365, 1996.

26) Ozonoff S. Miller J.N.：Teaching theory of mind：A new approach to social skills training for individuals with autism. Autism and Developmental Disorders, 25：415-433, 1995.

27) C. グレイ（著），門　眞一郎（訳）：コミック会話　自閉症などの発達障害のある子どものためのコミュニケーション支援法．明石書店，2005.

28) C. グレイ（著），服巻智子（訳）：お母さんと先生が書くソーシャルストーリー ™：新しい判定基準とガイドライン．クリエイツかもがわ，2006.

29) Gray CA, Garand JD：Social stories：improving responses of students with autism with accurate social information. Focus on Autistic Behavior, 8：1-10, 1993.

30) 綾屋紗月：アスペルガー症候群当事者の自己感と当事者研究の可能性．臨床発達心理実践研究，6：55-62，2011.

31) 綾屋紗月（編）：ソーシャル・マジョリティ研究　コミュニケーション学の共同創造．金子書房，2018.

（藤野　博）

6章 知能の発達

到達目標 ···

● 知能の定義や概念について，その多様性を理解できる．
● 知能検査の概要，結果のいかし方や留意点について理解できる．
● 知能の発達と支援の考え方について理解できる．

CASE

小学5年生で通常学級に在籍する山田幸介君（仮名）は，昨年度から学習の遅れが目立ち始め，今年度から授業中に腹痛を訴えて保健室に行くことが増えてきました．家庭で自暴自棄な言動がみられてきたことから，心配した保護者と教育相談所を訪れました．面接時の幸介君の行動は落ち着いており，日常でのコミュニケーションも良好で対人認知面で気になるところはありませんでした．WISC－IV知能検査を実施したところ，全検査IQ93，言語理解指標107，知覚推理指標102，ワーキングメモリー指標82，処理速度指標81で，全体的知的能力に問題はないものの認知的アンバランスがあり，強い能力と弱い能力の差が大きいことがわかりました．ワーキングメモリーの弱さは，新しい語彙や知識の獲得のほか，読解や作文など学習面への多岐にわたる影響がみられます．幸介君の場合も学年が進んで学習の量や複雑さが増すにつれ，教室での学習が困難になってきたと考えられます．学校生活面では全体指示や説明などの情報入力保持につまずき，適切に行動できずに困ることも多いでしょう．また処理速度の弱さからは，何事にも時間がかかり，手間どる様子が伺えます．作業の遅さや出来栄えの悪さは，周囲からは過小評価されがちです．一生懸命取り組んでいるにもかかわらず，もっている力を発揮できず十分に評価されない現状に，自己肯定感が低く，情動の不安定さにつながっていることが推察されました．

〔キーワード〕 一般知能，多重知能，結晶性知能，流動性知能，知能指数（IQ），加齢と知能，実践的知能，情動知能

　学業や学校生活，日常生活や仕事上で，何かしらのつまずきや困り感が生じている場合，その背景に知能が関係していることがあります．全体的な知的水準や認知的アンバランスの特徴を理解することは，具体的な支援や手立てを考えるうえでの前提となります．CASE で紹介した幸介君の場合も，知的水準は平均であるものの認知的に弱い面があることがわかりました．学校では，座席の場所や視覚的情報を併用した指示の出し方，宿題の分量調整，テスト時の時間延長の配慮などが検討されました．家族も幸介君の認知的特徴を理解し，無理のない対応を心がけることで，幸介君は徐々に情緒的安定を回復するに至りました．このように知能の測定は，支援につなげるために必要な情報を提供してくれます．

　しかし，ただ闇雲に知能検査を行えばよいというものではありません．知能に関する情報を有効に活用するためには，知能とは何か，知能を測定するとはどういうことか，測定される知能は何を意味するのかを正しく理解する必要があります．また知能検査で測定できることとその限界を知り，知能を多面的観点で総合的に理解する必要があります．そのうえで，その時点での子どもの知能発達段階をふまえ，個別に具体的な支援を提案できることが公認心理師には求められます．

1．知能とは何か

　知能（intelligence）とは高次の心的機能のことであるが，「知能とは何か」については古くから多くの研究者によって議論が重ねられてきた．いまでも知能の定義は統一されておらず，知能とみなす知的機能の範囲も研究者によってまちまちである．そのなかでも知能とは「知的適応能力」，すなわち「新しい問題や境遇に対し思考的に適応する能力」と考える傾向が強いとされる．

　知能研究にはいくつかの流れがある．ピアジェに代表される発達理論では，一個人の知能がどのように発達していくかという質的発達を捉えることに焦点があてられている．一方，心理測定学的研究では，知能検査などの膨大な量的データを分析し，知能の構造や個人差を捉えようとしている．さらに従来の知能検査では測定できない領域にまで知能の範囲を広げ，より多元的に知能を捉える多重理論の考え方もある．

2．心理測定学研究からみた知能

　知能を量的に扱い，知能研究のなかで歴史も古く，中心的位置を占めてきたのが**心理測定学研究**である．被検査者に知的課題を与え，その反応を収集し分析することで知能の構造を捉えるアプローチである．また知的能力の個人差を客観的基準から説明しようとしており，知能検査の開発とも関係が深い．

1）知能の構造

　ビネー（Binet, A.）は，知能は全体としてまとまった能力であり，統一体として問題解決に作用し，知能を要素に分解することはできないと考えた．この知能観は**一般知能説**と呼ばれている．やがて心理測定法が発展し多変量解析が可能になると，知能の因子構造を捉える考え方が盛んになった．スピアマン（Spearman, C.E.）は一般因子（g 因子）と特殊因子（s 因子）から成るとし，ソーンダイク（Thorndike, E.L.）は 3 つの特殊因子「抽象的知能」，「具体的知能」，「社会的知能」を，サーストン（Thurstone, L.L.）は 7 つの特殊因子「空間関係」「知覚の速さ」「数」「言語理解」「語の流暢さ」「記憶」「帰納的推理」をあげた．ギルフォード（Guilford, J.P.）は知能を 3 次元構造で捉え，120 因子（操作 5 因子×内容 4 因子×所産 6 因子）から構成されると考えた．また知能を構成する各因子は並列しているのではなく，1 つのまとまった階層的構造を成していると考える立場もある．たとえばバート（Burt, C.L.）は，最下層に「感覚」があり，順に「知覚」「連合（記憶・習慣形成）」「関係（理解や応用）」と層を成し，最上部に「一般知能」を考えられている．このような歴史を経て，近年，知能理論の集大成ともいわれているのが「**CHC（Cattell-Horn-Carrol）理論**」である．

2）CHC 理論

　CHC 理論は，3 人の研究者キャッテル（Cattell, R.B.），ホーン（Horn, J.L.），キャロル（Carrol, J.B.）の頭文字をとって命名された**［図1］**[1]．

　キャッテルはスピアマンのいう一般因子 g を**結晶性知能**（crystallized intelligence）と**流動性知能**（fluid intelligence）いう 2 つの因子で考えた．結晶性知能は，個人が教育や社会での経験を通じて得た言葉の知識や運用，獲得された一般知識などに基づいた知的能力である．文化や教育の影響を大きく受け，能力のピークに達する時期が遅く，中高年以降も比較的保たれて老化による衰退が緩やか，という特徴がある．一方，流動性知能は，頭の回転の速さや思考の柔軟性や推論など，新しい環境に適応するための問題解決能力である．文化や教育の影響を比較的受けにくく，個人の能力のピークが 10 代前半〜 20 代後半に現れ，加齢に伴って顕著な衰退がみられる，という特徴がある**［図2］**[2]．なお，これらの能力の発達的変化には個人差があり，特に流動性知能における高齢者の個人差は若者の個人差よりも大きいことが知られている．特に中高年の認知機能に向き合う臨床現場では，こうした特徴をぜひ覚えておきたい．

　ホーンはキャッテルの理論を拡張し，「結晶性知能」「流動性知能」という 2 つの因子に「視覚的知能」「短期の習得と検索」「長期の貯蔵と検索」「認知処理速度」「反応時間／決定速度」「量的知識」「読み書き能力」「聴覚的能力」の能力因子を加え，10 因子理論を唱えた．一方，キャロルは知能の階層構造を展開し，第Ⅰ層には約 70 以上の特殊能力因子があり，第Ⅱ層にはそれらをある程度まとめた 8 つの広範能力因子があり，第Ⅲ層に全能力を 1 つにまとめた一般因子 g があるとした．キャロルの第Ⅱ層の広範能力因子とホーンの能力因子とは一致するものが多く，2 つの理論は統合され CHC 理論となった．CHC 理論は多くの研究によって妥当性が確認されており，現在世界で最も支持されている知能理論といえる．近年開発される知能検査や認知検査の多くが CHC 理論に準拠している．

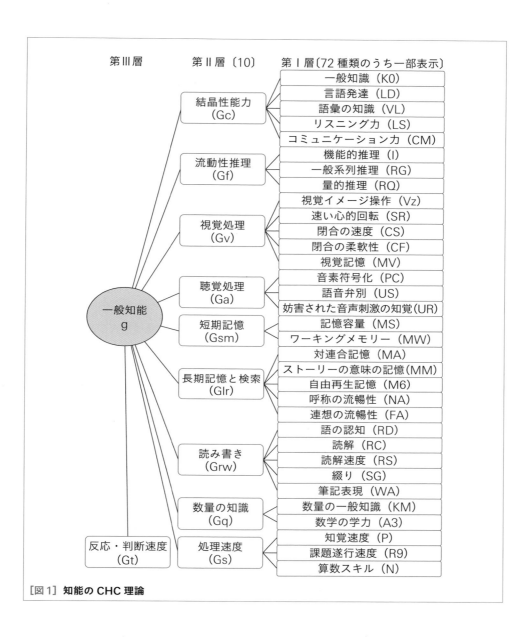

第Ⅲ層　　　　　第Ⅱ層〔10〕　　第Ⅰ層〔72種類のうち一部表示〕

第Ⅱ層	第Ⅰ層
結晶性能力（Gc）	一般知識（K0）
	言語発達（LD）
	語彙の知識（VL）
	リスニング力（LS）
	コミュニケーション力（CM）
流動性推理（Gf）	機能的推理（I）
	一般系列推理（RG）
	量的推理（RQ）
視覚処理（Gv）	視覚イメージ操作（Vz）
	速い心的回転（SR）
	閉合の速度（CS）
	閉合の柔軟性（CF）
	視覚記憶（MV）
聴覚処理（Ga）	音素符号化（PC）
	語音弁別（US）
	妨害された音声刺激の知覚（UR）
短期記憶（Gsm）	記憶容量（MS）
	ワーキングメモリー（MW）
長期記憶と検索（Glr）	対連合記憶（MA）
	ストーリーの意味の記憶（MM）
	自由再生記憶（M6）
	呼称の流暢性（NA）
	連想の流暢性（FA）
読み書き（Grw）	語の認知（RD）
	読解（RC）
	読解速度（RS）
	綴り（SG）
	筆記表現（WA）
数量の知識（Gq）	数量の一般知識（KM）
	数学の学力（A3）
処理速度（Gs）	知覚速度（P）
	課題遂行速度（R9）
	算数スキル（N）

第Ⅲ層：一般知能 g
反応・判断速度（Gt）

[図1] 知能のCHC理論

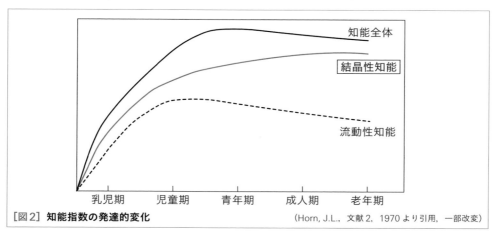

知能全体
結晶性知能
流動性知能

乳児期　児童期　青年期　成人期　老年期

[図2] 知能指数の発達的変化　　　　　　　（Horn, J.L., 文献2, 1970より引用, 一部改変）

3）知能の測定

(1) 知能検査

知能検査は知能を測定する道具である．しかし知能は直接測定できるものではないため，操作や反応など直接観察できる行動的手がかりから知能を間接的に推測しなくてはならない．まず年齢・性別・居住区などの異なる属性をもつ多数の対象者から行動的手がかりのデータを大量に収集し，それらをもとに基準（尺度）を作成する．その基準（尺度）に個々人の反応や操作をあてはめて数値として表し，それをもって知能水準を推測する．このように開発された道具が**知能検査**である．

わが国の臨床現場で一般的に用いられている知能検査は，主に「田中ビネー知能検査Ⅴ」[3]と「ウェクスラー式知能検査」である．検査結果は困りごととの関連や背景要因を推察するための情報となり，本人や保護者へのフィードバック，個別支援計画の立案，保育園や学校・職場へのコンサルテーションなどに役立てられる．検査結果の表示の仕方のうち，代表的なものが**知能指数（IQ）**である．これには，後述のように比率知能指数だけでなく偏差知能指数（DIQ）も含まれる．

なお臨床現場では，対象児者の状態を測定する道具としては，発達検査や認知検査がある．発達検査の代表的なものとしては「新版K式発達検査」，認知検査としては「日本版K-ABC Ⅱ」[4]や「日本版DN-CAS認知評価システム」[5]などがある．これらの検査は知能検査とは理論的背景が異なり，発達検査で算出される発達指数（DQ）や，認知検査で算出される各尺度の指数は，知能検査で測定される知能指数とは概念が異なることに留意したい．

(2) 知能検査の実施目的と検査の選択

知能検査は，学校や仕事で必要とされる知的能力の評価や，病気や治療の影響の評価など，教育，労働，医療などの臨床現場で広く用いられている．実施には，まず何のために知能測定を行うのか，知能に関するどのような情報が知りたいのかという目的を明確にする必要がある．また，知能検査の実施が，被検査者の今後を考えるにあたって貢献するものでなくてはならない．

各々の知能検査にはそれを支える知能理論や歴史的背景があり，各検査で測定できる知能の側面は異なっている．そのため実施する検査の選択には慎重さが求められる．その検査では知的機能の何が測定でき，何は測定できないのかという特徴を熟知したうえで，何を知りたいのかという実施目的と照らし合わせて適切に選ぶ必要がある．被検査者の年齢や臨床現場の慣習などで安易に決めてはならない．さらに結果の解釈にあたっても注意が必要である．それぞれの検査の知能指数は，同じ"知能指数"との名称であっても，算出方法や数値の意味する内容は異なる．したがって，異なる検査の指数を単純に比較できないことも理解しておきたい．以下に代表的な知能検査の特徴と活用について簡単に述べる．

(3) ビネー式知能検査の特徴と活用

その歴史はフランスの心理学者ビネーが特殊教育の必要な子どもを客観的に判断し適切にスクリーニングする方法として開発したことから始まる．世界で初めて誕生した知能検査法で，日本版は現在，「田中ビネー知能検査Ⅴ」が臨床現場で使用されている．もともと特殊教育における対象児の見分けが目的であったことや，ビネーが子どもたちの日常的で実際的な適応を重視していたことから，検査項目には学校教育と直接関係のある事柄や日常生活に即した題材が取り上げられている．そのため，特に低年齢児にとっては比較

的取り組みやすく，本来の能力を発揮しやすい検査といえる．

この検査では対象者が2〜13歳までの場合，年齢尺度を用いており，合格した課題数から精神年齢（MA）と算出する．子どもの実際の年齢である生活年齢（CA）に対する精神年齢の割合から知能指数（IQ）を求めるものであり，**比率知能指数**とも呼ばれる．対象者が14歳以上の場合には，偏差知能指数（deviation intelligence quotient；DIQ）を適用し，総合偏差知能指数（総合DIQ）と4つの領域別偏差知能指数（結晶性DIQ・流動性DIQ・記憶DIQ・論理推理DIQ）を算出する．偏差知能指数は，同年齢集団の正規分布（平均100，標準偏差10）のなかでどのあたりに位置するかという相対的位置づけを表す方法である．知能指数と称してはいるが，実質は偏差値である．

対象者が2〜13歳までの場合，精神年齢と知能指数のみが算出される．その背景には，知能を一つの統一体と捉えるビネーの知能観がある．つまり，記憶力，弁別力，推理力などに共通して働く精神機能が存在するという考えに基づいている．特に低年齢の場合や知的能力が低い場合には発達が未分化な状態にあることから，あえて認知領域別の枠組みを設けないことの意味も理解しておきたい．反対に，対象者が14歳以上になると，各能力の分化が進み，年齢級という枠組みで知能発達を捉えることが難しくなる．そのため精神年齢ではなく，認知領域別DIQの枠組みから知能を捉える方法をとっている．

（4）ウェクスラー式知能検査の特徴と活用

ウェクスラー式知能検査は，成人の陸軍入隊者の知能測定に歴史的背景をもつ．ウェクスラー（Wechsler, D.）は，個人の知的能力の集団における位置づけ（個人間差）とともに，個人のなかで知能を構成する能力を「言語性能力」と「動作性能力」の枠組みから捉え，各能力間のバランス（個人内差）を測定できるようにした．その後，検査対象の適用年齢を幼児にまで下げ，現在では世界20数か国で使用される国際的な知能検査として普及している．しかし，長年心理臨床現場で定着していた言語性と動作性の枠組みは理論的な根拠が乏しいことから廃止され，現在，「日本版WAIS−Ⅳ」，「日本版WISC−Ⅳ」（2010年）では，表1のとおり5つの合成得点，すなわち全検査IQ（FSIQ），言語理解指標（VCI），知覚推理指標（PRI），ワーキングメモリ指標（WMI），処理速度指標（PSI）が表示される[6-9]．一方，2歳6か月と7歳3か月を適応年齢とした「日本版WPPSI-Ⅲ」では，3歳11か月まではFSIQ，VCI，PRIに加え，語彙総合得点（GLC）を算出できる．4歳0か月からは，FSIQ，VCI，PRIに加え，PSIとGLCを算出することができる[8]．5歳0か月〜7歳3か月の子どもには，子どもの認知能力や背景情報に応じて「WPPSI-Ⅲ」か「WISC-Ⅳ」を選択できる．合成得点とCHC理論との対応関係は表2のとおりで，知能のこれらの側面が測定される．言い換えれば，ウェクスラー式で測定できるのは知能のこれらの側面にすぎず，その他の側面については，検査中の行動観察による質的情報や他の認知検査などを用いて補う必要がある．

同検査の合成得点は偏差知能指数であり，知的水準が同年齢集団の正規分布（平均100，標準偏差15）のなかでどのあたりに位置するかを表している．「田中ビネー知能検査Ｖ」（14歳以上）の偏差知能指数と同様に実質的には偏差値である．なお両者は，標準偏差が異なるので留意したい．

全検査IQが同年齢集団の平均範囲から著しく逸脱している子どもは，学校のように特定の年齢集団で一斉に教育が行われる状況では，学習や生活に何かと困難が生じやすい．子どもの全体的知的水準の位置づけ（個人間差）を知ることは，その先の支援を検討する

[表1] WISC-Ⅳ知能検査の構成

合成得点（全検査 IQ と 4 つの指標）		説明
全検査 IQ	FSIQ (Full Scale IQ)	全体的な知的能力（知能）の発達水準を推定する.
言語理解指標	VCI (Verbal Comprehension Index)	言語理解能力を測定する. 言葉の概念を捉え, 言葉を使って推論する能力を測る.
知覚推理指標	PRI (Perceptual Reasoning Index)	非言語的な情報をもとに推論する力を測定する. 新奇な情報に基づく課題処理能力を測定する.
ワーキングメモリー指標	WMI (Working Memory Index)	聞いた情報を記憶に一時的にとどめ, その情報を操作する能力を測定する.
処理速度指標	PSI (Processing Speed Index)	単純な視覚情報を素早く正確に順序よく処理あるいは識別する能力を測定する.

[表2] CHC 理論の構造と WISC-Ⅳの対応関係

CHC 理論の構造			WISC－Ⅳ指標
第Ⅲ層	第Ⅱ層		
一般知能因子 g	結晶性能力（Gc）		言語理解（VCI）
	流動性推理（Gf）		知覚推理（PRI）
	視覚処理（GV）		
	聴覚処理（Ga）		―
	短期記憶（Gsm）		ワーキングメモリー（WMI）
	長期記憶と検索（Ghr）		―
	読み書き（Grw）		―
	数量の知識（Gq）		―
	処理速度（Gs）		処理速度（PSI）
	反応・判断速度（Gt）		―

ための基本情報となる. また全体的知的水準だけでなく, 学習のつまずきや環境適応の背景に認知的アンバランス（個人内差）が想定される場合にもウェクスラー式は有効である. CASE で紹介した幸介君も認知的アンバランスが学校でのつまずきに関連していた例で, 全検査 IQ と言語理解（VCI）, 知覚推理（PRI）は同年齢平均相当である一方で, ワーキングメモリー（WMI）, 処理速度（PSI）が同年齢平均よりもやや低いという特徴があった. つまり, 情報に基づいて理解する力, 推理する力, 思考する力はあるものの, 必要な情報を入力・保持・出力する力が弱いことでさまざまな困り感が生じていた発達障害の一

例である．なお認知的アンバランスについては，その指標間の凸凹のパターンと発達障害との関連がしばしば取り上げられるが，発達障害を指標パターンから判断することはできない．発達障害のデータを大量に集めてタイプ別に分析すると，ある程度特徴的な指標パターンがみられるとの指摘もあるが，臨床場面では個々人のプロフィールがそれらに当てはまるわけではない．

　また偏差知能指数は，集団内の位置づけを表しているもので，その子どもの知的発達がどのレベルまで到達しているかを直接的に示してはいない．たとえば，ピアジェ理論でいう形式的操作の思考の芽生えがみられるのか，具体的操作の思考に留まっている段階なのかを検査結果の数値で判断することは難しい．そのため具体的な支援の手立てを考えるには，数値以外の質的情報を得ることが必要となる．回答の内容や反応の仕方には，その子どもの知的発達レベルを推察できる情報が数多く含まれていることから，特に検査中の行動観察を丁寧に行い，それを読み取れる習熟力が公認心理師には求められる．

4）知能指数の変動

　知能指数は学業成績との相関があり，ある程度の恒常性を示すといわれている．しかし一時の知能指数は変動の幅があることも念頭におかなくてはならない．就学前から小学1年生頃までの知能指数は不安定であるが，小学3年生以上になると変化は少なくなり，児童期後期や青年期にかけて安定する傾向にある．

　知能指数の変化には，環境面での大きな変化，注意集中力や行動統制力の発達，情動要因，健康要因なども影響する．結果の指数はその時点での子どもの知的状態を反映していることは事実であるが，幼児期・児童期においては検査実施後1年以上，青年期では2年以上経過している場合，臨床現場では再検査が行われる．一時点の数値のみで被検査者の進路や将来の見通しを固定的に判断しないよう十分に留意したい．

3. 知能の諸側面

　知能指数は学力を予測し，将来の学歴や成績とある程度関係する．しかし知能検査で測定できるものは知能の一部にすぎないことは周知のとおりである．たとえ知能指数が平均を下回っていても，運動能力に長けていたり芸術的才能をもち合わせている人は少なくない．パラリンピックの知的障害者部門で活躍する選手や，サヴァンと呼ばれる音楽家・画家などもその例であろう．

　もう少し身近なところでも，経験に基づく具体的操作を駆使して，たくましく日常生活を過ごしている子どもにしばしば出会う．形式的操作への発達が不十分で小学校での高学年以降の学業成績はふるわなくとも，生活面でさほどの困り感はなく見事に社会適応を果たしている例である．このように日常経験や職業経験を通じて獲得され現実社会で適応的に生きていく知的能力を，ナイサー（Neisser, U.）は**実践的知能**（practical intelligence）と呼んでいる．一方で，知能指数は大変優れたレベルでも，経験の偏りが強く日常生活がままならない人や，対人コミュニケーションに課題があり集団生活や社会生活につまずいている人もかなりの数で存在する．発達障害の一つである高機能自閉スペクトラム症もこれにあてはまる場合がある．知能を「知的適応力」と考えるならば，知能

[表3] ガードナーによる多重知能理論（MI）

名称	内容
① 言語的知能	言葉への感受性，言語を学び用いる能力
② 論理数学的知能	論理的分析，数学的操作，科学的究明能力
③ 空間的知能	空間のパターンを認識して操作する能力
④ 音楽的知能	音楽的パターンの演奏や作曲，鑑賞のスキル
⑤ 身体運動的知能	体全体や身体部位を使う能力
⑥ 対人的知能	意図や欲求を理解し，他者とうまくやっていく能力
⑦ 内省的知能	自分自身を理解する能力
⑧ 博物的知能	自然や人工物の種類を見分け分類する能力

検査で測定できるものとは異なる知的能力にも目を向け，知能をより多元的な視点で把握することが大切である.

　それについてガードナー（Gardner, H.）は，人間はより多様な知能を備えているとして**多重知能理論**（multiple intelligence；MI）を提唱した [表3] [10]. その理論によると，知能には①言語的知能，②論理数学的知能，③空間的知能，④音楽的知能，⑤身体運動的知能，⑥対人的知能（他者の意図や動機付け欲求を理解して，他者とうまくやっていく能力），⑦内省的知能（自分を理解する能力であり，自分の欲望や恐怖，能力も含め，自己の効果的な作業モデルをもち，それらを自分の生活を統制するために効果的に用いる能力）の7つがあるとする. そのうち言語的知能，論理数学的知能，空間的知能の3つは**技術的知能**（technical intelligence）と呼ばれ，従来，知能検査などで測定されてきたものはこれにあたる. 一方，従来の知能検査などでは測定できない知能もある. 音楽的知能，身体的知能，空間的知能は**芸術的知能**（artistic intelligence）と呼ばれ，音楽，スポーツ，絵画や造形などに深くかかわっている. 対人的知能と内省的知能は**人格的知能**（personal intelligence）と呼ばれ，**情動知能**（emotional intelligence）と密接な関連がある. その後，ガードナーはさらに3つの知能として⑧博物的知能，⑨霊的知能，⑩実存的知能を追加した. 今日，ガードナーのMIという際には，当初提唱した7つと，あとの博物的知能を含む8つの知能を指すことが多い. このように多重知能理論では，知能検査で測定できる技術的知能に芸術的側面とパーソナリティや社会性の側面を加え，知能をより包括的に捉えている. この理論は実際の教育場面での応用性が高いともいわれている.

4. 知能をめぐる問題とその支援

　学齢期は，ほぼ同年齢で構成された集団つまり学年単位で学習や生活が営まれる. 知能が同年齢集団の平均から著しく低い場合には，通常学級の一斉授業ではついていけず，特別支援教育の検討が必要となる. その際，子どもの知能レベルを教師や保護者がただ感覚的に捉えるのではなく，知能指数という客観的な情報を共有することは大変重要である. しかし，時として知能指数はあたかも子どもの能力の代表値であるかのように扱われ，数値のみが独り歩きする危険がある. 知能には諸側面があることは前述の通りで，知能検査を担当した公認心理師は，本人，保護者，教師ならびに関係者に検査結果を正しく説明す

る責任がある．そのためにも，公認心理師は各知能検査の特徴を熟知し，測定した数値は何を意味するのか，知能のどの部分が明らかになったのかを理解しなくてはならない．さらに知能検査の数値では明らかにならない知能の諸側面についての吟味も不可欠であり，常に子どもの知能を多面的に捉え，具体的な支援の提案をはじめ，被検査者の将来につながるような検査結果報告書の作成が求められる．

　知能指数と支援の一例として，知能指数が境界域（IQ70～85）の小学生の場合を考えてみよう．低学年の頃までは特に学習の問題がみられないことも少なくない．この時期はまだ具体的操作[11]の思考を中心とした学習のため，生活経験が豊かで社会性の高い子どもであれば上手く対処できることも多い．また単純な記憶力の高い子どもならば機械的操作（文字学習や九九など）をむしろ得意とする場合もある．しかし，多くが高学年以降の学習には困難を伴うようになる．知能の発達が形式的操作の思考の段階へとスムーズに進めないためであろう．前述のとおり，知能の発達には，その子どもの成熟とその子どもが理解し操作できるレベルの環境が必要である．該当学年レベルの学習内容をただ繰り返し行うだけでは理解に至らないため，できるだけその子どものレベルにあわせた課題をスモールステップで提供していく必要がある．具体的操作の思考の段階であることを鑑み，日常生活での具体的な経験や活動に焦点をあてていく．その際，子どもの興味関心のある題材を選択して子どものやりやすい方法を用いることで取り組みへの意欲を高め，子ども主体の同化と調整を導くとよい．子ども向けの習得レベルや学びやすい方法を把握するには，「田中ビネーV」など年齢尺度の知能検査や「日本版K-ABC II」などの認知検査を参考にするとよいだろう．教科学習は概ね小学4年生くらいまでの習得を確実にし，体験に基づいた実践的知能ならびに情動知能を高めることで将来の社会的自立につながりやすいといわれている．

　知能指数が境界域であっても認知的アンバランスが大きい場合には注意を要する．たとえば「WISC－IV知能検査」で言語理解（VCI），知覚推理（PRI）は平均に近いが，ワーキングメモリー（WMI）や処理速度（PSI）が低い場合，学年相応の学習内容を理解し，思考して応用することは十分可能といえよう．しかし，一方で覚えることや書くことに困難な可能性があり，指示が覚えられない，教科の用語が記憶できない，板書やノートがとれない，テストで得点できないなど，いろいろな遂行でつまずきが生じやすい．情報をスムーズに入力・保持・出力する過程を何かしらの方法で補償できれば，該当学年レベルの学習内容は習得可能なため，通常学級における配慮と工夫が求められる．情報通信技術（information and communication technology; ICT）を活用した機器の使用，代読や時間延長の合理的配慮のほか，型どおりのやり方にこだわらず，本人なりの学び方や問題解決方法を尊重するように導きたい．反対にワーキングメモリー（WMI），処理速度（PSI）は高いが，言語理解（VCI）と知覚推理（PRI）が低い場合，機械的処理は得意である一方で，概念的理解や習得した知識の応用に困難さが生じる．日々の計算や漢字テストで得点がとれると子どもの問題はみえにくいが，支援としては基本的に認知的アンバランスのない境界域の子どもと同様に考えてよいだろう．教科学習よりも実践的知能や情動知能を高めることが重要である．知識の応用力や柔軟な思考力に弱さがあるため，自分で考え解決させるような学び方は混乱しがちである．単純な記憶やパターンに従った処理に優れているため，具体的な見本や手本の模倣を通して，できることのバリエーションを増やしていく支援が望まれる．

6
章

知能の発達

実践的知能や情動知能と環境との関係は深い．実践的知能は日々の生活経験を通して育まれるものであり，家庭での生活習慣や親の心がけなどが大きく影響する．生活リズムを整え，身辺自立を促すことはもちろん，料理をはじめ家事全般のお手伝いを積極的にさせて習慣にするとよい．社会性の学びには，外出の機会を増やし，お金の使い方，交通手段や時間の見積もりをとる体験，役所など公的機関の利用，行く先々で出会う人とのかかわりなどを実体験として重ねることが大切である．情動的知能が，安定した生活基盤と人間関係のなかで育まれていくことはいうまでもない．近年，虐待など家庭環境の問題が増加しているが，不安定な家庭環境が子どもの情動的知能に与える影響は計り知れず，支援の最優先事項となるだろう．

　ここでは，知能とその支援について境界知能を例にあげたが，知能を巡っては，前述以外の問題を抱えた子どもは数多く存在し，適切な支援のあり方は個別や具体的な対応をしていく必要がある．公認心理師には，知能検査などによって子どもの認知的特性を理解するだけでなく，家庭環境や教育環境の把握にも努め，子ども自身と子どもを取り巻く環境について多元的・総合的に解釈することが求められる．そして，それぞれの子どもの知的発達や知的特性に適した具体的支援を確実に提案していくためにも，専門家として日々研鑽を積んでいくことが大切である．

6章 Q and A

Q1 WISC-Ⅳ知能検査で測定できない知的能力はどれか．
1. 言語理解
2. 知覚推理
3. ワーキングメモリー
4. 処理速度
5. 社会適応

Q2 高齢期になっても比較的水準が保たれる知的能力はどれか．
1. 一般知能
2. 短期記憶
3. 結晶性知能
4. 流動性知能
5. 情報処理速度

Q1 ┃ A……5
解説
　「WISC-Ⅳ知能検査」では，全検査 IQ と 4 つの指標（言語理解・知覚推理・ワーキングメモリー・処理速度）が測定できる．なおウェクスラー式で算出される合成得点は偏差 IQ であり，同年齢集団内における個人の相対的位置づけを表す．一方，「田中ビネー知能検査Ⅴ」では対象者が 2 〜 13 歳の場合，比例 IQ が用いられ，実年齢

に対する知能発達の割合を示す．どちらも知能指数と呼ばれるが意味が異なることに留意したい．

Q2 | **A**······3

解説

結晶性知能は個人が教育や社会での経験を通じて得た言葉の知識や運用，獲得された一般知識などに基づいた知的能力であり，中高年期以降も比較的安定している．一方，流動性知能は思考の柔軟性や推論など新しい環境に適応する能力であり，青年期に頂点に達し加齢とともに低下していく．なおこれらの能力の発達的変化には個人差があり，特に流動性知能において高齢者の個人差が大きいことに留意したい．

章 知能の発達

文献

1) Sehneider, W. J., McGreew, K. S. : TheCaftell-Horn-carroll model of intellifence. In Flanagan, DP, Harrison, PL（eds）, ContempolaryIntellectualAssessment: Theories, Tests, and Issues（3ʳᵈ es）, NewYork, N. Y. : Guiford Press, 2012.

2) Horn, J. L. : Organization of data on life-span development of human abilities. In Life-span developmental psychology: research and theory, eds L.R. Goulet and Paul B. Baltes, Academic Press, 1970.

3) 田中教育研究所：田中ビネー知能検査Ⅴ理論マニュアル．杉原一昭，杉原隆（監修），中村淳子，大川一郎・他編（編著），9版，田研出版，2016.

4) Kaufman, A. S., Kaufman, N. L. : 日本版 KABC-Ⅱマニュアル，丸善出版，2013.

5) Dass, J. P., Naglieri, J. A. : Assessment of cognitive processes, Massachusetts: Allyn and Bacon, 1994.

6) Wechsler D. : 日本版 WAIS－Ⅳ知能検査　理論・解釈マニュアル．日本版 WAIS－Ⅳ刊行委員会（訳編），日本文化科学社，2018.

7) Wechsler D. : 日本版 WISC－Ⅳ知能検査　理論・解釈マニュアル．日本版 WISC－Ⅳ刊行委員会（編），第4刷，日本文化科学社，2011.

8) Wechsler D. : 日本版 WISC－Ⅳ知能検査　補助マニュアル．日本版 WISC－Ⅳ刊行委員会（編），第2刷，日本文化科学社，2015.

9) Wechsler D. : 日本版 WPPSI－Ⅲ知能検査　理論・解釈マニュアル．日本版 WPPSI-Ⅲ刊行委員会（訳編），日本文化科学社，2017.

10) Gardner H. : MI 個性を生かす多重知能の理論．松村暢隆（訳），新曜社，2001.

11) Piaget J. : 知能の心理学．波多野完治（訳），みすず出版，1998.

（中石康江）

7章 言語とコミュニケーションの発達

到達目標 ....

● 前言語期のコミュニケーションについて説明できる.
● 幼児期の言語獲得とその要因について理解できる.
● 言語とコミュニケーションの発達支援の基本を理解できる.

CASE

4歳の山下えみちゃん（仮名）は昨年から幼稚園に通っています. 運動機能や聴覚に問題はありませんが,「マンマ」,「ママ」,「ワンワン」,「バイバイ」,「(りん)ご」という単語の表出はあるものの, 年齢に比べて言葉の表出に顕著な遅れがみられました. 簡単な指示は理解できており,「ごはんだよ」,「おでかけするよ」などの声かけには応じることができます. また, ままごと遊びや絵本を好み, 休日は母親とよく遊んでいます. 構音には不明瞭さがあり,「バイバイ」が「アイアイ」と聞こえることがあります. 幼稚園からは, 担任の言うことがわからないことがあるようだと指摘されました. 園庭では一人遊びが多く, 低年齢層のクラスの子とよく一緒にいる姿がみられます. 担任から促され, 両親が心配して地域の保健センターに相談に行くことになりました.

INTRO

　人間は, 音声言語だけではなく, 視線, 表情, 身体動作, 相手との距離感といった「非言語」情報や, 声の抑揚, 大きさといった「パラ言語」情報からコミュニケーション（伝達）を行っています. コミュニケーションを行うためには, そのような手段の獲得だけではなく, 他者の意図を的確に読み解く能力や, 何かを伝えたい, 共有したいと思う動機付けなどが必要です. 一方, 言葉は, 単なるコミュニケーション手段にとどまらず, 思考や行動調整, さ

〔キーワード〕前言語, 共同注意, CDS, 保護者の役割, 語用論, 会話, ナラティブ, 関連性理論, 言語障害, 語用論的アプローチ

らには自己の形成においても重要な基盤となります.

　コミュニケーションに必要な基盤を獲得するためには，身近な大人を中心とした環境により，人間が生得的に有しているメカニズムが活性化するとされています. 換言すると，大人のかかわり方を工夫することは，文化を伝承し，子どもの豊かな感性や思考を最大限に引き出すことにつながる可能性があるといえます. CASE にあげたえみちゃんにみられる問題としては，少なくとも，以下の4点があげられます. ①4歳になると，「○○が○○に○○した」といった文章を話しますが，限られた単語の表出しか認められないこと，②構音の不明瞭さや，語の一部の発語にとどまる様子があること，③幼稚園では先生の指示がわからないことがあること，④幼稚園では一人遊びが多く，低年齢の子どもと遊ぶことが多いことから，えみちゃんは言語発達だけでなく知的発達の遅れが考えられます. 構音の不明瞭さや，語の一部しか発語できないこと，幼稚園の先生の指示が理解できないといった問題の背景には，言葉を聞き取る聴覚や知的能力に問題がある可能性があります. さらに家庭での簡単な指示は理解できても，幼稚園で先生の指示がわからないという背景には，決まった習慣として使われる範囲を越えて，言葉の意味や状況を理解する力に問題がある可能性があります.

1. 前言語期のコミュニケーション

　言葉を話し始める前の子どもは，視線，発声，表情，身振りなどでコミュニケーションを行っている. 言葉を話す前の**前言語期**のコミュニケーションは，言語発達の基盤となる.

1）前言語から言語へ

　人間は，他の動物に比べて未熟な状態（生理的早産）として誕生するため，子どもは生理的に不快情動を**泣き**として表出する. 生後3か月頃までは空腹，眠気，不快（暑さ，痛さ），便意などが原因となる泣きが多く，これは保護者から養育行動を引き出し，相互交渉を行う契機となる. また，子どもは生理的に快行動を微笑として表出する. 新生児期には，睡眠中や授乳直後に**生理的微笑**がみられる.

　一方，泣きの激しさは，保護者の怒りを引き起こし，虐待などの**不適切な養育（マルトリートメント）**の契機になることも少なくないため，留意が必要である. 生後2〜3か月頃になると，保護者の働きかけに対して微笑んだり（**社会的微笑**），声を発したりと，快情動が生起する. その後，4, 5か月以降には，喃語を発するようになる. 生後6か月頃には，ほしい物に手を伸ばすリーチングが出現し，10か月頃には，**指さしやジェスチャー**が出現する. 指さしは，さまざまな機能を表すことに用いられ，初期には，驚き，定位（あった！），再認（見たことがある），要求（ほしい物を指さす）などがみられる. 子どもの指さしを大人が伝達手段として解釈することを通して，やがて子ども自身も指さしを伝達機能として使うようになる. 指さしは，発声や視線を伴うことも多い. 乳児期後半になると，動作模倣，音声模倣を盛んに行い，1歳頃に意味のある言葉（有意味語）を表出するようになる. 9〜10か月以降，子どもは伝達することにより他者を動かすことができるという伝達効果を理解するため，意図が伝わらない場合は，あきらめずに伝えようとする行動がみられる.

2）共同注意の成立

9か月以前の子どもは,「自己—他者」(例：顔を見て笑い合う／イナイイナイバー遊び),「自分—物」(例／一人でおもちゃを操作する) という**二項関係**で世界とかかわっている. 9か月頃になると,「自己—物—他者」(例／母親とおもちゃで遊ぶ) という**三項関係**を理解する. 三項関係が成立する背景には**共同注意**(joint attention) がある. 共同注意とは, 他者と同じ対象（ものや出来事）に注意を向けることにより, 注意や情動を共有する行為である. 共同注意には, 発達的に3つのパターンがあることをトマセロ (Tomasello, M.) は指摘している [図1] [1]. また, 共同注意は [表1] に示すようなさまざまな行動として表れる.

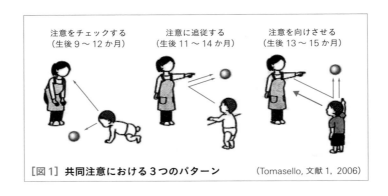

注意をチェックする
（生後9〜12か月）

注意に追従する
（生後11〜14か月）

注意を向けさせる
（生後13〜15か月）

[図1] **共同注意における3つのパターン**　　　　(Tomasello, 文献1, 2006)

[表1] **共同注意がみられる行動**

視線の追従	他者の視線を追い, 視線の先にある対象を注視する
交互注視	対象と大人を交互に注視する
指さし理解	大人の指さしを注視する
社会的参照 (social referencing)	新奇な対象に接した際, 大人の表情や行動を手がかりにして, 行動を決定する
showing	自分が持っている興味のあるものを他者に提示して見せる
giving	自分が持っている興味のあるものを他者に手渡す
指さし (pointing)	代表的なものは, 要求, 叙述（自分の興味のある対象を指さす）, 応答（「〇〇はどれ？という質問に, 指さしで応じる)

共同注意が成立すると, 身近な大人を通した学習機会が広がる. たとえば, 子どもは, 見知らぬ人や新奇な出来事に出会った際, 保護者の表情によって自分の行動を調整する. 保護者がうつや情緒的に不安定な状態にある場合, 子どもの表情は乏しく, 探索行動が少なくなる傾向にあることが知られている. この要因には, 子どもが他者の意図を手がかりにして環境を理解する共同注意の働きも関係している.

2. 音声の発達

1）聴覚器官の構造と機能

　聴覚は，音の処理の違いから伝音系（音を物理的振動として伝える外耳，中耳），感音系（内耳から聴神経・脳に電気的信号として至る過程）の構造に分けられる．**聴力**は，音の大きさ（dB：デシベル）と高さ（Hz：ヘルツ）で表す．胎齢5か月を過ぎると各器官の神経が形成され，母親の心音，血流音など体内音だけでなく，母親の声や外界の音が聞こえている．音声理解には聴力だけではなく，特定の音を選択的に聞き取る力，音の違いを認知する弁別能力，音源の方向を弁別する力（音源定位）などが必要である．子どもの聴覚は，日常のなかの聴性反応（音に対する反応）によって，大まかに確認することができる．

2）音声理解の発達

　音声を言葉として理解する基盤となる音声知覚は，生後1年間に著しく発達する．音声知覚は，音韻知覚と韻律知覚が相互に関連しながら発達していく．**音韻**とは，言語において意味を識別するための最小単位であり，日本語では，/a//ka/ などが含まれる．人は誕生時点で母語にはない音韻を識別することができているが，生後6か月以降になると，しだいに母語の音韻に含まれないものは識別をしなくなる．たとえば日本語の場合，1歳頃にはlとrの識別ができず，母語の音韻体系に基づいた音声知覚が獲得される．**韻律**とは言葉のリズムであり，韻律知覚とは，語の強弱や抑揚，語の強調，発話の速さなど，音声の韻律的特徴を知覚することである．胎齢30週頃には，母語の韻律的特徴を理解しており，生後4～5か月頃には母語と非母語のリズムを明確に区別できる[2]．

3）音声表出の発達

　[図2] に示すように，構音点といわれる発音場所と，発音の仕方によって子音は区別される．唇から喉の奥のほうへ向かって，構音点は両唇音（p, bなど），歯音（s, zなど），歯茎音（t, dなど），硬口蓋音（ʃ, çなど），軟口蓋音（k, gなど），口蓋垂音（N），声門音（h）の種類がある[3]．

　生後2か月頃の，機嫌の良いときに発する喉の奥をならすような声は**クーイング**と呼ばれる．クーイングは，保護者の働きかけを引き出しやすく，保護者が反応することにより，相互に声でやりとりをする原会話（proto conversation）が成立する．生後3～4か月頃から，母音に加え，子音を発するようになり，音の高さ，長さ，強さを変えて音声を発するようになる（**喃語**：babbling）．1音節の/a//ba/ から始まり，6～9か月になると，

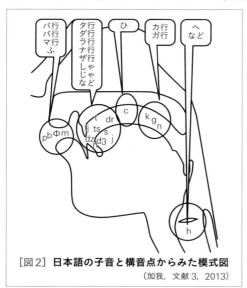

[図2] **日本語の子音と構音点からみた模式図**
（加我，文献3，2013）

/baba//bababa/ などといった，子音と母音を結合した規準喃語を反復するようになる．規準喃語は意味をもった音声ではないが，言語音に含まれる「子音＋母音」の構造をもつ点が注目される．また，規準喃語は自分の発した音が刺激となり反復することから，あたかも声遊びをしているかのようにみえる．聴覚障害のある子どもは，この獲得が遅れることが指摘されている．10 か月以降になると，/ga/paa/ など，異なる子音と母音を結合しイントネーションが加わった発声（**ジャーゴン**）がみられる．子どもが言葉を話しているかのように聞こえるため，保護者の働きかけを引き出しやすい．最近の研究から，保護者のアイコンタクト（目を合わせること）や口の動きが，子どもの音声模倣を促すことが明らかにされた [4]．

3. 意味と文法の獲得

1）意味の獲得

（1）表象の獲得

　乳児期後半になると，子どもは，目の前で隠した物を探すようになる（**物の永続性**）．また，1 歳半頃からみられる**延滞模倣**とは，以前にテレビ番組で体操を見た子どもが，別の日にその時に流れていた音楽を聞いただけで，目の前に手本がなくてもまねをして踊るなどの行為をいう．これは，子どものなかにイメージ（表象）が獲得された表れである．言葉を理解するためには，目の前に対象がなくてもイメージができることが必要である．

　1 歳頃には，**象徴機能**が出現する．象徴機能とは，何か（意味されるもの：所記）（A）をイメージし，イメージを媒介として，別の方法（言葉，動作，絵など：能記）（B）で表す働きである．何か（A）を表すための手段（B）を「**シンボル（象徴）**」と呼ぶ．言葉は，代表的なシンボルである．子どもが，積み木を食べるふりをして「りんご」と言っている場面では，実際の食べ物（指し示す対象：所記）が，頭のなかにあるイメージと結びついて（媒介にして），「りんご」というシンボル＝言葉として表出されたと解釈できる [図3]．

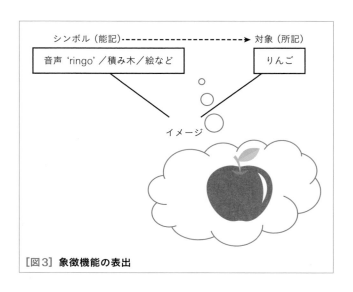

[図3] 象徴機能の表出

（2）意味を獲得するプロセス

　子どもは，1歳頃から，「マンマ」などの発声と意味が結びついたいわゆる有意味語を発するようになる．この時期の単語は，文の機能があるかのように使用されるため，**一語文**（one word sentence）と呼ばれる（例／「マンマ」は，「マンマがあった」「マンマ食べたい」など，文脈によっていくつかの異なる意味に使われる）．子どもの生活に密着した語が早期に獲得されるが，初期に獲得される語は，特定の文脈に結びついていることが多い．また，四つ足の動物をすべて「ワンワン」と言う意味の拡張（**過大般用**）や，家で飼っている犬のみを「ワンワン」と言う（**過小般用**）といった特徴がみられることがある．理解語彙のほうが表出語彙よりも獲得が先行する．言語獲得初期は，理解語彙と表出語彙の差が大きいが，語彙の広がりとともに差がなくなっていき，理解できる語彙はほぼ表出できるようになる．理解語彙数と表出語彙数の差が顕著な子どもの場合には，構音に問題があったり，模倣が少なく，気質的に慎重さが目立つといった報告がある[5]．

　品詞では，名詞や指示対象のない語（バイバイなど）が早く獲得され，その後に動詞が獲得される．名詞のほうが獲得しやすい理由の一つは，指示対象に語を対応させる（マッピング）を容易にする制約を生得的にもっているためである．初めて言葉を聞いた場合，その語は，事物の部分ではなく全体を表していると仮定する事物全体仮説や，新奇な語を聞くと，既知の事物と同じカテゴリーの事物と解釈するカテゴリー仮説，相互排他性仮説（一つのカテゴリーの事物には一つだけの名称が対応する．「りんご」を既知とする子どもが「赤い」という言葉を聞くと，「赤い」とはりんごの名称ではなく，他の属性を表す言葉であると理解する）などがそれにあたる[6]．動詞のマッピングが困難な理由としては，①動詞は動作のどの部分を表現しているか，判断が困難である，②動詞は，二者の関係（あげる・もらう）が関連するが，発達初期には事物のほうが目立つ，③知覚できないものがわかる（多い）といったことがあげられる．

　単語の意味を獲得するメカニズムを説明する理論に**創発連立モデル**（emergentist coalition model of word learning：**ECMモデル**）がある[7]．子どもは，前述の制約原理とあわせて，最初は，注意・連合過程（知覚的に目立つ／直後であるなど，時間的に接近している／新奇さ）によって語の意味を学習するが，徐々に，社会的手がかり（話し手の意図）によって語の意味を推測するようになる．子ども側の推測能力を引き出すうえでは，何を指示しているのかを明確化し，子どもの注意を調整する保護者の役割が大きい．

2）文法の発達

　初語がみられてから当面は，語彙はゆっくり増えていくが，単語を50語ほど獲得すると表出語彙が急増（**語彙爆発**）する．また，表出語彙が100語ぐらいになると，そのなかに名称（名詞）だけでなく，動作を表す表現（動詞）の割合が増えてくる．そして「ワンワン，いた」のように，二語を連結して発話する**二語文**が出現する．二語文には，いくつかの種類の組み合わせがあり，1歳後半～2歳の時期には，「これ，ワンワン」（これ＋物の名称），「ワンワン，来た」（行為者＋行為）という組み合わせが全体の26％を占める[8]．1歳後半から，自己主張に伴って「（○○ちゃん）が（やる）」「（○○ちゃん）の（もの）」といった助詞も出現するが，二語文の多くは助詞を省略した電文体（電報のような文）である．

　2～3歳頃には，三語以上の語を組み合わせた**発話**が出現する．助詞を適切に使用する

ようになり，多語文が現れるようになる．日本語では，助詞がさまざまな意味を表すうえで重要な働きを担う．比較的早期に獲得するのは，所有を表す格助詞の「の」，共感を表す終助詞の「ね」，共同性を表す格助詞の「と」，並立（「○○ちゃんも」）を表す係助詞の「も」などである[9]．

　文法発達の前提として，チョムスキー（Chomsky, A.N.）は，人間には，生得的に文法を獲得する**言語獲得装置**（language acqisition device；LAD）が備わっていると考えた[10]．一方で，文法の獲得における環境の役割の重要性を指摘した理論がトマセロの用法基盤モデル（usage-based model）である．これは，言語知識を獲得するための基盤は，言語使用にあり，相互交渉のなかで発話意図を推測し，発話しながら，文法的パターンや機能的類似性を見出していくというものである．これは，トマセロが提唱する動詞島仮説（verb island hypothesis）（動詞個々がもつ独自のルールが，発達に伴って徐々に一般化されていく）という動詞獲得理論にも反映している[11]．いずれにしても，可視化しづらい文法や動詞といった言語メカニズムを学習するためには，子ども側の意図解読と認知的・社会的学習スキル，および保護者による適切な話しかけが重要であるとされている．

4．語用論の発達—会話とナラティブの発達

　言語・コミュニケーションを分析する視点には，前述した①文法（統語論），②言葉の意味や語彙（語彙・意味論），③音声（音韻論）のほかに，④語用論がある．**語用論**とは，文法などの言語の形式（統語・形態），内容（意味）だけではなく，文脈や，話者の意図や機能を考慮して，言語の適切な使用という側面から言葉やコミュニケーションを解釈する視点である．つまり，話し手が何を伝えようとし，聞き手がそのときの文脈（場面，話者の表情や態度，話者との関係など）と照らし合わせて，それをどのように解釈するかといったことを重視する．語用論は，コミュニケーションの促進が，文法や語彙獲得につながることが期待されるという視点をもち，発達支援に応用しやすい．

1）発話に含まれる意図の理解
　休日，11時に起床した高校生の娘に対して，母親はニヤッとしながら，「まあ早起きね」と言った．母親の言葉を聞いた娘は，怒った表情で「わかったよ．家事やるわよ！」と返した．
　母親の言葉は，字義通りに捉えると賞賛であるが，文脈を考慮すると，嫌味や皮肉である．このように，言葉の意味を解釈するためには，伝達を目的に一定の意味をもつ文を発話する行為である発語行為（locutionary act），発話の意図を示す発話内行為（illocutionary act），そして，発話によって達成される行為を示す発話媒介行為（perlocutionary act）が必要である[12]．

2）会話の発達と関連性理論
　会話が成立するためには，**話者交替**，会話のトピックを操作する**トピック操作**，会話の逸脱から回復するための**修復・調整**という3つの機能が必要である[13]．いずれの機能も，

前言語期からその基盤が作られ，話者交替は，発声による原会話やボールのやりとり遊び，トピック操作は，事象を共有する共同注意がその基盤となる．幼児期における会話の背景には，食事，医者といった，日常的な出来事に関する事象知識（event knowledge）やスクリプト知識が関与し，話者間で共通知識となっていることも必要である[14].

　会話においては，双方が積極的に他者の意図を推論することが基盤となる[15]．これは**関連性理論**と呼ばれる．話し手は聞き手に対し，意図明示的（相手に・・だと思わせたい）なコミュニケーションを行うことにより，相手の認知環境（特定の個人がかかわっている環境）に変化を与え，最小の労力により最大の関連性があるように伝達する．聞き手も，このルールを理解し，積極的に発話意図を解釈することにより，会話が成り立つというものである．これらの前提として，相手の発話を解釈する際には，自分と相手の発話，あるいは他者の発話と現在の状況との関連性が最大になるように，状況を認識する特徴があることが知られている．たとえば，二人の共有状況（相互認知環境）においては，知覚しやすい対象（たとえば，部屋の目覚まし時計の音が突然鳴る）ほど，顕在性（manifest）つまり，明確に注目しやすく，かつ，共有しやすくなり，発話解釈における関連性が高くなるとされている．たとえば，次の会話を解釈してみよう．

太郎：「これからファミレスに行かない？」（①）
花子：「頭が痛いの」（頭を痛そうに押さえる）（②）

　花子は，「頭が痛いので，夕食に行かない」（③）ことを，1つの発話で伝えようとしている．③を言語化して伝達する方法は最も効率が悪く，②は最小の労力で「最も効率のよい手がかり」を発話しているといえる．そして，聞き手（太郎）は花子の発話を「最も効率のよい手がかり」と信じて推論を行っている．このように，関連性理論は，会話における他者意図の推論の重要性を示している．

3）ナラティブの発達

　ナラティブとは，出来事や事象を，語ることを通して意味づける行為である．語られる内容は，自己の体験に基づくパーソナルナラティブ，空想を語るフィクショナルナラティブがある．2歳後半から，過去の出来事をトピックとした発話を理解したり，出来事をともに経験した他者と出来事を語る共同想起が可能になったりする．3歳代には，過去形を用いて，導入，出来事，評価など，ある程度の構造をもつナラティブが可能になる．

　ナラティブを引き出す保護者の問いかけには2つのスタイルがある．2歳を対象とした研究では，子どもから発話を引き出せない場合，同じWHの質問を反復するいわゆるオープン・クエッションよりも，別の角度から質問をしたり，言い換えたり，子どもの発話を賞賛し，評価していく精緻化タイプのほうが効果的である．精緻化タイプの子どものほうが想起スタイルを確立しやすくなり，その影響は数年後にも影響することが指摘されている[16]．子どもは，身近な大人の援助を受けながら過去の出来事を振り返り，経験を整理し，あるいは評価しながら記憶として定着させていくといえる．このような営みは，自伝的記憶（過去の自分についての記憶）にも影響を与えると考えられている．

<精緻化タイプ>

母親：「水族館，楽しかったね．大きいお魚さんいたね．」　→子：「なんだっけ？」

母親：「(笑) ほら，ひろーい水槽で泳いでいたじゃない」→子：「？」

母親：「ちょうど餌を食べていたじゃない？」　　　　　→子：「なんだっけ？」

母親：ほら，大きいおててみたいなのを広げて」　　　→子：「あ！，エイだ！」

母親：「そう（笑）！大きいエイがいたね」

<反復タイプ>

母親：「水族館に大きいお魚いたね」　　　→子：「うん」

母親：「何だっけ？」　　　　　　　　　→子：「わかんない」

母親：「覚えてないの？いたじゃない．何？」→子：「・・・」

　このように，ナラティブにおいて保護者が果たす役割は大きい．

　次に，「救急車が通る」という出来事を目撃した2事例の親子をみてみよう．

A 親子（子：8歳）

子：「うるさいね」→母：「そうだね．うるさいね」

B 親子（子：2歳）

母「ピーポーピーポーだね．誰かおけがしちゃったのかな」

→1年後（子：3歳）　子「ピーポーピーポー．おけがしちゃった」

　A 親子も B 親子も同じ出来事を経験しているが，保護者の会話に対する焦点のあて方に大きな違いがある．前述したように，経験した出来事は，パソコンのハードディスクのように自動的に記憶されるのではなく，語ることを通して出来事が意味づけられていくことがわかるエピソードである．ナラティブとは，経験した出来事について，何を語るのかというトピックの選択や評価が重要であり，そのプロセスのなかで，子どもに，それぞれの文化や価値観が伝えられていくと考えられる．

5. 保護者の役割

　これまで述べてきたように，保護者が子どもの行動に敏感に反応することが，言葉やコミュニケーションの発達における**足場づくり**（scaffolding）の役割を果たしている．

(1) 言語獲得支援システム

　ブルーナー（Bruner, J. S.）は，**言語獲得支援システム**（language acquisition support system；**LASS**）を提唱した[17]．LASS は言語獲得を支援するシステムが環境側にあり，子どもは社会的相互作用のなかで言語を獲得するという理論である．また，**CDS**（child directed speech；**対幼児発話**）とは，乳幼児に対する話しかけの特徴を示したもので，多くの研究者によって明らかにされている．具体的には，高いピッチ，大きな抑揚，ゆっくりした速度，短い発話という韻律的特徴がある．また，簡単な語彙選択，

発話の繰り返し，明確で強調された構音などの言語的特徴がある．CDSに対し，乳幼児は選択的に注意を向けることから，言語発達に重要な役割を果たしていることが示された．

（2）フォーマットを基盤としたかかわり

　言葉の獲得は，食事や遊びなどの日常文脈と，保護者と子どもの相互交渉によって促される．保護者は，子どもが言葉の使い方や意味を発見しやすいように，**フォーマット**というパターン化された行為の繰り返しを用いることが指摘されている．ブルーナーは，1歳1か月の母子による絵本遊びにおいて，次のような相互交渉のパターンがあることを指摘している．

　　母親：「ほら！」（注意喚起）→子ども：（絵に触る）→母親：「これは何？」（質問）→
　　子ども：（喃語を発声し，微笑む）→母親：「そう，ワンワンよ.」（フィードバックと命
　　名）→子ども：（発声し，微笑み，母親を見上げる）→母親：（笑い）「そう，ワンワンね.」
　　（フィードバックと命名）

　「注意喚起」→「質問」→（子どもの反応）→「フィードバックと命名」という型のなかで，母親は，絵本に出てくる対象に子どもの注意を集中させる．子どもは相互交渉の「型」に参加しながら，語られる言葉や非言語的情報の意味を推測し，そのプロセスを通して言葉の理解や発話が促される．

（3）保護者のかかわりと言語発達への長期的な影響

　保護者の働きかけは，子どもの言語発達に長期的に影響を与えることが知られている．

　保護者は，子どもの行動の背景にある心（mind）に目を向ける（minded）傾向，**マインド・マインデッドネス**がある[18]．保護者のこのような傾向は，明確な伝達意図をもたない子どもの表現を伝達手段として意味づけたり，心情を言語化（代弁）したりすることになり，後の心の理論の発達に影響を及ぼすとされている．

　共同注意における保護者の効果的な働きかけ（子どもが注意を向けている対象にあわせて発話する／注意共有時間が長い）は，子どもの語彙量の多さなど，良好な言語発達に関連している[19]．さらに，1歳代において，子どもの内的状態（感覚，感情など）を多く代弁した母親の子どものほうが，1年後の子どもの言語発達（語彙，発話の長さ，内的状態への言及数）が良好であるという指摘がある[20]．

　このような子どもの意図や注意を調整する保護者のかかわりには個人差があり，その背景には，保護者自身の育児観が反映されている．3〜6歳児を対象とした絵本場面の観察[21]からは，子ども中心で子どもの体験を享受する**共有型**な養育態度の母親は，子どもに共感的で，子どもに考える余地を与えるようなかかわりが多い一方，子どもにトップダウン的にかかわり，罰を与えることも厭わない**強制型**な養育態度の母親は，指示的で，子ども自身に考える余地を与えないかかわりが多い傾向があることを指摘した報告もある．そして，共有型な養育的態度の母親の子どものほうが，発話の主導が多い傾向にあると報告している．また，2歳児を対象とした分析において，共有型な養育態度の母親の子どものほうが，強制型の母親よりも言語発達が良好であったことが示されている[22]．

　これまでみてきたように，前言語期から，大人は子どもを一人の意図ある存在として認識し，かかわっているといえる．換言すると，人間のコミュニケーションの特徴は「協力的」であり，大人側も子どもの影響を受けて相互交渉を行っている．子どもに発達の遅れ

があり，表出手段が少なく，意図がわかりづらいといった特徴がある場合，大人側もかかわりが少なくなる傾向があり，支援が必要である．

6. 言語とコミュニケーションの発達への支援

1）言語とコミュニケーションの発達過程において生じやすい問題

　発達期に生じる遅れや問題は，言葉の遅れが障害の早期発見の契機になることが多い．発達に遅れのある子どもの多くに，言語とコミュニケーションの発達の遅れや問題をもつことがわかっている．これらの発達においては，環境側による支援が非常に重要であり，特に早期発見と適切な早期支援が求められる．

　言語とコミュニケーションの発達に遅れや問題として見受けられることの多い特徴を大別すると，以下のようになる．

①獲得時期の遅れ

　1歳になっても指さしをしない，1歳半を過ぎたのに言葉を話さないなど．

②構音や音声の問題

　7歳になってもサ行が言えず，「センセイ」を「テンテイ」と表出する，声がかすれているなど．

③聴覚の問題

　聴覚に問題があるために言語獲得が遅れる．

④言葉のスムーズな表出（流暢性）の問題

　話そうとしても言葉がつかえて，最初の音がスムーズに出てこない吃音症など．

⑤特徴的なコミュニケーションや言語表出

　言語発達以外に何らかの特性や障害（発達障害など）を有す．コミュニケーションの際に目が合わない，ジェスチャーをしない，一緒に遊べない，コマーシャルの音声は模倣できるが大人の話す言葉は模倣しない，言葉を使用する意欲が乏しい（どうしてもほしいものを要求するとき以外，言葉を使用しない），文脈や相手の意図をくんだ相互交渉ができないなど．

⑥言語・コミュニケーション発達の遅れや問題がほかの側面に影響を及ぼしている

　表現手段が少ないため，意図が伝わらないとすぐにかんしゃくを起こす，かんしゃくを起こせば伝わるという誤った学習をしてしまい，慣用的な手段（指さし，言葉など）で伝えようとしないなど．

⑦保護者（を含む大人）および相互作用の問題

　子どもの表出手段が少なかったり表出意図が解釈しづらいため，保護者が応答しにくい，子どもとスムーズな相互交渉ができず，保護者が子育てに自信をもてない，保護者が子どもに積極的にかかわろうとしない，子どもが何らかの手段で訴えても保護者が応答しないため，子どもの表出意欲が乏しい，要求を保護者に拒否されることが多いため，子どもが過剰に我慢をしたり，相手の顔色をうかがい自分から表出しようとしない，保護者が子どもからの自発的な表出を待たず，保護者が主導することが多いことが影響しているのか，子どもからの表出が乏しいなど．

このうち⑦の保護者の問題については，保育，教育，また施設における支援者の問題として置き換えることもできる．⑤，⑥，⑦については，さまざまな要因が関係している可能性があるため，問題の背景を分析する必要がある．特に保護者に何らかの課題があると想定される場合においても，短絡的に保護者に原因を求めることは避け，保護者を支援する方法を検討することが非常に重要である．

2）言語とコミュニケーションの発達支援

　発達支援における原則としては，適切な評価に基づく目標設定と支援計画から具体的支援が導かれる．

①適切な発達評価（成育歴，教育歴，発達検査，言語検査，質問紙，行動観察など）

　行動観察の指標としては，語彙（理解，表出）・構文の量や前言語的手段の種類（視線，ジェスチャー）だけではなく，それらを実用的に使用できているか，機能のレパートリー（手段／機能：要求，拒否，叙述，質問など）や語彙（理解，表出）・構文の数，機能の偏り，コミュニケーションの主導性，構音や音声の特徴，スムーズに音を表出することができているかなどについて評価を行う．

②適切な目標設定，支援計画

　適切な発達評価に基づいて，大人側のかかわり方や環境設定を計画する．

③具体的な支援

　語用論的アプローチについては，一定の成果が報告されている．障害のある子どもは般化_{はん}の困難さがあり，限られた言語使用にとどまることが多い．そのため，日常生活において，他者との相互交渉のなかで支援を行いながら，言葉やコミュニケーション手段の獲得を促していく．具体的には，①大人によるかかわり方の調整，②共同注意・共同行為の意図的な設定（子どもの好きな遊びに大人が参加するなど），③コミュニケーション機会の設定（子どもが自発的に要求する状況を設定するなど），④言語発達の基盤となる認知発達などへの支援があげられる．

　重要なのは，どのような手段であっても，子ども自身が自発的かつ機能的（実用的）に他者に意図を伝えるスキルを獲得することであり，その機会を保障することである．障害のある子どもは，自分一人で遂行できないことや失敗経験も多く，他者に援助を要請するスキルがサバイバルスキルとして重要となる．自分の意図を明確に伝え，現状を変える経験をすることや，自身が他者に影響を与えることの理解，さらに他者と事象や情動を共有する経験は，自尊感情や自己有能感を育てることにもつながる．大人は子どもの興味や特性を考慮し，「今，ここ」を楽しみ，共有するコミュニケーションを積み重ねることが重要であるといえる．

Q1 子どもは，前言語期からさまざまな手段を用いてコミュニケーションを行っている．一般的に，この時期の伝達手段として適切でないものを1つ選びなさい．
1. 指さし
2. 視線
3. 発声
4. 一語文
5. ジェスチャー

Q2 言語発達および言語障害について説明している下記の文のなかで，適切でないものを1つ選びなさい．
1. 共同注意とは，他者と同じ対象に注意を向け，注意や情動を共有する行為である．
2. 音声知覚は，音韻知覚と韻律知覚が相互に関連しながら発達していく．
3. 吃音とは，正確な構音ができない状態で未熟構音の症状をいう．
4. 語の意味を効率的に獲得するメカニズムの一つに，子どもが生得的にもっている「制約」がある．
5. LASSは，言語獲得を支援するシステムが大人に備わっているとみなす．

Q1 | **A**…… 4
解説
　前言語期の伝達手段には，泣き，微笑，視線，クーイング，発声，リーチング，ジェスチャー，視線＋発声＋指さしといった複合的手段，共同注意（交互注視，社会的参照，指さしなど）がある．4の一語文は，一般的には1歳以降に出現する．

Q2 | **A**…… 3
解説
　吃音とは，話し言葉の非流暢性（滑らかさやリズミカルな流れを乱す）の症状のことで，ICD10では吃音症，DSM-5では小児期発症流暢症（吃音）と称する．吃音に特徴的な非流暢としては，「音の繰り返し（連発）：か，か，からす」「語頭音の引き伸ばし（伸発）：かーーらす」「瞬間または一時的無音（難発）：…からす」という3点がある．
　正確な構音ができない状態で発音が不明瞭であり，未熟構音である症状は語音症（DSM-5）である．

【文献】

1) Tomasello, M.: The cultural origins of human cognition, Harvard University Press, 1999, 大堀壽夫・中澤恒子・西村義樹・本多啓訳：シリーズ認知と文化4，心とことばの起源を探る，勁草書房，2006.

2) 権藤桂子：音声の理解と産出の発達，秦野悦子・高橋登編著，講座・臨床発達心理学⑤言語発達とその支援，ミネルヴァ書房，2017.

3) 加我君孝編：新耳鼻咽喉科学改訂11版 南山堂，2013.

4) Tomasello, M.: Constructing a Language: A Usage-Based Theory of Language Acquisition, Canbridge, M.A.: Harvard University, Press, 2003.

5) Fenson, L, Dale, P. S., Reznick, J S, et al: Variabily in early communicative development, Monographs of the Society for Research in Child Development. Monogr Soc Res Child Dev, 59：1-173, 1994.

6) Markman, E.M.: Categorization and naming in children: Problem of induction. MIT Press, 1989,

7) Holich, G.J., Hirsh-Pasek, K., et al: Breaking the Langugae Barrier: An emergenintist coalition model for the origins of word learning. Monogr Soc Res Child Dev, 65：Serial No, 262. 2000.

8) 綿巻 徹：発話構造の発達．ことばの発達入門（秦野悦子編），大修館書店，2001，pp82-113.

9) 小椋たみ子：話し言葉の発達，言語発達とその支援（秦野悦子，高橋登編著），ミネルヴァ書房，2017，pp90-117.

10) Chomsky, N; Syntactic structures, The Hague/Paris; Mouton, 1975.

11) Tomasello, M: First verbs: A case study of early grammatical development. Combridge: M. A., Cambridge University Press, 1992.

12) Austin, J. L.: How to Do Things with Words, Harvard University Press, 1962，坂本百大訳：言語と行為，大修館書店，1978,

13) Brinton, B., Fujiki, M.; Conversational management with language-impaired children; Pragmatic assessment and intervention. Aspen Publishers, Rockville, 1989.

14) 小野里美帆：言語・コミュニケーション発達における「スクリプト」の役割再考，文教大学教育学部紀要，44：167-175，2010.

15) Sperber, D., Wilson, D.: Relevance Communication and Cognition, Cambridge University Press, 1986.

16) Fivush R., Haden C.A., et al Elaborating on elaborations; Role of maternal reminiscing style in cognitive and socioemotional development, Child Development, 77：1568-1588, 2006.

17) Bruner, J.S.：Child talk: learning to use language, Oxford University Press, 1983，寺田晃・本郷一夫訳：乳幼児の話しことば，新曜社，1988.

18) Meins, E.：Security of attachment and the social development of cognition, East Sussex: Psychology Press, 1997.

19) Tomasello, M, Farrar, MJ; Joint attention and early language. Child Development, 57: 5-63, 1986.

20) Beegly M., Bretherton I: Mothers' internal state language to toddlers, B J of Dev Psychol, 4: 247-260, 1986.

21) 斎藤 有，内田伸子：幼児期の絵本の読み聞かせに母親の養育態度が与える影響：「共有型」と「強制型」の横断的比較，発達心理学研究，2：50-59，2013.

22) 小野里美帆，石川陽子：2歳児の母親における共同注意成立に関わる働きかけと言語発達の関連について：絵本遊び場面の分析から，言語と文化，26：1-16，2014.

（小野里美帆）

言語とコミュニケーションの発達

8章 リテラシーの発達

到達目標 ·····

● 幼児期から児童期のリテラシーの発達について説明できる.
● 読み書きの困難さの心理学的背景とそのメカニズムについて理解できる.
● 読みの評価と指導の基本を理解できる.

CASE

山本三郎君（仮名）は小学一年生 7 歳の男児です．幼児期は特に発達の遅れを指摘されることはなく，コミュニケーション面は同じ年齢の児童に比べても良好で，教師や友達とも上手にやりとりをしていました．小学校入学後も行動や対人関係に気になる点はなく，一学期を過ごしました.

しかし，小学 1 年生の後半になって，教科書の音読に時間がかかることに母親が違和感を抱き始めました．また学期末の個人面談では，担任の教師から板書をノートにとるのに時間がかかり，漢字の宿題を忘れることが多くなったことを指摘されたために，相談機関に来所となりました．知能検査の結果，知的には平均上位（WISC- IV で FSIQ は 115）ですが，読み書き到達度，語彙力，音韻処理，視覚性記憶に弱さが認められました．母親が思い返してみると，幼稚園の頃から文字や絵本などにはほとんど興味を示さず，そのような課題や活動を上手に回避する傾向がありました．文字カードや単語カードを使った音読課題によるデコーディング指導を行い，ひらがなの読み書きはある程度できるようになりました．本人も保護者も満足して「先生ありがとうございました！なおりました」と申し出られ，指導は終了となりましたが，小学 3 年生になって漢字の書き取りについていけなくなり，再度，相談機関に来所となりました.

〔キーワード〕音韻意識，正確性と流暢性，萌芽的リテラシー，ディスレクシア，限局性学習症，学習障害，モーラ，デコーディング，読解，まとまり読み

INTRO

　CASE の三郎君は教科書の音読に時間がかかっている様子から，読みに困難があるようです．また板書を写すことにも時間を要していることから，書きの困難がみられます．漢字の宿題もできていないようで，文字の読み書き困難が学習意欲や自信の低下をもたらしているようです．知的には全般的な遅れはなく，聴覚的言語記憶力は良好ですが，音韻認識が低く，見て記憶することや形を見て想起することなどの視覚性記憶が弱いために，読み書きの正確性と流暢性に支障をきたしていることがわかりました．

　読むという行為は，「文字・単語を見て形を捉える」「文字・単語の音を想起する」「頭のなかの辞書から意味を引き出す」「助詞を見て単語同士の関係をつかむ」「総合して，意味を捉える」という一連の過程を含みます．このため，適切なアセスメントと支援が欠かせません．

1. リテラシーとは

　リテラシー[1] とは，読み書き能力，識字力のことである．文字を読み，書くこととは，音声を分析し，書字の知覚運動形態と対応させることである．それだけではなく，文章の読み書きや手紙を書くなどのように，文字の利用の仕方と技能，文字の利用の意義などに対する理解も含む．

　生活言語である話し言葉に，書き言葉というシンボル体系が加わることは，人間の精神過程に大きな影響を与えるものと考えられてきた．就学を機に，子どもはリテラシーを学習言語として系統的に学習するようになる．リテラシーが導入されると，コミュニケーションの相手は「今，ここ」に限られるものではなく，時間・空間を越えて広がる．生活言語としての話し言葉も質的に変化する．幼児期には 1 対 1 のコミュニケーションが中心であるが，就学により 1 対多のコミュニケーションに移行する．また，リテラシーは言葉や思考を対象化して捉えることを可能にし，考える手段としての言葉が確実なものになる．

2. 萌芽的リテラシー

1）萌芽的リテラシーとは

　萌芽的リテラシー（emergent literacy；**EL**）とは，文字と音との変換規則を学習する前の幼児期における読み書きに関連する活動のことをいう．すなわち，基本的な読み規則を獲得し始める小学校入学までの時期に生じる一連の文字に対する構えや行動，読み書きスキル獲得の基盤に関する能力が含まれる．換言すれば，文字に興味を示し，文字のまとまりである単語に特定の意味があることに気づき，その文字列を正確かつ流暢に音声に変換するための基盤を備える活動をいう．

　具体的には，大人やきょうだいの書いた文字を見て，自分なりに文字らしいものを書いてみるという行動，文字はまだ読めないが，お気に入りのロゴや標識を見つけて命名する行動，絵本を広げて，丸覚えした表現で読んでいるつもりの行動などがあげられる．

2）萌芽的リテラシーの発達

感覚運動期を過ぎた2歳後半頃の幼児は，手で触らなくても見ただけで簡単な形態（○△□など）を見分けることができる．文字に先駆けて一般に，幼児は自分の好きなキャラクターのロゴや自分の座る椅子に貼られたマーク，お気に入りの模様などに反応し，「書かれたもの」に意味を結びつける段階が起点となる．

この時期に出現する文字に対する行動は萌芽的リテラシーであり，文字の塊を一つの意味ある記号として認識し，それに対して意味を付与するようになる．たとえば，保育園でかばんを置く棚に貼られた自分の名前を見て「自分の名前だ」と気づいたり，DVDの背表紙のロゴや文字を見て，自分の好きなアニメだとわかったり，絵本でいつも目にしている単語の文字列を見て，正しく単語を言うこともあったりする．ここで重要なことは，子どもが「文字の塊には意味がある」ことに気づくことである．

記号の学習は，一般に記号とそれが指し示す意味内容との関係に有縁性が高いものから，しだいに恣意性が高いものへと進む．発達的には，音声言語から書記言語へと進んでいくので，通常の場合，文字理解が音声言語に先行することはない．ただし自閉スペクトラム症の一部の子どもや，聴覚言語性の理解に主とする障害がある子どもの場合は，この限りではない．彼らは視覚的形態弁別ができるようになると，まだ自発的に話すことができない状態で，記号や文字に限局的に興味を焦点化する場合があり，これにより文字と音の結びつきが形成されることもある．

3. 音韻意識

1）音韻・音節・モーラ

音韻（phoneme）は，ある言語において同じとみなされる音の最小の単位で，**音素**と同じ意味に用いられることが多い．語を構成する最小単位が音韻であり，母音を中心に音韻が集まって**音節**を形成する．音の分節単位を**モーラ**という．日本語では /a//i//u//e//o/ の5つの母音，/j//w/ の2つの半母音，13種類の子音の音韻から音節を構成する．日本語は音節およびモーラ単位の表記（ひらがな）であり，直音（清音・濁音・半濁音）はひらがな1文字が**1音節**であり，**1モーラ（拍）**と規則的に対応している．一方，拗音（ちゃ，ちゅ，ちょ），促音（小さい「っ」），長音（伸ばす音），撥音「ん」は**特殊音節**という．たとえば，「ひこうき」は3音節4モーラというように，音節数とモーラ数が異なり，表記と読み方が異なる．音節が母音を基準とする一方で，モーラはCV音節（子音＋母音）である直音，CjV音節（子音＋半母音＋母音）である拗音だけでなく，長音や撥音，促音も一つと数える．撥音「ん」は表記では単独であるが，複数の発音が混在する（口蓋垂鼻音 /N/ や軟口蓋鼻音 /ŋ/）．これを**異音**という．英語では別個の音素であるが，日本語話者にとって /l/ と /r/ は同じ音素の異音とされるので，英語など，日本語と音韻体系が異なる言語を学習する際の大きな壁になる．

2）音韻意識とは

音韻意識（phonological awareness）とは，音の連鎖からなる話し言葉の意味的側面ではなく，音韻的な側面に注意を向け，話し言葉の音韻構造を把握し，そのなかの音韻

的な単位に気づき識別し，操作する能力をさす．たとえば「くるま」の真ん中の音を取ると何になると聞かれたら，「くま」と答える能力[2]は，音韻意識の表れとみなせる．

1970年代以降，読み習得に困難を示す読み障害の研究において，音韻意識と読みの発達に強い関係があることが明らかにされてきている．言語は複合した情報処理から成り立っており，その主要なものとして，**統語** (syntax)，**意味** (semantics)，**音韻** (phonology)，**語用** (pragmatics) が言語システムを構成すると考えられる．読み障害はこれらのシステム全般に対する障害ではなく，言葉を構築する一つひとつの音の要素の処理を行う音韻レベルの障害であるとされる．

読みの習得やその障害を規定する認知要因としての**音韻処理能力**の役割が，アルファベット圏を中心に確立されてきた．ここでいう音韻処理能力は，音韻意識，言語性短期記憶，視覚刺激から音韻を取り出す**ラピッド・ネーミング**（RAN）などが含まれる．

音韻意識は文字と音との変換規則を学習するための基盤であり，英語や日本語などの言語の体系にかかわらず，それぞれの言語を構成する音の分節単位（日本語ではモーラ・英語では音素）への気づきは，読みの正確性を獲得するためには欠かせない能力である．一般的には，この能力は自然に獲得されていくものであり，4歳の前半から後半にかけて発達し，小学校に入学する頃には，文字学習を導入可能なレベルにまでなっている．音韻意識の発達過程は，わらべうた，童謡，なぞなぞ，しりとりなどの言葉遊びと密接な関係があり，周囲の大人との日常生活でのとりとめのない会話のなかに，言葉遊びの要素が埋め込まれていることが指摘されている[3]．子どものひらがな読み習得と音節分析の研究[4]では，「積み木や指を使ってその単語がいくつの拍から成り立っているかを分解できるようになり，次に，その単語の一番初めの音である語頭音が何であるかを抽出することができるようになれば，ひらがなの読みを導入し，子どもがそれを学習することが可能である」と明らかにした．つまり，ある一定の音韻意識のレベルに達していないとひらがなを習得することはできず，文字を習得するためには，まず音韻意識が備わっている必要がある．

3）音韻意識の発達

リテラシーの発達課題や，読み障害を評価する課題例を表1に示した．

音韻分解課題とは，モーラ単位での音の操作をみるものであり，「りんご」は2音節2モーラ，「きって」は2音節3モーラ，「チョコレート」は4音節5モーラなどである．語頭音抽出課題とは，「つくえ」は「つ」，「くつした」は「く」というように語の最初の音を取り出すものである．

音韻抽出課題とは，「ねずみ」と「からす」の絵から，「かに」の絵と同じ音があるものを選べるかというように音韻を抽出するものである．または，「うさぎ」の2番目の音が「さ」だとわかるなどの課題である．押韻課題とは，「さる」と「かえる」の最後の音を抽出するものである．逆唱課題とは，「ぼうし」の逆さに言うと，「し，う，ぼ」というように単語音を操作するものである．抹消課題とは，「きつね」から「つ」を抜くと「つね」，「ね」を除くと「きつ」というように，特定の音を抜くものである．

これらの課題は，音韻の認識・分解・抽出・操作の一連の過程から構成されることが多い．子どもの音韻意識を評価するためには，課題の正答数だけでなく，反応時間も重要な指標となる．

[表1] 音韻意識を評価する課題例

課題	内容	例
音韻分解課題	絵カードに描かれた絵の「音」と同じ数だけおはじきを並べる	「りんご」の絵を見ておはじきを3個並べる
語頭音抽出課題	言われた言葉の言葉の最初の音を言う	「つくえ」→「つ」
音韻抽出課題	渡された絵カードの絵と「同じ音」があるかどうか，検査者が持っている2枚の絵から探す／言葉を口頭で提示し，2番目の音を聞く	「かに」の絵　検査者は「ねずみ」「からす」の絵を持っている．子どもが「からす」の絵を選べば正解／「うさぎ」の2番目の音はなあに→「さ」が正解
押韻課題	2つの言葉の最後の音が同じかどうか答える	「かえる」「さる」→「最後は同じ音」と答えれば正解
逆唱課題	言われた言葉を逆さから言う	「ぼうし」→「し・う・ぼ」
末梢課題	言われた言葉から特定の「音」を抜いて言う	「くるま」の真ん中の音をとると→「くま」「くるま」から「る」の音を取ると→「くま」

[表2] 音韻意識の発達とひらがな読み習得の関係

年齢		2モーラ	3モーラ	4モーラ	ひらがな読み
4歳後半	語頭音抽出	分解			
5歳前半		逆唱	分解		清音の読み獲得開始
5歳後半			抹消／抽出	分解	直音の読み獲得中間
6歳前半			逆唱	抽出	直音の読み獲得完成期
6歳後半				抹消	特殊音（濁半，半濁音）／特殊音節（拗音→促音→長音→拗長音）
7歳前半				逆唱	
7歳後半				逆唱（非語）	

直音（子音＋母音）

　音韻意識の発達とひらがな読み習得の関係を［表2］に示した．音韻意識の萌芽は，ひらがな一文字の読みに先行し4歳頃から課題を通じて確認できる．その後，4モーラまでの有意味単語の拍の認識・分解・抽出・操作（一部の音や削除や入れ替え）は年長児の後半には概ね可能となる．

　音韻意識課題では，①分解→抽出→抹消→逆唱課題の順で難しくなる．②各課題で用いた単語のモーラ数に応じて難しくなる．③4歳後半から7歳後半までに音韻意識発達の過程がみられる．④2〜3モーラの単語の音韻分解ができるとひらがな読みが始まる．⑤4モーラの音韻分解ができるとひらがな読みは中間段階にある．⑥4モーラの音韻抽出ができると直音の読みはほぼ完成する．⑦就学前後から小学1年生の間に特殊音（濁音，半濁音）や．特殊音節（促音，拗音，長音）の読みを確実にしていく．

　モーラあるいは音節単位で音を操作できることが，ひらがな読み習得の前段階とされる[5]．音韻意識の発達は知的発達と相関が高く，知的発達障害の場合も相応の遅れを伴う．なお，音韻意識は読み障害だけでなく，機能性構音障害（語音症）とも関連すると報告されている．

4）使用する言語による音韻処理能力の相違

　文字読みに必要とされる音韻意識の負荷は，使用する言語の特徴によって異なる．英語は日本語に比べて文字素が 1,000 を超えており，文字素・音素変換規則が極めて複雑であるが，特にひらがなは文字と音の対応関係が安定している．すなわち英語の文字と音韻変換規則獲得には日本語に比べて高い音韻意識が必要であり，音韻処理能力にかかる負荷が高い言語といえる．一方，文字素の数では，英語はアルファベットが 26 文字であるのに対して日本語ではひらがな，カタカナ，漢字と種類が多く，特に漢字は常用漢字に限っても 2,136 文字（2010 年）に対して 4,388 の読みが存在する（音読み 2,352，訓読み 2,036）など複雑である．

　これら日本語の文字素を効率的に使用するためには，効果的に文字の構成要素を記憶し，必要に応じて再認・再生する視覚性記憶や，漢字の読みには意味処理能力が必要となる．アルファベット使用圏では漢字文化圏とは異なり，「読み書き」ではなく「読み綴り」と表現されるのもこうした背景による．言語による音韻処理能力にかかる負荷の違いは，使用言語によって読み書き障害の出現率の違いとしても現れる．日本語では 2 〜 8%，イタリア語では 2%，英語では 5 〜 12% といわれている．読み書きに困難さがある場合，英語の読み書きの学習が入ってくる頃になると第二言語の習得はさらに困難を極める．特に第一言語の問題を解決しないまま第二言語の学習が進展する場合，言語や学習面だけでなく，心身症や不登校という二次障害の状態になることもある．

4．読み書きの発達

1）日本語の文字と学校教育

　日本語はひらがな，カタカナ，漢字の 3 種類がある．かな文字 71 文字であり，1 文字が 1 モーラにほぼ規則的に対応している．例外としては，①「は」と「へ」は文脈によって一つの文字が 2 通りの音をもつ．また，既に述べたように，②拗音（きゃ，きゅ，きょ）は 2 文字で 1 モーラに対応する．③撥音（ん），促音（っ），長音（ー）は単独では音節を構成できない．

　漢字は，1 文字が一語を表す形態素言語であり，文字数は数万以上であるといわれる．漢字の文字・音対応は極めて複雑で，複数の音が対応している．また，ほとんどの漢字は，他の文字と組み合わせて熟語を構成し，その語ごとに異なる音を表す．たとえば，小学 1 年生で習う「日」という漢字は，「一日（いち**にち**）」，「三日（みっ**か**）」，「月日（つき**ひ**）」，「落日（らく**じつ**）」と 4 通りの音をもつ．

　学校教育においては，文字指導は 1 年生の入学直後から始まる．義務教育期間中に 2,336 字の常用漢字を学習する．そのうち小学校で習う漢字 1,026 字は教育漢字といわれて，学年ごとに習う漢字が決められている．1 年生の一学期にひらがな，カタカナの指導があり，2 学期からは 80 字の漢字を学習する．2 年生で 160 字，3 年生で 200 字，4 年生で 202 字，5 年生で 193 字，6 年生で 191 字である．中学校になると 3 年間に 1,110 字を学習する．

2）デコーディングと読解

　「読む」ことを 2 つのレベル，すなわち**デコーディング**と**読解**に分けて捉えてみる．

デコーディングとは，文字または単語を音に変換する過程である．つまり，文字または単語で記された視覚情報を，脳内で特定の音（音韻表象）に変換し言語情報として理解するという処理を行う．音読だけでなく黙読の場合でも，脳内では同様の処理が行われている．したがって，このデコーディングに弱さがあると，文字から音声の変換に時間がかかったり，正確に変換できなかったり，または音に変換できても単語としてのまとまりとして捉えることができず，不適切な抑揚などがみられる．

　また，単語の読みに限った場合は9歳頃までに成人と同様の読みが可能となり，その後も緩やかに読みスピードは上昇し，音読から黙読を中心とした読み方へと変化する．特に3年生以降になると，語彙力や文脈の処理などが読みに影響を与えるので，デコーディング以外の要因が大きくなる．しかし，黙読中心の青年期以降においても音読のプロセスを抑制した場合，読解成績は低下することが示されている．

　読解とは，デコーディングにより文字や単語を音に変換した後，得られた言語情報の内容を理解することであり，複数のスキルによって成り立つ．読解全体では意味と照合する過程や文や文脈の処理など多くのモジュールによって構成され，既得知識といわれる長期記憶の影響を受ける．すなわち読みの発達や読み困難に与える影響を検討する場合，対象を単語から文，文から文章へと拡大すればするほど処理にかかわる要因は増える．

　限局性学習症（specific learning disorder; SLD）のなかで最も出現頻度の高い**読み障害（ディスレクシア）**は，この読解の入り口の過程であるデコーディングの障害であり，その結果，読みの正確性や流暢性が低下する．一方でデコーディングに問題はなくても，語彙力低下や文法的知識や文脈を読みに活用することに苦手さがある子どもの場合，読み困難あるいは読解困難の可能性がある．ディスレクシアとこれらの問題が合併すると症状は重篤化することとなる．

　フリス（Frith, U.）は，読み書きの発達時期を3つに分け，その特徴と該当する子どもの年齢を示した[6]．最初は「ロゴ段階」であり，形として文字を捉えた段階であり年齢的には4～5歳に該当する．次に，「あいうえお段階」で，音と文字との対応が可能となった段階であり，年齢的には5～7，8歳に該当する．最後は「視覚正書法段階」で，単語を手掛かりとして，読み書きの対応が可能となる，まとまり読みの段階であり，8，9歳以降に該当する．

3）一音一文字の関係性の理解が促進される時期

　年中児（5歳）になると文字と音の対応関係の学習が進む．この読み正確性が高くなる段階が小学1，2年生まで続く．一般的に読み書きの学習を行わなくても小学校入学前の段階で直音（清音・濁音・半濁音）の読みのルールは獲得される．さらに小学1年生の前半で特殊音節（拗音／長音／撥音／促音）を含めた読みの正確性は獲得され，書きの正確性についても小学1年生の間で獲得される．

　この時期の読みは一文字ずつ文字を音に変換するため，音読所要時間は文字数に比例し，文字数が多いほうが読みに時間を要するという**単語長効果**が生じる．文字と音の変換規則の獲得は音韻意識の発達を基盤とするため，音韻処理能力にかかる負荷が低い直音から，負荷の高い特殊音節へと順次獲得が進む．つまり，音韻意識の発達が不十分な状態があれば特殊音節は直音よりも誤りが出やすく，音韻意識の発達がもっと低ければ直音にも影響が及ぶ．1972年の国立国語研究所の調査[7]では，全く音読できない年長児は1%程

度に留まっている．一方でひらがな直音の書字は6割[8]であり，小学校入学時点では個人差も大きく下限を設定することは難しいが，清音の書字は7〜8割程度が可能である．なお，小学1年生後半にはひらがな一文字の書字は完成する．全く書けない，書かないという児童は，読み書きに限らず学習全般にわたる支援が必要とされる．

4）まとまり読みへと移行する時期

　小学2年生以降になると**まとまり読み**が可能となり，遅くとも3年生にはこの段階に到達するとされる．この時期に，ある程度成人と同じ読みシステムが成立する．この時点では，単語を見ると意味や音韻を瞬時に，かつ正しく想起できるようになるため，読みスピード（流暢性）が格段に上がる．また，読むことで語彙の増加がみられ，新しい知識も増えていく．なお，既知の単語であれば単語長効果は消失し，文字数が多くても瞬時に対応できる．この時期への移行には，読み経験や語彙力が関与し，早ければ小学1年生から移行するなど個人差が大きいことが明らかとなっている．読み困難を示す児童の多くは，一般的に一音一文字関係の理解時期に留まる期間が長いとされているが，その間に読み経験や語彙量にも大きな差が生じてしまうことになる．一般的に小学校低学年以降，書記言語を通じて習得語彙数は大幅に増大する．読み困難から語彙力増加につながらず，学習面の困難が生じる可能性もあり，**9歳の壁**はそこに至る前までの言語生活の積み重ねが反映したものともいえる．

5）小学校中学年以降の読み

　「特異的発達障害診断・治療のための実践ガイドライン」[9]の単語速読課題を小学校全学年に施し基準値と比較した結果[10]から，まとまり読みが完成する小学2，3年生以降も読みの流暢性はゆるやかではあるが，向上することが示された．この背景には，人間が脳内に保持している単語の集合体である心的辞書（mental lexicon）の拡大や意味処理，長期記憶として蓄えられた既習知識の拡大と整理によって，読みシステム全体を駆動する効率が上がることなどが想定できる．そのため，単語速読ではなく，さらに長い文や文章の音読を課題とした場合は，その経年的な読み流暢性が向上する可能性がある．また，この課題は学力との相関が高く，かつ特に小学校高学年では読み流暢性が低い児童は，学力も低いことが認められた．

　読みと語彙の関係は，漢字熟語の読み正確性にも関連しており，漢字の読みでは意味処理にかかる負荷が高い．通常，発達期の読み書き困難では，読みの正確性に困難があれば書きにも影響し，また書きに特化した困難さの要因が加わり，書き困難の出現頻度が高くなる．

　児童期における漢字の読み書きに関しては小学校での学年配当漢字1,006文字を対象とした調査結果が示されている．各学年終了時点でのすべての読み（音訓）と書きについて，読みでは平均正答率80％以上を示す一方で，書きでは小学2年生で80％以上を示すが，高学年では60％代の平均正答率となる．小学校卒業時点で，漢字の読み書きについては定着が十分とはいえない[11]．

5. 読み書き困難の実態とその背景

1）読み書き困難の実態

　DSM-5 による医学的診断としての限局性学習症（SLD）の場合には，全般的知的能力が平均以上であり，学習環境に問題がないのにもかかわらず，読み書き計算に関連する学業スキルとして次の 6 項目，すなわち，読字（単語の読みの遅さと不正確さ），文章理解（読みの理解の困難），書字（綴りの困難），書き表現の困難（文法，句読点，文章構成など），数の操作（数と計算の困難），算数的推論の困難さがあげられている．SLD のうち特に読みに限定した困難が顕著である場合，代替的な用語としてディスレクシアを使用してもよいとされた．

　ディスレクシアでは主に，読解の最初の過程である文字または単語を音に変換するデコーディングの障害をいうが，文部科学省による学習障害（LD）[12] の定義によると，読み書き・計算だけでなく「聞く，話す，推論する」も含まれ，学習面に躓きのある児童を広く包含する定義となっている．したがって，学習障害はさまざまな要因を含んだ結果としての読み書きやそれに伴う読解や学習の困難さを指していると理解すればよい．

　学習障害の 80％ 以上が読み書きに関連するものであり，算数障害は単独で生じることが極めて少ないため，読み書きの困難さを学習障害の中核と捉えている．また知的発達が境界線で，かつ読み書きに関連する認知面の弱さをもつ児童，ADHD など注意や実行機能に困難さを抱える児童，また発達性協調運動障害（DCD）のような巧緻動作に課題を抱える児童では，書きに影響を及ぼす可能性がある．特に注意障害を抱える児童の場合，40 ～ 50％ の割合で学習障害を合併すると報告されている．なお日本語でのディスレクシアの出現率は，1 ～ 2％[13] とも 6 ～ 7％ ともいわれるが[14]，10％ 以上と報告される英語よりも頻度が低い．また家族性に出現率が高く，かつ小学校低学年では女児よりも男児に多いという報告[15] があることから，読み困難の臨床では，性差を考慮すること，きょうだいや両親の状況も留意する必要がある．

2）読み書き困難の背景となる認知特性機能

　国際ディスレクシア協会（International Dyslexia Association；IDA）では，症候とその背景，成立過程，想定される二次障害にまで踏み込んだディスレクシアの定義を以下のように示した[16]．ディスレクシアは，①神経生物学的素因によって起きる特異的障害であること，②流暢かつ（または）正確な単語の読みや綴りの困難さ，デコーディング力の弱さが特徴であること，③これらの困難さは他の認知能力や学級での様子からは予想することが難しいこと，④背景には音韻処理能力の弱さが主に想定されること，⑤二次的な影響として読み経験が少なくなることで語彙獲得や背景知識の獲得が妨げられ，読解力の低下を引き起こす可能性がある．この定義では英語を中心としたアルファベット使用圏でのディスレクシアを想定しているため，音韻処理能力（音韻意識）を中心とした記載である．日本語でのディスレクシアの背景となる認知機能障害は，音韻処理とその基盤に関連する要因，視覚性記憶を中心とした視覚情報処理とその基盤に関連する要因，呼称速度（自動化能力）に関する要因とこれらの併存の 4 つに集約される．特に読みの正確性・流暢性と音韻処理能力，書き正確性と視覚処理能力，読み書きの流暢性と自動化能力は密接

な関連が指摘されている.

　英語に比べて音韻処理の負荷が低いひらがな一文字の読みでも音韻処理に問題をきたすと，特殊音節（拗音，促音，長音）の音読や表記の正確性や流暢性に影響する．このほかに，音韻処理の基盤となる聴覚処理過程，また視覚処理の基盤となる視覚性記憶，視覚性注意スパンの問題が指摘されている．視覚性注意スパンは，同一視野内に振り分けることのできる注意資源の量とされ，視覚性注意スパンが低下すると視覚性の処理に時間がかかり，いわゆる「細切れ」状態になるため読みの流暢性に影響するとされる.

6. 読み書き困難への支援

1）支援の方向性

　支援に先立って，対象となる児童の症状が読み書き困難に限定した課題か否かを明らかにしておく．ディスレクシアであっても全く読めない・書けないことはない．ひらがなやカタカナの読み書きは自発的な学習である程度可能となり，自分で工夫して代償的な学習方法を見出す児童も多い．そのため読み書きスキルに対する直接指導で重要なことは，子ども自身が自分の弱みや強みに気づくことである．指導によって，ある程度読み書きスキルを向上させることは可能であり，その結果，一過性に読みや書きの到達度が当該学年の標準値下限に達したからといって，背景となる認知特性は「治る」ものではなく，認知的不均衡は今後も継続する．学年が上がるに従い，学習言語としての読みや書きの負担が大きくなれば，再び困難さが顕在化する．読み書き困難では，多くの場合，本人の読み書き困難の認識は高く，読み書き学習が始まってからこれまで，既に定型発達児の数倍の労力を読み書きに費やしているため，読み書きに対する苦手意識だけでなく，自己不全感が高く，学習の自己効力感が低下していることが多い.

　そのため，特に読み書きに関する直接的な指導に際しては，指導法が児童の認知特性に合致しているかを精査するとともに，具体的なゴールや再評価のポイントを設定し，児童ならびに保護者，担当教師とも共有し，再評価で一定期間効果を示さなかった場合には，指導法を変更するなど状況に応じた対応が必要である.

　支援は，個に対する働きかけと，個が所属する集団における働きかけから行う．個に対する働きかけには，困難さの中核となるスキルに対する評価・指導と，困難さを補完しうる能力の伸長や代替スキルの獲得が該当し，主に個別指導を行う．個が所属する集団に対する働きかけは，困難さがあるために対象児童が被る不利益をできる限り予防し軽減するだけでなく，キャリア教育の観点から総合的な教育効果を高めるための働きかけが中心になる．また，評価・支援は集団の場で行われるが，指導方略での介入も基本的に個に対する働きかけとなる．この個に対する働きかけと集団に対する働きかけは系統性をもたせて有機的に連携させる必要がある.

2）個に対する働きかけ−読み（デコーディング）の指導について

　音韻処理能力の問題で読み規則の習得に影響が出ている場合，繰り返し聴く，あるいは書くといった指導は効果が乏しい．ここでは，文字を音に変換するデコーディングの困難と，単語や語句をひとまとまりとして読む困難のそれぞれに対応する指導法を述べる.

デコーディングの指導では，正確性から流暢性へ，読みから書きへといった発達の順序に沿った指導や困難さの背景となる認知機能を他の経路で補完する指導を行う．そこで，まず清音，濁音，半濁音の文字カードがスムーズに読めるように音読課題を行う．促音，撥音，拗音では，単語カードを用いる．音読の定着がおもわしくない場合には，日常よく経験する単語をキーワードとして用いて，単語の読みを促す．現在では，50音音韻系列を利用したものや，聴覚言語性の記憶を手がかりとした方法，音韻と特定の運動を結びつけ音韻イメージを補完するといった指導が有効とされている．

　ディスレクシアでは，通常の「聞く」行為だけでは十分な音韻処理が行われず，その結果，文字と音との変換規則の習得に困難な状態と考えられるため，本人の保たれた学習経路から補完することが必要となる．文字を構成する要素を音声言語化して記憶として学習する口唱法といった指導方法もこれに該当するが，あくまで音声言語の長期記憶が保たれていることが前提条件となる．

　学習言語における読みの役割では，正確性よりも流暢性の向上が大きな鍵を握っている．読み書きの流暢性向上のためには，まとまり読みの段階へとつなげていくことが必要となる．単語をまとまりとして読む指導（単語モジュール形成の指導）では，年齢や発達に応じた単語や語句を選び，指導者の音読に続いて音読させる．その際に，意味の確認，視覚的イメージの導入をはかることが必要となる．その後，単語や語句を使って例文を作り，その音読を指導する．

　これを進めていくためには，語彙指導が重要であり，必要に応じてデジタル教科書など情報通信技術（information and communication technology; ICT）などの活用も視野に入れる．特に小学校高学年になれば読み経験の少なさが語彙力に影響し，二次的に読解力も低下するリスクがあるため，できる限り小学校低学年からデジタル教科書の導入を行う．ICTの導入は目の前の障壁を取り除くための必要に応じた使用では不十分であり，数年先に目標を設定し本人の学習環境をトップダウンで構成することが求められる．さらに，高学年になれば全体の文脈から推論しながら読むことで，読解のボトムアッププロセスであるデコーディングを補完するトップダウンの読み方略の指導もあわせて行う．

3）集団に対する働きかけ

　書き困難の児童に対して授業の板書内容を前もって配布する，あるいは写真を渡すなど**合理的配慮**を行う．合理的配慮では，正しく本人の困難さに対応したものとなっているか，定期的に査定することも必要である．特に使用方法や使用場面を想定しないまま，コンピューターなどの機器をただ導入しただけでは効果がなく，導入に伴う期待感の分だけ逆に自己効力感を低下させる結果ともなりかねない．公認心理師として教師や保護者を巻き込んだ「チーム学校」としてのコンサルテーションを実施し，対象児童を特別扱いするのではなく，可能な限りインクルーシブ教育の観点から，授業のユニバーサルデザイン化を図ることが望ましい．計画的かつ構造的な板書や授業に先行した内容のプリントの配布，また新出漢字熟語や，読み誤りやすい文字をクラス全体に対して，本を読む前にクラス全体に対して確認することも有効である．漢字の学習をはじめ，困難が予測される課題では，多様な学習形態を事前に準備しておくことも必要である．

　他児と比較するとか，根拠のない反復練習をさせるなどは二次障害につながることにも留意する．また，家庭学習は予習中心に切り替え，翌日の授業のなかで学習の見通しをも

てるように配慮する．公認心理師として保護者の焦燥感に寄り添いつつも，児童に対して過剰な負荷がかからないように助言指導を行うことが望ましい．宿題は「できないからなくす」のではなく，本人ができる課題に差し替えることが望ましい．漢字の書字課題は語彙力を育むためにも，漢字の読み課題に替え，本読みの宿題などは大人が内容について質問して答えさせ，それを一回とカウントする方法でもよい．本人がある程度内容をイメージできた段階で読むことを勧め，その際も，飛ばし読みや読み誤りをした場合でも，文章理解に支障がある場合のみ修正し，それ以外は直さなくてよい．

　小学校低学年では，文字に対する興味関心の喪失，小学校中学年以降では，読み経験の不足に伴う語彙力不足や読解の困難を防ぐことが重要である．支援に際して常に留意しておくことは，対象児童が文字を通じた学習や読むことを主体的に楽しむことができる環境や状況となっているかが問われる．

8章　Q and A

Q1　読み書きの発達に関する記載として，誤っているものを1つ選びなさい．
1. 音韻意識の発達は読みの基盤であるが，日本語では関与しない．
2. 漢字単語の読みには語彙力や文脈の処理も関与する．
3. 小学校低学年では単語の読み速度の個人差が大きく，この背景には読み経験や語彙力が関与する．
4. 音韻意識の発達には萌芽的リテラシーの活動が関与する．
5. いわゆる「まとまり読み」は小学2年生前後で可能となる．

Q2　ディスレクシアに関する記載として間違っているものを1つ選びなさい
1. 限局性学習症の一つであり，そのなかでは最も出現頻度が高い．
2. 読み困難によって，結果として読解の問題を生じる場合がある．
3. 正確に読むことが難しい場合，読み速度も低下する．
4. 音韻処理（音韻意識）に問題を抱えている．
5. 実在語に比べて非語の音読は保たれている．

Q1　A……1

　解説

　　日本語は英語に比べて音韻処理能力にかかる負荷が小さいとされているが，関与しないことはない．漢字単語の読みは語彙ルートを介して行われ，特殊な読み方は意味的語彙ルートで処理され，意味処理や文脈の処理も介在する．まとまり読みは小学2年生から遅くとも3年生では可能となる．

Q2 | **A⋯⋯ 5**

解説

　ディスレクシアは限局性学習症（SLD）の一つであり，そのなかで最も出現頻度が高い．ディスレクシアはいわゆるデコーディングの障害であり，読解に影響を及ぼすことが明らかになっており SLD 診断基準にも明記されている．読み能力は正確性（正しく文字と音を変換できたか）と流暢性（変換効率）の二つの側面から評価されるが，正確性に問題を抱えると流暢性はもちろん低下する．ディスレクシアの背景要因については音韻処理障害や呼称速度，視覚性注意スパンの問題などが示唆されているが，音韻処理の問題は含まれる．前述の通りディスレクシアはデコーディングの問題ともいえるため，言葉の意味によって代償可能な実在語のほうが非語に比べて読みやすい．

文献

1) 藤永　保 監修：最新　心理学事典，平凡社，2013.

2) 高橋　登：就学前後の子ども達の読解の能力の獲得過程について―縦断研究による分析．教育心理学研究，44：166-175，1996.

3) 高橋　登：学童期における読解能力の発達過程―1-5 年生の縦断的な分析．教育心理学研究 49：1-10，2001.

4) 天野　清：かな文字の読み・書きの習得と音韻（節）分析の役割．教育学論集，47：145-203，2005.

5) 天野　清：子どものかな文字の習得過程，秋山書店，1986.

6) Frith, U.: Beneath the surface of developmental dyslexia. (Patterson, K. Marshall, J. et.al.): Surtace dyslexia, neuropsychological and cognitive studies of phonological reading. Eribaum, 1985, PP 301-303.

7) 村石昭三，天野清著：幼児の読み書き能力，国立国語研究所報告 45，東京書籍，1972.

8) 太田静佳，宇野　彰・他：幼稚園年長児におけるひらがな読み書きの習得度，音声言語医学，59：9-15，2018.

9) 稲垣真澄，小枝達也：特異的発達障害診断・治療のための実践ガイドライン．診断と治療社，2010.

10) 川﨑聡大，松﨑　泰・他：根拠に基づいたディスレクシアの実態理解：言語障害臨床の到達点と課題．東北大学大学院教育学研究科研究年報，67：63-75，2019.

11) 文部科学省：通常の学級に在籍する発達障害の可能性のある特別な教育的支援を必要とする児童生徒に関する調査結果について，2012.

12) 文部科学省：学習障害児に対する指導について（報告），1999.

13) 関あゆみ：治療介入法の考え方―シンポジウム 2：発達性読み書き障害（dyslexia）診断と治療の進歩：医療からのアプローチー．脳と発達，47：198-202，2015.

14) Uno, A., Wydell, T. N., etal: Relationship between reading/writing skills and cognitive abilities among Japanese primary-school children: normal readers versus poor readers (dyslexics). Reading and Writing, 22: 755-789, 2009.

15) 宇野　彰，春原則子・他：小学生の読み書きスクリーニング検査（STRAW）．インテルナ出版，2006.

16) Lyon, G. R., Shaywitz, S. E. & Shaywitz, B. A.: A definition of Dyslexia. Ann Dyslexia, 53：1-14, 2003.

（川﨑聡大）

外国語家庭の子どもの言語発達と支援

国際結婚家庭の子ども，親の就業や留学で来日した家庭の子どもの多くは，日本語と日本語以外の言語を聞いて育つ．現在では国籍，母語，母文化，宗教，生活習慣など多様な背景を伴った子どもが日本で生活している．

【日本語獲得の困難】 幼少期に来日した子どもは比較的短期間で日本語を話すようになるので，「日本語に問題はない」と思いがちである．しかし，言語には簡単なやりとりを可能にする生活言語と，抽象的な思考を可能にする学習言語の2つの側面がある．外国語家庭で育つ子どもの場合，日本語の生活言語はスムーズに獲得されるが，学習言語の獲得は困難な場合が多い．これは，学習言語は母語でも小学校中学年の時期（形式的操作期）に獲得され時間がかかるためである．しかし，学習言語は一度獲得されれば言語環境が変化してもあまり影響はない．一方，学習言語獲得より前の言語環境の変化は，学習言語の獲得を遅らせ，しだいに抽象的な思考を必要とする学校での学習に影響する恐れがある．学習言語の不十分さは，不登校や進学を諦めることにつながりやすい．一般的に幼少期に来日した場合は，生活言語レベルの日本語は問題なくできるため，学習言語の獲得不足による学業不振を教師や親そして本人までもが単なる努力不足と考えてしまうことが多い．

【母語獲得の困難】 子どもは保育園に通いだす頃から，家庭外で過ごす時間が長くなるとともに，暮らしのなかで日本語が圧倒的に優勢になり，親に対しても日本語で受け答えするような傾向が高まる．親が母語維持を強く望んでいても，親子が共に過ごす時間が短くなれば，母語の維持は難しくなる．一方で，日本語のみで育つ子どもよりも日本語の語彙が少なかったり，入園などの急激な環境の変化により無口になる傾向もある．そのため，

周囲から「家庭でもっと日本語を話したほうがよいのでは」と言われたり，二言語獲得は難しすぎると考え，親が母語使用を諦めてしまうこともある．二言語使用は認知的負荷が高いものの，長期的に幼児が乗り越えられないものでもなければ発達に悪影響を及ぼすものでもない．また，児童期特有の心理が母語使用とその維持を難しくすることもある．この時期，友だちと"同じ"でいたいという意識の高まりと冷やかし・からかいを避けるために母語を使わなくなることがある．特にこの傾向は，母語が英語でもある場合よりも，社会的・経済的に地位が低い言語の場合にみられやすいようである．

【母語の重要性】 「日本で暮らすのならば日本語ができれば十分だ」という意見もある．しかし，子どもが母語を話せないと親子間のコミュニケーションは難しくなり，特に幼児～児童期の情動や社会性の発達に影響を与えかねない．また母語での日常会話ができないと，自分のルーツを受け入れ親の文化とのつながりの形成やアイデンティティの確立も困難となる．その結果，日本社会で心理的な居場所をみつけることができなくなる外国語家庭の子どもは少なくない．

日本語教育には，文部科学省も対策を講じ始め，義務教育諸学級に在籍している児童生徒に対して日本語の能力に応じた特別の指導を位置づけているが，幼児期や青年期の子どもは対象に含まれない．すべての「母語」の獲得を個別に支援することは現実的に難しいが，外国語家庭の子どもの言語の獲得，そしてその心理的影響について私たちが関心をもち理解することが必要ではないだろうか．

久津木　文

9章 認知的情報処理と記憶の発達

到達目標

● 認知的情報処理の基本的な特徴について理解できる.
● 記憶に関する基本的なメカニズムとその発達について説明できる.
● 認知や記憶の問題に対する支援の基本的な考え方について説明できる.

CASE

鈴本末広さん（仮名）は25歳の会社員です. 彼は, 計算や暗記が得意で知識も豊富なのですが, 物事に優先順位をつけたり, 順番に物事を進めたりすることがとても苦手です. たとえば, 部屋で本棚の整理をしている最中に洋服ダンスの整理を始めたり, またその途中で食器の片付けを始めたりして, 最後にはどれも途中でやめてしまうために, いつも部屋は散らかったままになっています. またある日, 3か月後に提出する企画書のテーマをどうするかが気になって, そのための参考資料を沢山集めるのに一生懸命になってしまい, 翌日が期限の重要な契約書類を作成せず, 取引先から大きなクレームを受けました.

　このような状況が続いているため, 周囲からは「集中力がない」「段取りが悪い」「好きなことだけやって, 大事なことには取り組まない」などの悪い評価を受けています. 彼自身もそのような評価に嫌気がさして, しだいに仕事への意欲が低下しています.

INTRO

　認知心理学では, 私たちの認知的活動を脳の情報処理の過程および結果として捉えようとします. 鈴本さんは記憶や計算の能力は高いものの, 重要なものを適切に選択して注意を向けたり, 何かに取り組んでいる間はそれ以外のものを無視したりすることに困難さがみられます. このような困難さが大きい場合は不注意優勢型のADHD（注意欠如・多動症）が疑われる場合もありますが, これは大人になってから気づかれる場合も少なくありません.

〔キーワード〕認知的情報処理, 継次処理と同時処理, 実行機能, 記憶, ワーキングメモリ, 長期記憶

1. 認知的情報処理とは

1）情報処理の段階

　認知心理学では，人間の心の働きを情報処理の過程およびその結果としてモデル化することで捉えようとする．これを**認知的情報処理**と呼ぶ．たとえば「本に書かれた文字を読み上げる」場合，視覚的に入力された情報（文字）が，脳のなかでどのような処理を経て反応（音声）として出力されるのか，その内的な過程に注目する．情報が入力されてから反応が出力されるまでの情報処理は4つの過程に区分される［表1]¹⁾．情報がある段階から次の段階に送られる場合には，その情報は符号化，すなわち新しい段階において処理できるように変換される．

[1] 情報がある段階から次の段階に送られる場合には，その情報は符号化，すなわち新しい段階において処理できるように変換される.

［表1］**認知的情報処理における処理段階**　　　　　　　　　　　　　（Sternberg，文献 1，1969より引用）

処理の段階	情報処理の内容
入力	示された刺激に対する感覚的・知覚的分析とともに，後続する処理に必要な特徴分析の処理が行われる．
判断，決定	入力された種々の情報のなかから必要な情報を選択し，不要な情報を排除する．
反応コード選択	処理された情報をどういう形で出力するのか（反応コード）の選択・決定が行われる．
出力段階	選択された反応コードに基づいた反応が出力される．

2）情報処理速度

　ある課題をどれだけ早く，正確に行うことができるかを**情報処理速度**という．情報処理速度は精神機能のなかでも重要なものの一つである．情報処理の速さと正確さはいずれかのみが優先される関係（トレードオフ）にあり，個人の認知的特性（**認知スタイル**）については，処理に時間を要するが誤りの少ない人は**熟慮型**，遂行に要する時間は短いが誤りの多い人は**衝動型**と呼ばれる²⁾．また，情報処理において周囲の状況や情報の影響を受けやすい人は**場依存型**，受けにくい人は**場独立型**と呼ばれる³⁾．

3）同時処理と継次処理

　情報処理の形式による区分の例として，**同時処理**と**継次処理**があげられる．同時処理とは，情報を全体的に捉え，情報の関係性を視覚的，空間的に分析していく処理を指す．他方，継次処理とは，情報を連続的に捉え，時間的に順を追って分析をしていく処理を指す．なお，同時処理は図形などの空間的・視覚的情報の処理が，継次処理は話し言葉などの音韻的・聴覚的情報の処理がそれぞれ優位であるとされる．

4）PASSモデル

　認知的情報処理の能力に関する理論に**PASSモデル**がある⁴⁾．PASSとは，課題に取り組む方法を選んだり処理の状況を確認したりするプランニング（Planning），処理すべき対象に集中しそれ以外のものを無視する注意（Attention），そして先に述べた同時処理（Simltaneous）と継次処理（Successive）の頭文字をとったものである．そして，

これらの能力の強さやバランスは，認知的情報処理の個性に影響していると考えられている．認知能力の検査であるDN-CAS認知評価システムは，PASSモデルに基づいて開発されたものである．

2．実行機能

1）実行機能とは

　認知的情報処理が適切に機能するためには，**実行機能**の働きが重要になる．実行機能とは，自身の情報処理を管理，制御するメカニズムのことである．実行機能には，主にシフティング，更新，抑制などの機能が想定されている．このうち，**シフティング**とは行動や思考を課題によって切り替える機能であり，**更新**とは情報を監視して常に最新のものにしていく機能である．これらの能力を測定する課題の一つに，「ウィスコンシンカード分類課題」がある［図1］[5]．この課題では，たとえば図1の下側のカードを，記号の色，数，形のいずれかの基準によって上側のカードのいずれかに重ねて分類していく．ただし，参加者には基準は伝えられず，分類の結果が正解か否かだけが伝えられるので，参加者は初めのうちは当てずっぽうに回答するが，数回の試行によって基準に気づき，正しく分類することができるようになる．ところが，数回の試行後に予告なく基準が変更になり，参加者は新しい基準で回答しなければならない．このとき，シフティングや更新に困難さのある参加者は，基準が変更されても前の基準で分類をしてしまい，課題に正解できなくなる．

　認知活動においては，処理に必要な情報に注意を向けつつ，それ以外の不必要な情報を**抑制**する機能が働いている．たとえば，文章の理解においては，読んでいる以外の部分はあまり気にならないことが多いが，視覚的には決して見ていない（情報が入力されていない）わけではない．脳の情報処理においては，不必要な情報に一度注意を向けたうえで，それらを抑制する機能が働いていると考えられている．抑制の機能が顕著に表れる課題に，「ストループ課題」がある．この課題では，色の名前を示す単語がそれとは異なる色で着色された刺激（たとえば，「あか」という単語が，青いインクで書かれて呈示される）において，色名を答えるように求められる．このような刺激のリストにおいては，単なる色パッチのそれよりも読み上げるのに時間を要する．ただし，誤って本来無視すべき単語を

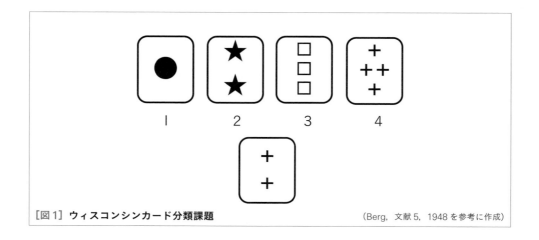

［図1］ウィスコンシンカード分類課題　　　　　　　　　　　（Berg，文献5，1948を参考に作成）

読んだりすることはあまり多くない．これは，私たちの認知的情報処理において，単語（言語）の処理は色（概念）のそれよりも優位性があるが，抑制の機能によって単語を答えないようにすることができているためである．ところが，抑制の機能に困難さがある場合，誤って単語を答える頻度が高くなる．

なお，たとえば文章を読んで理解するための情報処理においては，自分が今どこを読んでいるかを認識し，ここまでの内容を確認しながら読み進める必要がある．このような，認知の上位に位置する，自分自身の認知の状態を認知する働きを**メタ認知**というが，メタ認知もまた実行機能と密接に関係する能力であると考えられる．

2）実行機能の発達

実行機能は乳幼児期から成人期に至るまで発達が続くと考えられているが，なかでも3歳から6歳頃までの発達が顕著であるとされる．先に述べた「ウィスコンシンカード分類課題」に類似した低年齢児向けの課題に「DCCS課題」（Dimensional Change Card Sort Task）がある[6]．この課題では，たとえば「黄色の車」「緑色の花」というカードを，最初にあるルール（たとえば，色）で分類させ，その後，別のルール（たとえば，形）に変更して分類させる．その結果，3歳児は変更後も最初のルールで分類してしまうが，4歳児になると新しいルールによる分類が可能となる．

また，発達障害のある人における，実行機能の困難さが指摘されている．特に自閉スペクトラム症や注意欠如・多動症のある人においては，抑制の機能に困難を示すことが多い．

3．記憶のメカニズム

1）記憶の仕組み

記憶とは，経験を保持し，後にそれを再現，利用するなど後の行動に影響する精神機能である．私たちが日常生活において物事を覚えたり，それを知識として蓄えて思い出したりすることができるのは，記憶の働きによるものである．また，知識に限らず，過去の経験の積み重ねがその人の性格を形成し，また，過去から現在に至るまで自分自身が同一の存在であるという認識が私たちのアイデンティティを形成していると考えると，記憶は過去の経験が影響するさまざまな心的事象の基底にあるものということができる．

心理学では，記憶は**記銘**（覚える），**保持**（覚えておく），**想起**（思い出す）という機能に区分される．心理学における記憶に関する古典的理論として，エビングハウス（Ebbinghaus, H.）の**忘却（保持）曲線**がある．彼は，無意味語の記憶と再生の実験を行い，記憶成績（再生率）は記憶後数時間のうちに急速に低下し，それ以降はあまり低下しないことを示した［図2］．

また，記憶成績は，記銘から想起までの時間と反比例の関係にはなく，必ずしも間近に覚えたものほど想起しやすいわけではない．物事を順番に記憶する際の記憶成績は，最初と最後に記憶したものが良く（初頭効果，新近性効果），これを**系列位置効果**と呼ぶ［図3］．さらに，記銘した直後よりも一定時間経過したあと（たとえば，文章の場合は2〜3日後）のほうの記憶成績が良いことがあり，これを**レミニセンス**と呼ぶ．レミニセンスが生じるのは，時間の経過とともに記銘された内容が記憶のなかで整理されたり，既有知識と結び

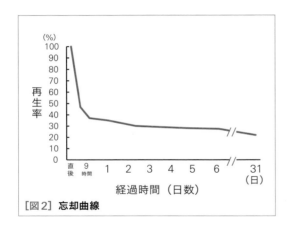

[図2] 忘却曲線

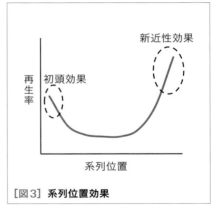

[図3] 系列位置効果

ついて再構成されることで，記銘直後よりも想起しやすくなるためであると考えられる．

　また，想起する際に記銘した内容が変化すること（**記憶の変容**）があり，記憶の変容には記銘時の言語的な命名（**ラベリング**）や，個人のもつ**スキーマ**（認識の枠組み）が影響する[7]．つまり，記銘した情報がそのままの形で記憶に保持されるのではなく，スキーマに沿って再構成されて保持されていると考えることができる．

2）忘却

　忘却とは，保持の失敗，すなわち一度記銘した内容を「忘れてしまった」，あるいは**想起の失敗**，すなわち「思い出せない」という現象を指す．両者は混同されることが多いが，保持と想起という異なる記憶過程であり，**保持の失敗**による忘却の場合は**再生課題**（記憶した対象を解答する）も**再認課題**（記憶した対象をリストのなかから選択する）も失敗するが，想起の失敗の場合は再認課題には正答することができる．忘却が生じるメカニズムにはいくつかの立場があるが，その主なものについて[**表2**]に示す．

[表2] 忘却のメカニズム

保持の失敗	減衰（記憶痕跡崩壊）説	記銘の際の印象が薄いなど，脳内に残される痕跡が弱い場合，時間とともに痕跡が消えてしまうために忘却が生じる．
	干渉説	記銘された内容がそれ以前に記憶した事柄（順向抑制）や，以後に記憶した事柄（逆向抑制）の干渉を受けるために忘却が生じる．
想起の失敗	検索失敗説	記憶に保持されている情報が何らかの理由で検索に失敗し想起できないために忘却が生じる．
	抑圧説	精神分析学の立場から，自我を脅かすような不快なことは意識にのぼらないように無意識のなかに抑圧され，想起できないために忘却が生じる．

3）二重貯蔵モデル：長期記憶と短期記憶

　初期の心理学の記憶研究においては，記憶は単なる情報の貯蔵庫として捉えられていたが，現在ではその内容や機能，情報処理過程などについての詳細が明らかにされている．

　二重貯蔵モデル［**図4**］では，保持できる時間と容量によって，記憶を**感覚記憶，短期記憶，長期記憶**に区分している[8]．まず刺激（情報）が提示されると，その情報は感覚記憶において知覚的な情報として一時的に保持される．続いて，感覚記憶において貯蔵され

116

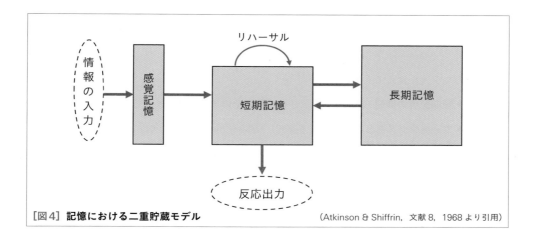

た情報のうち，注意を向けられた情報は知覚的なものから意味のあるものへと変換（符号化）され，短期記憶に貯蔵される．短期記憶は，情報の短期的な貯蔵庫であり，保持できる時間や情報量は非常に限られている．そのため，情報は短期記憶に保持されている間に長期記憶に送るための処理がなされなければ忘却されてしまう．そこにおいて重要な働きをするのが**リハーサル**であり，短期記憶における忘却を防ぎ，長期記憶に情報を正確に伝達するために保持すべき内容を頭のなかで繰り返す活動を指す．短期記憶における処理の結果，必要な情報が長期記憶に伝達，保持される．長期記憶は永続的で無意識的な，無限の容量をもつ記憶である．また，想起の際には長期記憶において検索，選択された情報が短期記憶に伝達され，反応が出力される．

4）ワーキングメモリ

　記憶の二重貯蔵モデルにおける**短期記憶**を拡張したモデルとして，バドリー（Baddeley, A. D.）らの提唱した**ワーキングメモリ（作動記憶）**の理論がある[図5][9]．短期記憶では，情報を保持できる時間や容量などの「量」を重視するのに対して，ワーキングメモリでは，情報の量だけでなく情報の「内容」と情報を「操作」する機能を重視している．

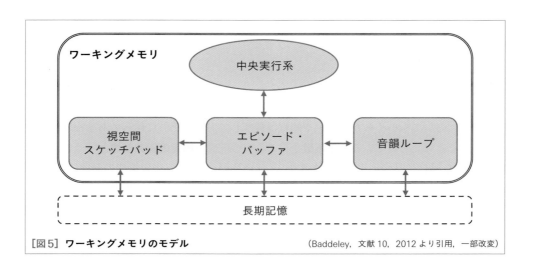

上の文字列を覚えてください.

- **短期記憶の課題**（順唱）：提示された順にそのまま答えてください.

- **ワーキングメモリの課題**（語音整列）：数字を小さい順に, 次にアルファベット を発音順に並べ替えて答えてください.

［図6］短期記憶の課題とワーキングメモリの課題

　まず, 情報の内容については, 情報の特性に応じた下位機構（サブシステム）が想定されている. すなわち, 視覚的情報を処理する**視空間スケッチパッド（視空間的短期記憶）**, 言語や音声などの聴覚的情報を処理する**音韻ループ（聴覚的短期記憶）**, さらには複数の情報を統合して処理する**エピソード・バッファ**というシステムが想定されている.

　情報の操作とは, 必要な情報に注目したり, 不要な情報を抑制したりして限られた記憶容量を効率的に使用することや, 記憶した情報に操作を加えるといった機能であり, それを司る**中央実行系**というシステムが想定されている. たとえば, 図6の課題において, ①では短期記憶（聴覚的短期記憶）, ②ではワーキングメモリ（聴覚的短期記憶＋中央実行系）の処理が求められる. ②の課題では, 課題（並べ替え方のルール）に従って操作を行い, さらに操作を行っている間中, 文字列を保持する必要があるが, そのような情報の管理や操作において中央実行系が機能していると考えられる.

5）長期記憶の内容

　前述した二重貯蔵モデルにおける**長期記憶**に保持されている情報は, 表3に示すようにさまざまな視点から分類することができる. このうち, 経験を通して蓄積された知識は主に**宣言的記憶**にあたり, **意味記憶とエピソード記憶**に区分される[11]. 意味記憶に含まれる情報（知識）はネットワーク状につながって保持されていると考えられている［図7］[12].

4. 記憶の発達

1）児童期までの記憶の発達

　胎児期においてもいくらかの視覚や聴覚は機能しており, それに伴ってある程度の記憶が存在すると考えられている. 生後数か月の乳児の記憶は**感覚運動的記憶**と呼ばれ, 主に感覚や知覚, 動作に基づく水準のものである. 1歳半頃になると, 表象機能の発達に伴って, たとえば前に見た電車の記憶によって電車ごっこをするといった**遅延模倣**がみられる.

　乳幼児期の記憶は主に映像的表象, すなわち対象の見た目に基づくものであるが, 言語発達に伴い言語的（命題的）表象が現れ, 言語が思考の道具として機能し始める幼児期後半以降では, 記憶においても言語的表象の影響を受けるようになる. たとえば, 小屋の中にいるウサギを見た場合, 映像的な記憶だけでなく,「小屋, ウサギ」およびその状況（小

[表3] 長期記憶の区分

①言語的表象の有無による区分	
宣言的記憶	言語により記述できる，事実に関する記憶
意味記憶	辞書にあるような定義的な知識など，個人の主観的な経験や特定の場所や時間に関係しない，客観的に共有することが可能な一般的な情報に関する記憶．例／「自転車」「デパート」．
エピソード記憶	個人的な体験や経験と結びついた記憶．客観的な事実だけでなく，経験者の主観的な印象を伴ったもの．例／「昨日，自転車に乗って近所のデパートに出かけた」．
手続き的記憶	スキル（技能）や方略に関する記憶であり，自転車の乗り方や楽器の弾き方などに関する行動的スキルや，暗算などの方略に関する認知的スキルがある．言語化できないものも多い．
②想起における意識の有無による区分	
顕在記憶	思い出していることを実感できるような，想起に意識を伴う記憶．①のうちエピソード記憶は顕在記憶に含まれる．
潜在記憶	想起しているという意識を伴わず，無意識のうちに行動に影響を及ぼしている記憶．①のうち意味記憶と手続き的記憶は潜在記憶に含まれる．
③保持される内容の時制による区分	
回想的記憶	過去の出来事に関する記憶．一般的な記憶の多くは回想的記憶に含まれる．
展望記憶	将来の行動に関する記憶．主に「どのような行動を」「いつ」行うのかという情報が含まれ，行動の実行や計画に関係している．

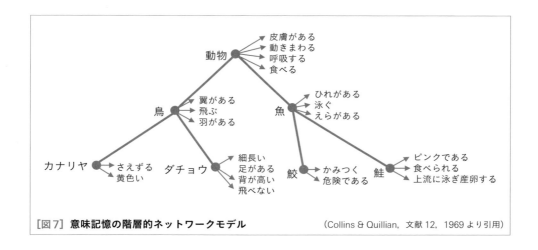

[図7] 意味記憶の階層的ネットワークモデル　　　　　（Collins & Quillian，文献12，1969 より引用）

屋の中にウサギがいる）といった事柄が言語的表象として記憶される．そして，児童期の具体的操作期以降では，映像的表象よりも言語的表象の影響が強くなる．

　一度にどのくらいのことを覚えることができるのかは主に**短期記憶**の容量による．単純な記号の記憶の場合，成人は 7 ± 2 桁であるのに対し，幼児では 3 桁，10 歳児では 4 桁程度であるとされる．情報の効率的な記銘や想起のために用いる方略を**記憶方略**という．記憶方略には，カテゴリー化などにより関連する情報を整理する**体制化**，情報に意味をもたせて符号化する**精緻化**，記憶する項目を復唱して言語的に符号化する**リハーサル**などがある．

幼児期においては，課題によって有効な記憶方略を使い分けることは難しいと考えられている．たとえば，リハーサルの場合，5歳児では1割程度しか使用することができず，多くの子どもにみられるようになるのは10歳頃からといわれる．また，記憶方略はメタ認知能力の発達とも関連しており，記憶に対するメタ認知（**メタ記憶**）の能力は年齢とともに発達し，それによってより正確で効率的な記憶が可能になる．

なお，記憶の能力や記憶方略には領域固有性の特徴がみられる．すなわち，電車が好きな子どもが車両や駅名などの名前や細かな特徴を記憶するなど，ある特定の興味のある事柄に限って発達の水準を大きく超えた高い記憶能力を示すことがある．

2）成人期以降の記憶の発達

記憶の発達的変化はその種類によって一様ではなく，加齢によりエピソード記憶の能力は低下するが，意味記憶や潜在記憶の低下は少なく，叡智や知恵など（経験や知識に基づく「生きる知恵」のようなもの）は加齢とともに向上する[13]．また，記憶は手続き記憶→意味記憶→エピソード記憶の順に発達するが，高齢期では逆の順番，すなわち，エピソード記憶→意味記憶→手続き記憶の順に衰え，その結果，高齢者には幼児期と共通した特徴がみられるようになるとされる．

エピソード記憶，すなわち生活経験に関する記憶のうち，人生を振り返った際に再現されるものを**自伝的記憶**と呼ぶ[14]．自伝的記憶は個人の人生にとってより重要な過去の出来事であり，個人のアイデンティティと密接にかかわるという特徴をもつ．高齢者の自伝的記憶の特徴として，10～30歳にかけての出来事の想起が多いという，**レミニセンス・バンプ現象**がみられる[15]．レミニセンス・バンプ現象はこの時期の経験の記憶が高齢者にとって重要な意味をもっていることを示唆している．

5．認知や記憶の問題への支援

1）認知的情報処理と発達の課題

本章で述べた認知的情報処理の諸機能にはその処理能力や優位性に個人差がみられ，特に発達障害，あるいはその傾向のある子どもにおいては特定の領域に困難さがある場合がある．以下では，これまでに述べた認知の諸機能について，その遅れや歪み（機能間のアンバランス）が発達に及ぼす影響と，そこにおける支援のあり方について考える．

まず，処理速度に困難さがある子どもは，課題の遂行に時間がかかる，集団のペースに合わせることが難しい，急ごうとすると誤りが増え作業が雑になる，などの特徴を示す．また，生活や学習においては継次処理と同時処理がバランスよく働く必要がある．しかしながら，継次処理に困難さがある場合は情報を順番に処理したり，時系列的な流れを理解したりすることが難しくなる．同時処理に困難さがある場合は，複数の情報を同時に処理したり，情報同士の関係を理解することが難しくなる．このため，どちらか一方にでも困難さがあったり，2つの能力の間にアンバランスがある場合，たとえば口頭での指示の理解は難しいのに，図示されれば理解できるというように，同じ内容の課題であっても情報の提示の仕方によって理解のしやすさが異なることになる．

実行機能の困難さは，課題に対する自分自身の取り組みについての理解や，問題解決の

ための適切な方略の使用に困難さをきたすことにつながる．特に抑制機能の困難さは，不必要な情報の処理に力を割いてしまうことにつながり，必要な情報に注意を向け，処理することを困難にしてしまう．

　記憶の能力については，単に記憶できる容量だけが困難さにつながるのでのではない．ワーキングメモリの理論で示されるような，中央実行系，視空間スケッチパッド，音韻ループなどの諸機能のどこに問題があるかによって，現れる困難さには差がみられる．一例として，表4に発達障害の特性とワーキングメモリの困難さとの関係を示す．

[表4] 発達障害の特性とワーキングメモリの困難さとの関係 （湯澤ら，文献16，2013より引用，一部改変）

主な発達障害の種類	ワーキングメモリの機能			
	言語的短期記憶（音韻ループ）	言語的ワーキングメモリ（音韻ループ＋中央実行系）	視空間的短期記憶（視・空間スケッチパッド）	視空間的ワーキングメモリ（視・空間スケッチパッド＋中央実行系）
自閉スペクトラム症	☆☆			
注意欠如・多動症（ADHD）		☆		☆☆
読み書き障害	☆	☆☆		
算数障害			☆☆	☆☆
協調運動障害			☆☆	☆☆☆

☆の数が多いほど困難さが大きいことを示す．

2）認知情報処理機能の困難さに対する支援

　認知的情報処理の困難さへの支援のありかたについて，まず，「訓練によって困難さを克服する」という考え方がある．たとえば読みに困難さのある子どもに対して，教科書を理解するまで何度も読み返す練習をするなどの方法である．この方法によってある程度の改善がみられる場合もあるが，認知的な問題のなかには努力だけでは改善しない面も多く，場合によっては失敗の繰り返しによる**学習性無力感**を生じさせかねない．

　次に，「困難さに配慮した援助を行う」という考え方がある．たとえば教師が教科書を一緒に読み，内容をわかりやすく説明するなどの方法である．つまり，困難さを解決するための足場づくりを行うことによって，課題に取り組みやすくなることが期待できる．

　さらに，困難さに対して自分の力で克服できるようにするための支援として，「得意な方法をいかして問題に取り組む」という考え方がある．たとえば，読みの困難さの背景には継次処理の能力に問題がある場合が多いが，同時処理が得意な場合は文章の内容をイラストや相関図で表すことによって理解が容易になることがある．

　問題解決において自分に困難さのある方略を使って問題解決を行っている場合，問題が解けないことに加えて，自分自身に能力がないことを感じて動機づけが低下することが多い．しかしながら，方略を工夫することで問題が解決可能であることを理解することにより，自己効力感が高まることになる．児童期およびそれ以前は自分の能力や得意な問題解決の方法に対するメタ認知が十分ではなく，特に特別な支援を必要とする子どもの多くはその傾向が強いため，はじめは教師や大人の援助が必要になるが，徐々に子ども自身が自

[表5] 継次処理，同時処理の得意さをいかした支援方法	（熊谷ら，文献17，2000 より引用）
継次処理が得意な子ども	同時処理が得意な子ども
・段階的な教え方 ・部分から全体への方向性をふまえた教え方 ・順序性をふまえた教え方 ・聴覚的，言語的手掛かりの重視 ・時間的，分析的要因の重視	・全体をふまえた教え方 ・全体から部分への方向性をふまえた教え方 ・関連性をふまえた教え方 ・視覚的，運動的手掛かりの重視 ・空間的，統合的要因の重視

分の得意な方法を使って課題に取り組むようになることが期待される．この考え方に基づき，子どもの認知的情報処理の得意さをいかした授業方法についての研究がなされている．その一例として，継次処理と同時処理の得意さに対応した支援方法を，表5に示す．

また，認知的情報処理の特性に配慮した，環境構成についても配慮する必要がある．たとえば，抑制機能に困難さがある子どもに対して，仕切りなどで視界を制限したり，注意を惹きそうなものを環境から排除するなどの支援である．これは，**環境の構造化**と呼ばれ，発達障害のある子どもなど特別な支援を必要とする子どもに対して用いられることが多い支援であるが，環境を通した支援という点からは，通常教室の教育をはじめとしたさまざまな場面においても有効なものであると思われる．

9章 Q and A

Q1 次の文章が示す認知的情報処理の特徴を1つ選びなさい．
「周囲の環境や文脈の情報を利用しながら問題解決を行うのが得意であるが，その反面，周囲の影響で思考が左右されやすい．」
1. 熟慮型
2. 衝動型
3. 場依存型
4. 場独立型
5. 継次処理優勢型

Q2 ワーキングメモリに関する説明として，正しいものを1つ選びなさい．
1. 長期記憶の内容や機能を詳細に示している．
2. 言語や音声などの聴覚的情報を処理する機構として，音韻ループがある．
3. 記憶における容量に注目し，情報の内容と情報を操作する機能は扱わない．
4. 情報の管理や操作を担う機構を「メタ認知」と呼ぶ．
5. 母親をはじめとした愛着対象者とのかかわりを通して3歳頃に成立する．

Q1 | A……3
解説
　場依存型の人は，情報処理において周囲の状況や情報の影響を受けやすい．このため，問題解決において周囲の情報を利用することは得意であるが，その分思考が周囲

offに影響されやすい傾向にある.

Q2　A……2

解説

1. ×：長期記憶ではなく短期記憶に関する理論である.
2. ○：ワーキングメモリのシステムにはこのほか，視覚的情報を処理する視空間スケッチパッド，複数の情報を統合して処理するエピソード・バッファ，情報の管理や操作を担う中央実行系がある.
3. ×：短期記憶が主に情報の容量に注目するのに対して，ワーキングメモリにおいては取り扱う情報の内容と情報を操作する機能とに焦点を当てている.
4. ×：情報の管理や操作を担う機構は「中央実行系」と呼ばれる.
5. ×：記載されている内容はボウルビィの提唱した「内的作業（ワーキング）モデル」である.

文献

1) Stenberg, S.: The discovery of processing stages: Extensions of Donder's method. Acta Psychologica, 30: 276-315, 1969.
2) Kagan, J., Kogan, N.: Individual variation in cognitive processes. In P. H. Mussen (Ed.), Carmichael's manual of child psychology. John Wiley & Sons, 1970, pp1273-1365.
3) HA ウィトキン, DR グーデナフ（著）, 島津一夫, 塚本伸一（訳）：認知スタイル - 本質と起源, ブレーン出版, 1985.（Witkin, HA, Goodenough, DR: Cognitive Styles: Essence and origins. International Universities Press, 1981.）
4) JA ナグリエリ, E.B. ピカリング（著）, 前川久男, 中山　健・他（監訳）：DN-CAS による子どもの学習支援：PASS 理論得を指導に活かす 49 のアイデア, 日本文化科学社, 2010.（Naglieri, BA, Pickering, EB: Helping Children Learn: Intervention Handouts for Use at School and Home, Brookes, Paul H. Publishing Company, 1994）
5) Berg, E.A.: A simple objective technique for measuring flexibility in thinking. General Psychology, 39: 15-22, 1948.
6) Zelazo, P.D., Frye, D., Rapus, T: An age-related dissociation between knowing rules and using them. Cognitive Development, 11: 37-63, 1996.
7) FC バートレット（著）宇津木保, 辻　正三（訳）：想起の心理学, 誠信書房, 1983.（Bartlett, F. C. *Remembering: A study in experimental and social psychology*. Cambridge University Press, 1932.）
8) Atkinson, R.C., Shiffrin, RM: Human memory: A proposed system and its control processes. In KW Spence, JT Spence (Eds.), *The psychology of learning and motivation (Vol. 2)*. New York: Academic Press, 1968, pp89-195.
9) Baddeley, A.D., Hitch, G: Working memory. In G. H. Bower (Ed.), *The psychology of learning and motivation (Vol.8)* Academic Press, 1974, pp47-89.
10) Baddeley, AD: Working Memory: Theories, Models, and Controversies. *Annual Review of Psychology, 63*: 1-29, 2012.
11) エンデル・タルビィング（著）太田信夫（訳）：タルヴィングの記憶理論, 教育出版, 1985.（Tulving, E.. *Elements of Episodic Memory*. Oxford University press, 1983.）
12) Collins, A.M., Quillian, MR: Retrieval time from semantic memory. *Journal of verbal learning and verbal behavior, 8*: 240–247, 1969.
13) Ohta, N.: The need for a lifespan developmental approach within memory research is more urgent

than ever. In P Graf, N. Ohta (Eds.), *Lifespan development of human memory*. The MIT Press, 2002, pp3-12.

14) Brewer, W.F.: What is autobiographical memory. In D. C. Rubin (Ed), *Autobiographical Memory*. Cambridge University Press, 1986.

15) Jansari, A., Parkin, A.J.: Things that go bump in your life: Explaining the reminiscence bump in autobiographical memory. *Psychology Aging, 11*: 85-91, 1996.

16) 湯澤美紀, 河村　暁・他：ワーキングメモリと特別な支援：一人ひとりの学習のニーズに応える．北大路書房, 2013.

17) 熊谷恵子, 青山真二編：長所活用型指導で子どもが変わる：認知処理様式を生かす国語・算数・作業学習の指導方略 Part2（小学校個別指導用）．図書文化社, 2000.

（田爪宏二）

【事実調査をめぐる問題】 学校ではいじめ，事故，体罰などにかかわる調査，福祉では虐待や非行への対応，司法では未成年者が巻き込まれた事故や犯罪にかかわる捜査など，子どもから「何があったか」を聴かなければならない場面は少なくない．しかし，子どもから正確に話を聴くことは容易ではない．

第一に，聴取者側の問題がある．究明や解決を急ぐあまり，①被害があった，加害者がいるなどの仮説のもとに誘導的な質問をする（「××君が叩いたの？」）；②聴取した情報を正確に記録しない；③調査と判断を混同し，面接で得られた情報だけでカウンセリングを開始したり，加害者として反省を求めたりする；④（特に学校や施設などの問題として）専門機関に通告せず内部だけで解決を図ろうとする；⑤面接を繰り返し行い，供述の信用性の低下や精神的な二次被害をもたらすなどの問題が起こりがちである．

第二に，子どもの側の難しさがある．①コミュニケーション能力（語彙，説明する力，語用論的な能力など）の不足；②さまざまな認知能力，たとえばエピソード記憶（出来事の記憶），ソースモニタリング（情報源の理解や把握），メタ認知（心的活動のモニタリングやコントロール）などが十分機能しないため誘導や暗示にかかりやすく（被暗示性），虚記憶が生じることもある；③精神的に脆弱であり，「嫌な体験」を繰り返し聴取されることで心理的・身体的な不調が生じやすい．

【司法面接の目的と方法】 このような問題を受け，近年では司法面接（forensic interview, investigative interview：法的被害確認面接，客観的聴取技法ともいう）と呼ばれる面接が行われるようになった．司法面接を児童相談所，警察，検察などの多機関連携で行う場合，これを協同面接，代表者聴取という．司法面接は子どもの特性に配慮し，正確な情報を負担なく聴取することを目指す面接法であり，福祉や司法だけでなく学校や権利擁護機関での事件，事故の調査，家事事件での意向調査などでも利用されている．

【司法面接の特徴】 子どもが各機関で繰り返し面接を受けることがないように，司法面接は多機関連携チームで行い，正確な記録のために録音録画する．誘導や暗示が具体的な質問（「パパに叩かれたの？」など）により与えられることをふまえ，司法面接ではオープン質問（開かれた質問：「何があったか最初から最後まで話してください」「そして」「それから」など）を用いた自由報告（本人の言葉による自発的な報告）を求める．

自由報告がより多く得られるように，面接は以下のように構造化されている．①挨拶や面接の説明，②グラウンドルール（本当にあったことを話す，知らないときは知らないと言うなどの約束事），③ラポール形成（「何をするのが好きですか」などにより話しやすい関係性をつくる），④出来事を思い出して話す練習（「朝起きてからここに来るまでにあったことを最初から最後まで全部話してください」など）を行い，⑤本題に入る．全体を通しオープン質問で自由報告を求め，最後は，⑥質問や希望を受けて終了する．手続きを明示化し，実証的な裏付けも多い司法面接の手続きに NICHD プロトコル[2] がある．

司法面接は正確な情報をより多く引き出すことが諸研究により確認されているが，供述の信頼性は司法面接で得られた情報を外部の客観的情報と照合して判断する．実際の手続きについては https://forensic-interviews.jp などを参照していただきたい．

1) 仲真紀子（編著）：子どもへの司法面接：進め方・考え方とトレーニング．有斐閣，2016.
2) Lamb, M.E., Hershkowitz, I., et al: Tell me what happened: Structured investigative interviews of child victims and witnesses. Chichester: Wiley & Sons, 2008.

仲　真紀子

10章 対人関係の発達

到達目標 ‥‥‥

● 親子関係のなりたちについて説明できる.
● 就学前の仲間関係の形成過程や仲間との遊びの特徴を理解し，説明することができる.
● 小学生の仲間関係の発達的変化について説明できる.
● 対人関係における不適応やその背景について説明することができる.

CASE

田中ひろし君（仮名）は，中学1年生の男子です．小さいころはとても活発な男の子で，運動会では，いつもリレーの代表に選ばれるなどクラスの人気者でした．小学6年生のときには，クラスの委員長に選ばれ，クラスメートを引っぱる存在として担任の先生からも頼りにされていました．ひろし君が通うA中学校には，いくつかの小学校から子どもたちが入学してきます．ひろし君は，走るのが得意なことをいかして，陸上部で自分の力をさらに伸ばしたいと考えました．陸上部では仲の良い数人の友達ができ，部活動以外でも一緒に活動することがありました．部活動のあと友達の一人の家にあがりこんでおしゃべりを楽しんだり，定期試験の勉強を一緒にしたりといったこともありました．しかし，夏休みにそのうちの一人とちょっとしたトラブルがあったあと，部員の友達全員から無視されるようになりました．そうこうするうちに，陸上部でのひろし君の様子はクラスの友達にも知られるようになり，クラスの友達からも，カバンを隠される，机に落書きされるなどの嫌がらせを受けるようになりました．学校で受けているこうしたいじめを家族にはどうしても相談できず，ひろし君はある日，腹痛を訴えて学校を休むことになりました．母親は，単に体調を崩しただけだろうと思っていたのですが，その後とうとう，ひろし君は学校に通うことができなくなってしまいました．

〔キーワード〕親子関係，きょうだい関係，仲間関係，気になる子，ソーシャルネットワーク，ギャングエイジ，チャムグループ，ピアグループ，いじめ，不登校

INTRO

　生物学上，人の子どもは親から手厚い世話を受け，育ててもらうことによってしか生きて
いくことができません．発達初期の子どもの対人関係の中心は，いうまでもなく親をはじめ
とする家族です．その後，子どもは保育園や幼稚園など集団施設に入り，仲間と多くの時間
をともに過ごすことを通じて，仲間と遊ぶことの楽しさを学ぶほか，意見の対立や衝突など
も経験し，他者とともに過ごすことの難しさも学びます．このような経験のなかで，子ども
は仲間の気持ちや考えを理解する力，自分の気持ちや行動をコントロールする力を身につけ
ながら仲間関係を育んでいきます．

　小学校に入ると，仲間関係はいっそうの広がりをみせます．学校においてだけではなく，
放課後に約束をして，一緒にさまざまな場所へ遊びに出かけていくことも増えます．小学生
になると，親が子どもの居所を把握していないような状況も増えてくるでしょう．小学校高
学年になると，子どもはさらに親からの自立をめざして，仲間と一緒に過ごしたいという気
持ちが強まります．この頃から中学生にかけての仲間集団は，閉鎖的で同調を求める傾向が
強まります．こうしたなかで，仲間集団にうまくなじめず，いじめや不登校などの不適応状
態を示す子どもも出てきます．特に中学校への入学を機に，いじめや不登校が急速に増える
ことが知られています．

1．育ちのなかでの対人関係の発達

　人の子どもの育ちが他の動物と最も異なっている点は，誕生時の身体機能が未熟である
ことと成長スピードが遅いことであろう．生まれたての子どもはまだ首がすわっておらず，
自力で動くこともできない．空腹や眠たいなど不快な状態にあるときには，泣くことにより
周りの大人にそれを伝え，解消してもらう必要がある（授乳してもらう，抱っこしてあ
やしてもらうなど）．周りの大人（通常は親）にかかわってもらうことで初めて生存や成
長が確保できるという点で，人の子どもは生まれつき人とのかかわりを前提にして生まれ
てくるとみることができよう．

1）親子関係

　通常，子どもがはじめてかかわりをもつ他者は，**親**である．先に述べたとおり，人の子
どもは誕生時の身体機能が限られているため，親に育てられることによって初めて育つこ
とが可能となる．そうした親子間のかかわり合いがスムーズに展開していくためには，子
どもと親の双方がもつさまざまな特性が関係している．

　まず，子どもの側の特徴についてみてみよう．ファンツ（Fantz, R. L.）は，**選好注視法**,
すなわち興味のあるものにより長く視線を向ける特性を利用した実験を通して，人の乳児
が生得的に顔に対して特別な興味を示すことを明らかにした[1]．その実験では，いくつか
の図版に対する乳児の注視時間が比較され，複雑な模様ほど注視時間が長いこと，なかで
も人の顔を模した図版への注視時間が最も長いことが明らかになった．また生まれて数時
間の新生児に，人の話し言葉，無意味な発声（アーアー，ウーウーなど），単なる物理音（机
をたたく音など）を聞かせて，乳児の反応を観察した報告がある[2]．その結果，話し言葉

に対しては，眉を動かす，手足をバタバタさせるなどの反応が生じたほか，それらの反応は，文と文の切れ目に集中することが示された．**スティルフェイス実験**もまた，親とのかかわりを強く求める欲求が子どもの側にあることの証左となった．この実験は，母子が対面してやりとりをする状況で，実験者の合図により，突然母親が無表情になったときの子どもの反応をみるものである[3]．生後数か月の乳児でさえ，かかわりがなくなると直ちに不機嫌になり，微笑みを示して相手の反応を取り戻そうとしたり，金切り声をあげて母親に不満を表出するなどの反応がみられた．以上の実験からいえることは，子どもが生得的に人への強い関心をもっていること，人からのかかわりを強く希求していることである．

　一方，親の側はどうだろうか．産む存在である女性の体内では，妊娠期から出産にかけて，オキシトシンという脳の下垂体から分泌されるホルモンが増加し，それが子どもへの愛情，すなわち「かわいい」という感情を惹起することが知られている．オキシトシンの分泌は，触る，抱っこするなどの肌の触れ合いを通じてさらに上昇し，乳汁の分泌にも効果をもたらすという．一方で，比較行動学者のローレンツ（Lorenz, K.）は，動物の子どもに共通していえることとして，体全体に対して頭部の比率が大きいこと，顔の下半分に目があること，ふっくらしていること，手足が太く短いなどの身体的特徴があることを指摘し，これが大人に「かわいい」，「守りたい」といった欲求を喚起していることを指摘した（これを**幼児図式：baby schema** と呼ぶ）[4]．実際，図1のように，幼児図式を強調した乳児の写真とそうでない写真を大学生に提示してその好ましさを評定してもらうと，前者に対してのほうが得点が高いことが示されている[5]．また，自分の子どもの泣き声と見知らぬ子どもの泣き声を母親に聞かせたときの生理的な反応を比較した研究では，自分の子どもの泣き声に対してのほうが心拍数がより上昇することも報告されている[6]．

　以上のように，子どもの側にも，また親の側にも，相手への強い関心があること，またかかわりを生起させ持続させるような仕組みが双方いずれにも備わっており，それが，親子関係の成立を下支えしていることは，興味深い．

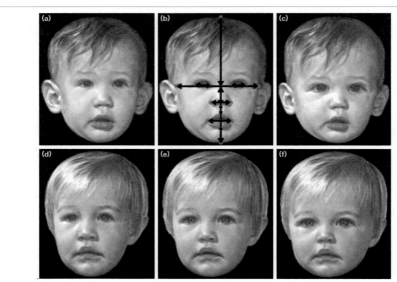

bとeが通常の顔．cとfは幼児図式を強調した刺激．cとfに対して好ましさの得点が高くなる．

［図1］幼児図式に対する印象評定の実験　　　　（Glocker, M. L. et al, 文献5, 2009 より引用）

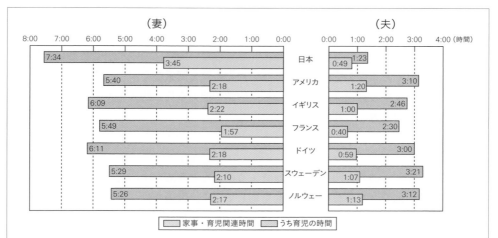

1. Eurostat "How Europeans Spend Their Time Everyday Life of Women and Men" (2004), Bureau of Labor Statistics of the U.S."American Time Use Survey" (2016) および総務省「社会生活基本調査」(2016 年) より作成.
2. 日本の数値は,「夫婦と子供の世帯」に限定した夫と妻の 1 日当たりの「家事」,「介護・看護」,「育児」および「買い物」の合計時間（週全体）である.

（1 日当たり・国際比較）

[図2] 6 歳未満の子どもをもつ夫婦の家事・育児関連時間

（内閣府資料，2018 年）

　親子関係に関しては，歴史的に母子のかかわり合いについての研究が多数行われてきたが，1980 年頃以降，父親と子どもの関係についての研究も行われるようになってきた．遊び場面を比較したラム（Lamb, P. M.）によると，母子間では言葉のやりとりを中心にした遊びが多いのに対して，父子間では，身体を使った遊び，わが国でいうなら，「たかいたかい」や子どもを肩車して歩き回るといったダイナミックな遊びが多いという．2000年頃からは，"イクメン"という言葉が示すように，父親の子育てへの関与を求める動きが広がってきているが，いまなお諸外国に比べると，わが国の父親は子どもへのかかわりが少ないほうだとされる [図2]．日本には里帰りという習慣があり，誕生から 1 か月程度の間，父親と子どもが離れて過ごすケースが多いが，そうしたことも父子関係の成立の妨げとなっている可能性がある.

2）きょうだい関係

　きょうだい関係については，弟妹の誕生を機に起こる，上の子どもの**赤ちゃん返り（退行）**の研究がある．さまざまなタイプの赤ちゃん返りがあるが，代表的なものは，弟妹への攻撃的ふるまいのほか，元気がなくなって引きこもりがちになるなどである．これらの行動は，親（特に母親）の注意や世話の比重が，自分から生まれたばかりの弟妹に移行したことへの危機感をもとに，自分にもっと注目してほしいことを明示的に表すものと考えられている．父親が率先して上の子どもとかかわる時間を増やすなどの取り組みが，上の子どものストレス低減に効果的といわれる [7].

　初期の**きょうだいのかかわり**は，さまざまな面での能力の差から，兄姉から弟妹に向けてのものが多い．だが，やがて弟妹が成長して少しずつ動きが活発化してくると，兄姉の遊びや活動に弟妹が参入していくことが増え，兄姉にとってはそれが「邪魔をされている」と思うようになる．こうなると，きょうだい間の対立（ただし兄姉から弟妹への否定的行動などが中心）が増すが，同時に仲良く遊ぶ姿も日常的にみられるようになっていく.

きょうだいの対立には，親はきょうだいを引き離すことより，間に入って両者の気持ちの違いを代弁してやることのほうが大切だとされる[8]．後述する仲間関係が，主として同年齢の者同士のかかわりであるのに対して，きょうだい関係は力の差が歴然としてある者同士のかかわりである点を特徴とする．互いの力の差を認識しながら一緒に遊んだり，またけんかをしたりする経験は，子どもの社会的認知能力や社会的スキルの発達に大きな効果をもたらすものと考えられている．

3）仲間関係

　発達初期の子どもの対人関係は，親，きょうだいなど家族が中心となるが，成長とともに，家族以外の他者とかかわり合う機会も増していく．最近では，子育て支援の一環として，親子が集まって交流する場（子育てひろばなど）が地域にでき，親同士の情報交換や気分転換のほか，子ども同士の仲間遊び経験の基点としての機能も果たすようになってきている．親は，そうした集まりを子どもにできるだけ多く経験させることで，保育園や幼稚園など本格的な集団生活への参入の場慣れをさせたいと考えているようである．

　とはいえ，保育園や幼稚園が，子どもの対人関係の広がりに決定的に大きな影響をもたらすことは間違いない．子育てひろばは，親も一緒に出かける場所であること，通常は行きたいときにだけ行ってよい場所であること，いつも同じ相手がいるとは限らないことを特徴とするのに対し，保育園や幼稚園は親と離れて毎日，同じクラスの同じメンバーと一緒に過ごす点が大きな特徴である．保育園や幼稚園生活への参入は，「たまたまそこにいた同じぐらいの年齢の子ども」ではなく，「○○ちゃん」，「△△くん」という固有の名前をもった仲間たちとの関係のはじまりを意味している．

　集団での遊びや**仲間関係の形成**は，仲間が自分とは異なる気持ちや考え方をもっていること，すなわち他者には他者なりの視点や感情があることを推測したり，理解したりする力を育むのに効果的といわれる．葛藤や対立も経験しながら，交渉や妥協，譲歩といった高度な社会的スキルを身につけていくことも，仲間集団を形成することの大きな意義である．

4）ソーシャルネットワーク

　保育園や幼稚園で過ごす時間が増していくのと並行して，この時期には，習いごとや教室に通う子どもも急速に増えていく．家で過ごす時間が減り，外で過ごす時間が増えていくのにしたがい，子どもの対人関係は，近所に住む年齢の近い子どもやその親，幼稚園の同じクラスの仲間，担任の先生，○○教室で一緒に過ごす仲間，その教室の指導者など，網の目のように広がっていくこととなる［図3］．

　この時期の子どもの対人関係の重要なポイントは，それぞれの場所ごとに異なる他者とのかかわり合いが展開している点，そしてその関係の広がりが親の行動に左右される点である．通常，幼稚園の仲間と遊ぶのは幼稚園においてだけで，習いごとに関しても，その限られた時間，その場においてのみ，そこにいる人々とのかかわりが生じる．仮に，幼稚園の友達と週末，一緒にどこかへ遊びに行くとなった場合，親同士が相談してそういう時間・場所を設定する必要がある．こう考えると，親が活動的で，社交性が高い場合は，子どももより多様な人々とかかわる機会をもち，対人関係の網の目も広がっていくと考えられる．

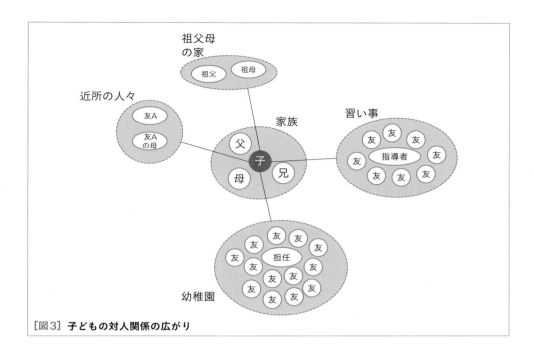

[図3] 子どもの対人関係の広がり

5）コンボイ・モデル

　私たちの対人関係は，先に述べた通りネットワーク上に展開しており，周囲のさまざまな人々によって支えられている．そうしたソーシャル・ネットワークは，まるで護衛艦（コンボイ）に守られて海上を進む船のようだとして，カーンとアントヌッチ（Kahn, R. L. & Antonucci T. C.）は，これを**コンボイ・モデル**と呼んだ［図4］[9]．このモデルでは，コンボイの構造を3つの同心円に分けて説明する．最も外側の円，つまり個人から一番離れたところに位置する人物は，社会場面での役割関係の結びつきが強く，役割の変化に応じて円の外に除外されることもあるため，関係は比較的不安定だといえる（水準1）．中

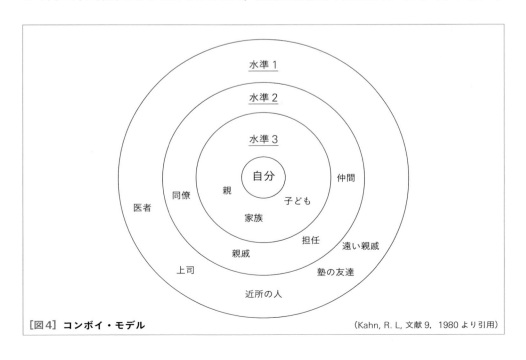

[図4] コンボイ・モデル

（Kahn, R. L, 文献9, 1980 より引用）

10章

対人関係の発達

131

間の円に入るのは，役割との関係がある程度あり，時間の経過に伴い変化する可能性をもつ人物である（水準 2）．最も内側の円には，役割関係に左右されず，たいていの局面で，安定的に個人を支える重要な人物が入る（水準 3）．どの部分に誰が位置するかは一概に決められないが，家族は最も内側の円にあり，担任の教師や仲間，かかりつけの医師などは，その関係の親密さ次第で，中間の円や最も外側の円に位置することが多いと考えられる．

2. 仲間関係の発達

　幼児期の子どもにとって，保育園や幼稚園は，家庭に次ぐ主要な生活空間の場である．同じクラスの仲間との遊びは，皆で楽しむことを学ぶ重要な経験となり，他者の気持ちを理解する能力，思いやりの気持ちや向社会的行動，自己主張や自己抑制，葛藤解決や対立回避の能力など社会的スキルを身につけるうえで重要な役割を担う．

1）仲間入り

　2歳から3歳にかけては，複数の子どもが同じ活動をしてはいるものの，互いの交流はまだない**平行遊び**がよくみられるが，3歳から4歳頃になると，会話をしながら一緒に遊ぶ姿がみられるようになる．ただはじめのうちは，互いが好き勝手に自分の主張を述べるだけで，役割の分担，あるいは相談して何かを作るといった構造的な遊びには発展しないことが多い（これを**連合遊び**と呼ぶ）．これに対し，5歳頃になると，役割に応じて分業が生じるほか，ルールを皆で共有してそれにしたがった遊びを展開したり，リーダー的な立場をとる子どもがあらわれたりする（これを**協同遊び**と呼ぶ）．

　集団で遊ぶときには，すでにもう始まっている遊びの輪にあとから参入していくことが求められる場合がある．これを**仲間入り**と呼ぶが，仲間入りには多数の方略があることが知られており，入っていく側の参入方法やその成否（うまく仲間入りできるかどうか）についての研究が行われている．3歳頃では，そこで遊んでいる仲間の動きを模倣することが仲間入りのきっかけになることが多く，4歳頃になると「いれて」という明示的な決まり文句が仲間入り方略としてよく使われるようになる[10]．この方略に関連しては，「参入する側はそう言わなければならない」，「受け入れる側もそう言われたら入れてあげなくてはならない」という規範があると考えられている．

　遊びが展開している場所や遊びの内容によって，仲間入りの方略には違いがあるという[11]．教室内のコーナーなど，区切られたところでの遊び，またルールの固定した遊びでは，「いれて」の方略がよく使われるのに対し，体を大きく動かす躍動的な遊びや砂場遊びでは，相手の動きや活動にあわせた行動を真似て，暗黙のうちに参入することが多い．5歳では，「いれて」の明示的方略が全体を通じてよくみられるようになる一方，参入してこようとする相手が誰であるかによって，入れてあげたりあげなかったりするケースが増えてくる[12,13]．

2）仲間内地位

　年齢が上がるにしたがって，仲間集団のメンバーは，固定化されやすくなっていくこと

が知られている．一般には，同性同士の集団が形成されやすく，男児は比較的多数で，女児は少人数，ときにはペアで遊ぶことが多いといわれる．

　このことと関連して，クラスのなかで一緒に遊びたいのは誰か，逆に遊びたくないのは誰かを子どもたちに個別に尋ね，それをもとにエントリーされる（選ばれる）ことの多寡（多い，少ない）で個々の子どもの社会的地位を測定する**ソシオメトリック指名法**という手続きがある[*1]．それによると，遊びたい相手として選ばれることが多い「人気児」，遊びたくない相手として選ばれやすい「拒否児」，遊びたい相手としても遊びたくない相手としてもよくエントリーされる「両端児」，どちらにもエントリーされない「無視児」などに分類することが可能である．

　それぞれのタイプに分類された子どもに関して，社会的認知能力や社会的スキルの能力を比較してみると，人気児は，他者の感情や視点を理解したり推測したりする能力が高く，向社会的行動（援助，協力，分与，慰めなど）が多くみられるのに対し，拒否児では，それらの能力や行動の得点が低く，実際，仲間と遊ぶことが苦手な子どもが多い．また拒否児には，攻撃性の高い子どもと引っ込み思案の子どもの二つのタイプがあり，このうち攻撃性の高い子どもは，仲間入りに対して拒絶されることが多いため，「仲間外れ」の対象となりやすい．無視児のなかには，もともとおとなしいタイプで，一人で遊ぶことが好きな子どももいる．このような子どもは，成長していくなかで，仲間と活発にかかわり合えるようになっていく場合もある．

　以上のことと関連して，仲間とうまく遊べない子どもは，保育者の立場から「**気になる子**」と認識されることが指摘されている．「気になる子」については明確な定義があるわけではないが，「何らかの障害があるとは認定されていないが，保育者にとって保育が難しいと考えられている子ども」とされている[14]．また，保育者が「気になる子」とみる子どもにどのような行動特性があるかを調べた研究では，特定の領域に困難を抱えているというより，同じ領域でも「できること」と「できないこと」の発達の偏りが大きいという特徴があることが明らかにされている[15]．

　2005年に発達障害者支援法が施行され，発達障害の早期発見が求められるようになって以降，「気になる子」を発達障害的な観点でみる動きが広がったとされる．しかし一方で，「気になる子」を個人特性に帰すのではなく，保育士と子どもたちを含む関係論的な観点で捉える必要性を指摘する声もある[16]．

3）個人と集団

　集団生活においては，仲間との葛藤は避けることのできない問題である．たとえば，一つしかないおもちゃをめぐって複数の子どもが取り合いをするといった場面がその典型である．3歳頃では，相手から無理やりおもちゃを奪うようなこともあるが，年齢の上昇とともに，即時的な「こうしたい」という気持ちをコントロールできるようになっていく．「あと10数えたら代わってくれる？」といった提案をもちかけたり，「一緒に遊ぼう」と言ってそのおもちゃを共有して一緒に遊んだりすることも増えていく．

　以上のように，「個人の気持ち・主張」と「仲間が集まって楽しく遊ぶ」ということを両立させるのは大変難しい問題である．これに関連して，個人がもつ欲求の実現を**自己充**

[*1] 最近は，倫理的な観点から，「一緒に遊びたくない相手」を子どもに尋ねることはしない．

実欲求，集団でいることが楽しいと思う気持ちを**繋合希求欲求**と呼び，この二つのバランスを保つことが，主体としての子どもの育ちを生み出すと指摘されている[17]．

　先に紹介した「気になる子」に関しても，「集団参加に関して特別なニーズをもつ子」と捉え直し，個としてのその子どもの特性を丁寧に受けとめつつ，集団全体の関係性が育まれていくように働きかけることが保育の専門性であるとされる[18]．

3．集団における参加過程

　小学校に入学すると，就学前よりもいっそう，集団で過ごす時間が増し，活動内容の多様性が広がる．保育園や幼稚園でも，もちろん集団ならではの経験はある．だがそれは，ほとんど遊びを中心としたものである．皆で何かを作る，協力して何かを行うといったこともあるが（運動会での出し物，生活発表会での劇など），学校ではその機会がさらに増え，また教師の働きかけに誘導される形ではなく，子どもたち同士で相談しながら動かなくてはならない機会も増える．班に分かれての活動などはその典型といえよう．

1）仲間関係の特徴

　就学後の仲間関係が就学前のそれと最も大きく異なるのは，小学生になると子どもだけで約束をしてどこかへ遊びに行ったり，互いの家を行き来したりするようになる点であろう．

　では，児童期の仲間関係にはどのような特徴があるだろうか．その基準としてよく知られているのが，**相互的接近**，**同情愛着**，**尊敬共鳴**，**集団的協同**の4つのパターンである[図5]．児童期ではこのなかで，相互的接近，同情愛着，尊敬共鳴などが選択の基準となることが多い．相互的接近とは，通学路が同じ，学校で席が隣同士など，相手が物理的に近いところにいることを指し，小学校低学年ではこれが友達選択の基準となることが多い．一方，小学校低学年から中学年にかけて影響力が強まるのは同情愛着である．「おもしろい」，「かわいい」，「親切でやさしい」など，周囲から好意的にみられている者が仲間とし

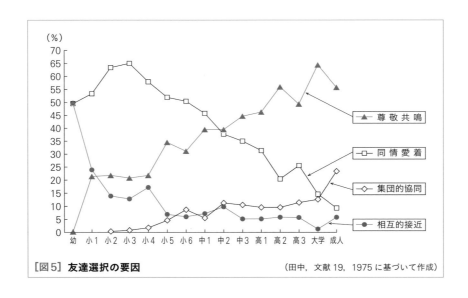

[図5] 友達選択の要因　　　　　　　　　　　　（田中，文献19，1975に基づいて作成）

てよく選択され，仲間関係はそうしたタイプの子どもを中心に展開していくことが多い．小学校中学年から高学年になると，「勉強を教えてくれる」，「ある物事（ゲームや漫画など）についてよく知っている」，「性格や意見が合う」など尊敬共鳴も選択基準となりはじめる．このように，児童期の前半から後半にかけて，仲間関係の形成のされ方は，外面的・表面的なことから，内面的なことへと変わっていく．

2）ギャンググループ

学年が進むと，3，4人から多ければ7，8人程度のメンバーで集まって行動することが増える．親からの自立を目指そうとする小学校高学年頃，男子に比較的よくみられ，こうした集団を**ギャンググループ**と呼ぶ．排他性，閉鎖性が強く，集団にはリーダー的な役割をもつ者とそれに従うフォロワー的な立場の者がいるといわれる．仲間との協力，役割の分担，責任感，仲間への忠誠（仲間を裏切らないこと）など，社会で生きていくうえで必要な多くのスキルを習得する効果があるといわれている．ただ最近では，習いごとや塾に通う子どもが増えていること，公園への立ち入りが制限されるなど子どもが集まって遊べる場所が減っていること，ゲームなどが主要な遊びになってきていることなどの影響で，かつてのような集団が形成されにくくなっているともいわれる．

3）チャムグループ

興味や関心が近く，ときには悩みごとの相談もし合えるような親密な仲間関係を**チャムグループ**と呼ぶ．「チャム」とはおしゃべりのことを指し，小学校高学年から中学生頃の女子にこうした集団が成立しやすい．チャムグループでは，「互いが同じであること」を確認し合う行動がよくみられ，同じ持ち物を持つ，決まった言葉づかいをする，ルールを皆で共有するなどの同調が起こりやすい．閉鎖性・同質性を特徴とすることから，ルールに従わない者を突然排除したり，メンバーで示し合わせて他者を排除したりするなど，いじめの発生につながる恐れも指摘されている．最近では，仲間同士でメールによるやりとりをひっきりなしに行う子どもが増えているが，これはある意味，現代版のチャムグループといってよいかもしれない．

4）ピアグループ

高校生くらいになると，先に紹介したギャンググループ，チャムグループよりも成熟した集団ができるようになる．先の二つは，概して「同じであること」を標榜して閉鎖性が高いことを特徴とし，そのため「同じでない」者を排除する危険性をもち合わせていたが，この**ピアグループ**は，異なった考えをもつ者がいることも認め，互いの意見を率直にぶつけ合えるような関係である点が特徴である．「異なること」を前提に，互いの価値観や将来の人生設計などについて語り合うことができ，一人の「個」として互いを尊重し合いながら，自らの成長に結びつけることが可能となる．

ピアグループは，同年齢に限られるものではなく，また異性を含むことが多い点も特徴である．こうした集団のなかから恋愛関係が生まれることも多い．

4. 仲間関係と適応

　児童期や青年期の子どもにとっては，何かしらの仲間集団に属することが大きな関心事で，仲間集団に属せるかどうかは，登校意欲や学校での適応に大きな影響を及ぼす．仲間集団に属さない子どもは，対人関係のトラブル，たとえばいじめや不登校のような問題を抱えることもある．

1）いじめ

　学校のように，同じメンバーで長い時間をともに過ごし，またクラスという枠組みに基づいてさまざまな活動が行われるような状況では，**いじめ**は深刻な問題である．2013年に制定された「いじめ防止対策推進法」において，いじめは「児童等に対して，当該児童等が在籍する学校に在籍している等当該児童等と一定の人的関係にある他の児童等が行う心理的又は物理的な影響を与える行為（インターネットを通じて行われるものを含む.）であって，当該行為の対象となった児童等が心身の苦痛を感じているもの」と定義され，2018（平成30）年度のいじめの認知件数の総数は54万件を超えた［図6］．ただ，この数値は，先ほどの定義にあたるものとは少し異なり，周囲がいじめと認知した件数を示している．いじめによる自殺が報道されると，全国の学校でアンケート調査を実施する機会が増え，そのことが認知件数の増加を促したともみることができる．とはいえ，他の年代と比べて小学校においては，周囲からいじめと認知されるような事例が多く，それが年々増加している事実は憂慮すべきことである．内容としては，冷やかしやからかい，悪口など軽微なものが圧倒的に多いが，その反面，生命や身体，精神，金品に重大な被害が及ぶ「重大事態」も急増している．

　言葉によるからかいや身体的攻撃は周囲から発見されやすく，低学年ではこれらの占める割合が多いが，学年が上がるにしたがって，集団で相手を無視する，相手が孤立するよ

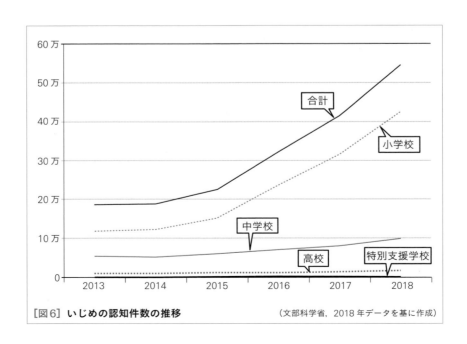

[図6] いじめの認知件数の推移　　　　　　（文部科学省，2018年データを基に作成）

うに周囲に働きかけるなど，直接相手に危害を加えるわけではない**関係性攻撃**が頻繁にみられるようになる．関係性攻撃は，女子に比較的多いといわれるが，外からはみえづらく，発見も遅れがちとなる[20]．

　いじめを関係性の病理と位置づけ，いじめの発生と持続に関する**四層構造モデル**を提唱した報告がある[21]．このモデルでは，いじめは，被害者と加害者という単純な構図ではなく，そのほかに，いじめをはやし立てる観衆，いじめの状況を知っているものの黙っていて何も行動を起こさない傍観者を加えて四層構造を想定する．なかでも，傍観者の存在がいじめの解決の遅れをもたらすといわれる．

　また，「友達がいじめをしていたら」という質問に対して，「何も言わない」と回答した子どもの割合は小学4年生では8％であるのに対し，6年生では15％，中学2年生では38％に増え，また「友達がいじめを受けていたら」に対しても，「何も言わない」が学年が上がるにしたがって，4％，20％，24％に増えていくという報告がある[22]．最近では，インターネット上のいじめが増え，ますます周りに気づかれにくくなっているという指摘もあり[23]，いかに早期発見し，周りの大人が適切な対応をとるかが解決のポイントとなる．

2）不登校

　いじめとともに，対人関係の問題をきっかけにして起こることが多いとされるのが，**不登校**である．文部科学省は，不登校を「何らかの心理的，情緒的，身体的あるいは社会的要因・背景により，登校しないあるいはしたくともできない状況にあるために年間30日以上欠席した者のうち，病気や経済的な理由による者を除いたもの」と定義している．不登校は，学年の上昇による変動が大きいことが知られており，小学校から中学校に上がるときに一気に増え，中学3年生まで上昇したあと，高校生になると落ち着くことが知られている［図7］．

　近年の傾向としては，小学生の不登校の増加率の伸びが指摘されている．また，不登校のきっかけとしては，学校での対人関係や学業不振が多いが，低学年では家庭の生活環境が背景にあることも多い．

　不登校の問題が注目されるようになったのは，1980年代以降のことといわれる．背景

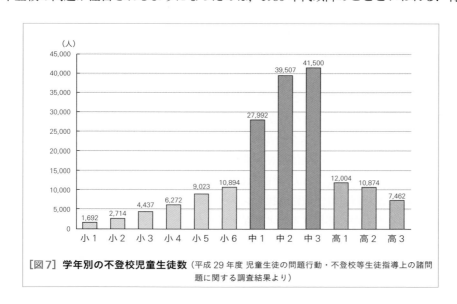

［図7］学年別の不登校児童生徒数（平成29年度 児童生徒の問題行動・不登校等生徒指導上の諸問題に関する調査結果より）

には，いじめをはじめ学校での対人関係のほか，家庭での虐待，当人の社会性の低さや，最近では貧困の問題，発達障害傾向などが根底にある可能性も指摘されている．いずれにせよ，多くの問題が複合的，重層的に絡み合っていることが考えられるため，家庭，地域，学校などそれぞれの場で何が問題となっているか，どのような成育歴をたどってその子どもが成長してきたかを丁寧に調べ，発達上どの時点でどういった問題が生じたか，そしていまの不登校につながっているのかを解きほぐしていくことが重要と考えられる．

　不登校問題に関連して，文部科学省は，2004年に「子どもの居場所づくり新プラン」を提唱して，学校に通えない子どものために適切な居場所を準備する計画を発表した．一時的にそのような場所が利用できることで気持ちの立て直しができ，学校に戻れる子どももいるが，一方でそうした場所に長くいることによってますます学校に行きづらくなるという問題もある．

5. 対人関係における不適応とその支援

　対人関係に関する全般的な支援としては，ソーシャル・スキル・トレーニングやストレス・マネジメント教育が多くの学校で実施されるようになってきており，その効果についての報告も増えている．

　いじめに関しては，自殺につながる恐れがあり，自殺の低年齢化も問題になっている．そのため，早期発見と適切な対応が不可欠である．スクールカウンセラーなど公認心理師が中心となって早期発見のための措置をとり，相談体制を整えるとともに，インターネットを経由したいじめにも対策を講じる必要がある．いじめが認定された場合は，事実確認をしっかり行い，被害者とその保護者に対する支援とともに，加害者とその保護者への指導・助言，また必要に応じて心理や福祉などのさまざまな専門家を含めた組織を作り，関連機関が連携をはかって解決に取り組むことが不可欠である．公認心理師は，そうした**チーム学校**の要となることが期待されており，必要に応じて，地域の機関（弁護士，医師，警察など）につないでいくことも求められよう．

　不登校は，引きこもりなど，家族も含めてほぼ完全に他者とのかかわりを断つケースがある一方で，教室には入れないものの保健室登校は可能な子ども，学校に代わる場所としてのフリースクールに通う子どもなど，多様性が大きい．なかには，そうした決まった場所や施設ではなく，地域に出歩き，反社会的集団に参入する子どももいるだろう．いわゆる非行グループに入ってしまうと，薬物や犯罪に巻き込まれる恐れもあり，その子どもの人生を大きく揺るがす結果にもなりかねない．個々のケースに応じた対応が望まれる．

　不登校への対応としては，スクールカウンセラーや「心の教室相談員」，スクールソーシャルワーカーを配置して相談体制を整備するとともに，教職員に対する心理教育やカウンセリング能力の指導などにも力が注がれるようになってきている．また，2017年には「教育機会確保法」が施行され，教育支援センター（適応指導教室）など学校外でのさまざまな学びを認める方針が文部科学省により提案された．

　いじめ，不登校以外では，家庭での家族関係に大きな問題を抱えた子どもも多い．虐待はその代表であろう．また反対に，子どもによる親への暴力といった問題もあるかもしれない．繰り返しになるが，子どもの個人特性のほか，家族環境や成育歴，地域特性といっ

た生態学的情報など，多面的な観点からその子どもの対人関係の特徴を捉え，関係機関が連携してチーム体制で解決の糸口をみつけていくことが不可欠である．

10章 Q and A

Q1 幼児の遊びや仲間入りについて次のうち正しいものを2つ選びなさい．
1. 2，3歳頃の子どもは，協同遊びをよくする．
2. 3，4歳頃の子どもは，連合遊びをよくする．
3. 3歳頃の子どもは，自分で仲間入りすることができない．
4. 5歳頃では，仲間入りの際に「いれて」の方略をよく使う．
5. 5歳頃の子どもは，平行遊びをよくする．

Q2 小学校高学年頃の友達の選択に強く影響するものとして適切なものを2つ選びなさい．
1. 背丈が似通っていること．
2. 物理的に近い存在であること．
3. 互いに教え合ったり助け合ったりできること．
4. ある物事をよく知っていること．
5. 周囲から好意的にみられていること．

Q1 **A**······ 2，4
解説
1. 2，3歳頃の子どもは，平行遊びをよく行う．
2. 3，4歳頃の子どもは，互いにおしゃべりはするものの，役割分担や協力はまだない連合遊びをよくする．
3. 3歳頃の子どもは，相手の行動を模倣するなどして仲間入りすることが多い．
4. 5歳頃の子どもは，「いれて」の方略を用いて仲間入りすることが多い．
5. 5歳頃の子どもは，役割分担があり，ルールに沿った協同遊びをすることが多い．

Q2 **A**······ 4，5
解説
1. 小学校高学年では，背丈など身体的特徴が友達の選択に影響することはあまりない．
2. 家が近い，教室の席が近いなどの相互的接近が友達の選択に影響するのは，小学校低学年頃までである．
3. 教え合う，助け合う，協力して集団をまとめるなどの集団的協同が友達の選択に影響するようになるのは，高校生以降である．
4. 勉強がよくできる，物事をよく知っているなどの尊敬共鳴が友達の選択に影響するのは，小学校高学年頃である．

5. 「おもしろいことを言う」,「かっこいい」など周囲からの好意的な評価が友達の
選択に強く影響するのは, 小学校高学年頃である.

文献

1) Fantz, R. L.：The origin of form perception. Scientific American, 204：66-72, 1961.

2) Condon, W. S., Sander, L. W.：Neonate movement is synchronized with adult speech：Interactional participation and language acquisition. Science, 183：99-101, 1974.

3) Tronick, E., Als, H., et al：The infant's response to entrapment between contradictory messages in face-to-face interaction. Journal of the American Academy of Child and Adolescent Psychiatry, 17：1–13, 1978.

4) Lorenz, K.：Die angeborenen Formen möglicher Erfahrung. Zuitschrift für Tierpsychologie, 5：235-409, 1943.

5) Glocker, M. L., Langleben, D D, et al：Baby Schema in Infant Faces Induces Cuteness Perception and Motivation for Caretaking in Adults. Ethology, 115：257-263, 2009.

6) Wiesenfeld, A. R., Malatesta, C Z：Infant distress：Variables affecting responses of caregivers and others. In：L W Hoffman, R J Gandelman, et al（eds）, Parenting：Its Causes and Consequences. Lawrence Erlbaum Associates, 1982, pp 123-139.

7) 小島康生, 入澤みち子・他：第2子の誕生から1ヵ月目までの母親：第1子関係と第1子の行動特徴. 母性衛生, 42：212-221, 2001.

8) Kojima, Y.：Maternal regulation of sibling interactions in the preschool years：observational study in Japanese families. Child Development, 71：1640-1647, 2000.

9) Kahn, R. L., Antonucci, T. C.：Convoys over the lifecourse: Attachment, roles, and social support. In: P. B. Baltes & O. B. Brim（Eds）, Life-Span Development and Behavior. Vol. 3. Academic Press, 1980, pp 253-268.

10) 松井愛奈, 無藤 隆・他：幼児の仲間との相互作用のきっかけ：幼稚園における自由遊び場面の検討. 発達心理学研究, 12：195-205, 2001.

11) 松井愛奈：幼児の仲間への働きかけと遊び場面との関連. 教育心理学研究, 49：285-294, 2001.

12) 倉持清美, 柴坂寿子：クラス集団における幼児間の認識と仲間入り行動. 心理学研究, 70：301-309, 1999.

13) 青井倫子：幼児の仲間入り場面における規範の機能. 幼年教育研究年報（広島大学）, 22：45-52, 2000.

14) 本郷一夫, 澤江幸則・他：保育所における『気になる』子どもの行動特徴と保育者の対応に関する調査研究. 発達障害研究, 25：50-61, 2003.

15) 本郷一夫, 飯島典子・他：「気になる」幼児の発達の遅れと偏りに関する研究. 東北大学大学院教育学研究科研究年報, 58：121-133, 2010.

16) 刑部育子：「ちょっと気になる子ども」の集団への参加過程に関する関係論的分析. 発達心理学研究, 9：1-11, 1998.

17) 鯨岡 峻：子どもの心の育ちをエピソードで描く―自己肯定感を育てる保育のために, ミネルヴァ書房, 2013.

18) 野村 朋：「気になる子」の保育研究の歴史的変遷と今日的課題. 保育学研究, 56：70-80, 2018.

19) 田中熊次郎：新訂 児童集団心理学, 明治図書, 1975.

20) 関口雄一, 濱口佳和：小学生用関係性攻撃観尺度の作成―2種類の攻撃性との関連の検討―. 教育心理学研究, 63：295-308, 2015.

21) 森田洋司：いじめとは何か―教室の問題, 社会の問題―. 中央公論新社, 2010

22) 髙橋 勝：子どもが生きられる空間―生・経験・意味生成. 東信堂, 2014

23) 内海しょか：中学生のネットいじめ, いじめられ体験―親の統制に対する子どもの認知, および関係性攻撃との関連―. 教育心理学研究, 58：12-22, 2010.

（小島康生）

反応性アタッチメント障害とその支援

　虐待などの不適切な養育を受けたり，保護者が頻繁に変わったり，普通ではない状況（大勢の子どもの世話を少数の大人がしているなど）で育てられたりした場合，子どもは自分を守ってくれる特定の人物へのアタッチメントを築くことができず，その結果，対人面や社会情動面に深刻な問題を呈することになる．このようなアタッチメントの形成不全による障害を，アタッチメント障害という．

　アタッチメントにかかわる障害は，DSM-5（精神疾患の診断・統計マニュアル第5版）では「心的外傷およびストレス因関連症候群」に含まれ，「反応性アタッチメント障害」と「脱抑制型対人交流障害」に分類される．

　反応性アタッチメント障害は，誰に対してもアタッチメントを示さず，大人の保護者に対して，抑制的で情動的に引きこもった行動を一貫して示すことによって特徴づけられる．たとえば，苦痛なときでも保護者に慰めを求めたり保護者からの慰めに応じたりすることもなく，他者への社会的，情動的応答に乏しく，ポジティブな情動を表出することがなかったり，保護者とやりとりする際に，理由の説明できない苛立ちや悲しさ，恐れを示す．また，ICD-10（WHOの診断ガイドライン）では，環境変化に反応しやすく，臆病さや過度の警戒を示したり，仲間とのやりとりが上手でなかったり，自他への攻撃や発育不全がみられる場合もあるとされる．

　ところで，反応性アタッチメント障害における他者との情動的コミュニケーションの欠如は，神経発達症群の自閉スペクトラム症の特徴と重なっており，両者の鑑別は難しいとされる．DSM-5やICD-10の分類基準では，他者との情動的コミュニケーションの欠如という行動特徴が，生得的な中枢神経系の障害である神経発達症群によってではなく，不適切な養育の経験によって生じているものであると判断される場合に，アタッチメント障害であるとみなされる．この場合，養育環境が改善されれば，行動にも改善がみられることが期待される．ただし，実際には，子どもが神経発達症群をもっていると虐待などの不適切な養育を受けるリスクが高まり両方を併発していることが少なからずある．

　反応性アタッチメント障害は関係性の問題であり，支援にあたっては，次の3方向からのアプローチが考えられる．1つめは，子どもの養育環境や生活面で改善を図れるところがないかを，多職種の連携のもとに探っていくことである．2つめは，保護者に対してどのような支援ができるかを考えることである．保護者による，子どもへの不適切なかかわりの背景には，保護者自身の要因（生育歴や精神疾患の有無など），家庭を含む環境の要因（社会経済的状況や夫婦関係，職場や地域の環境など），子どもの側の要因（気質や障害の有無など），さまざまなものが想定される．3つめは，子どもに対する支援である．子どもは自身の被養育経験のなかで，怒りや不安，悲しみなど，さまざまなネガティブな情動を経験している．信頼できる他者をみつけ，その人との関係のなかで，自身のさまざまなネガティブ情動に向き合ったり，保護者とのかかわりのなかで身につけてこられなかったこと（たとえば，適切な情動制御の仕方や情動表出の仕方など）を学んだりすることを支援していくことが必要である．具体的な支援の方法については，以下の文献等を参照されたい．

1）カール・ハインツ ブリッシュ（著），数井みゆき．他（翻訳）：アタッチメント障害とその治療―理論から実践へ．誠信書房．2008.

坂上裕子

11章 情動の発達

到達目標 ‥‥‥

● 情動発達にはどのような側面があるかを理解し，説明できる．
● 情動発達の各側面について，どのような発達的変化があるのかを理解し，説明できる．
● アタッチメントとは何であるか，その発達と個人差について理解し，説明できる．
● 情動発達への支援について説明できる．

CASE

木村圭君（仮名）は3歳の保育園児です．母親は圭君を出産した直後に心身の調子を崩し，父親はほどなくして失踪してしまったため，圭君は1歳になるまでの間，乳児院で育てられました．その後，家庭に戻った圭君は，母親と二人で暮らすようになりました．母親は，生活費を稼ぐために仕事に出ており，圭君は毎日長い時間を保育園で過ごしています．保育園での圭君は，ひとりで静かにブロックやミニカーで遊ぶことが多く，友だちと笑い合ったりふざけたりすることはほとんどありません．また，入園当初からこれまで，圭君が自分から保育士に抱っこを求めるなどして甘えたことはめったになく，いやなことや困ったことがあったときでも，圭君は表情を変えずにその場にたたずんでいるだけです．保育士が圭君にそのときの気持ちを尋ねても，圭君は押し黙ったままで，自分の気持ちを口にすることはまずありません．母親が保育園にお迎えに来ると，圭君は母親のほうを一瞬ちらっとは見ますが，「帰ろう」と母親に声をかけられても，なかなか帰ろうとはしません．母親はいつも疲れている様子で，家に帰ったあと，圭君と母親がどのように過ごしているのか，保育士もほとんど知りません．

〔キーワード〕一次的情動，自己意識的情動，情動知能（感情知能），情動的コミュニケーション，情動調整（感情調整），情動表出，アタッチメント，内的作業モデル，アタッチメント障害

　喜怒哀楽をはじめ，私たちは日々さまざまな情動を経験しています．情動は英語で"emotion"と記しますが，その語源は「人を外へ（e-）動かす（movere）」という意味のラテン語にあります．喜怒哀楽を総称する語には，主観的な感じ方に焦点をあてた"feeling"や喜怒哀楽に加え，気分や喜怒哀楽以外の多様な感情を含む"affect"という語もあります（なお日本語では通常，いずれの語も感情と訳されています）．

　情動（emotion）は，私たちを状況に即した行動に駆り立てると同時に，その表出を介して自らの状態を他者に伝え，他者との関係を構築，維持する役割を果たしています．情動を適切に扱えるようになることは生涯を通しての課題であり，子どもは認知や言語の発達の支えを受けつつ，他者とのやりとりのなかで，情動に関する知識や理解を身につけ，コントロールの仕方や表し方を学んでいきます．

　CASE に示した圭君の場合，情動発達の土台となる，特定の保護者との情動的交流が長い間乏しい状態にあり，年齢に応じた情動の表し方や情動調整の仕方を身につけてこられなかったようです．この先の対人面や社会情動面での困難さを予防するためには，圭君が特定の大人（母親や保育士）との信頼関係（アタッチメント）を築き，豊かな情動的交流を経験できるようにするための支援を行うことが不可欠です．具体的には，母親が余裕をもって圭君にかかわることができるように生活環境を整えることや，母親や保育士が圭君の情動シグナルを敏感に読み取り，適切に応答することを助けるための援助が必要となるでしょう．

1. 情動発達のアウトライン

1）情動の発達とは

　喜怒哀楽をはじめとする**情動**は，私たち人が生存のために環境に適応していくことを支えるべく，長い進化の過程で備わったものであると考えられている．情動は，人に生まれつき備わった生物学的な基盤をもつ反応であると同時に，身近な環境や社会・文化の影響を色濃く受けるものでもある．現代においてもなお，情動は，状況に即した行動や判断を導いたり，他者との関係を築いたり維持したりすることを助けるなど，私たちが社会生活を送るうえで重要な機能を果たしている．

　その一方で，情動には私たちの適応を妨げる側面もある．怒りや不安，悲しみなどのネガティブな情動が頻繁に生じたり長時間持続したりする場合，不快な状態が続くだけではなく，他のことに注意や意識が向きづらくなり，状況の変化に応じて柔軟に行動することが難しくなる．また，ありのままの情動を表に出した場合，他者との関係を壊してしまうおそれもある．情動の適応的な役割は，喚起された情動の強さや持続時間が一定の範囲内に保たれているときにこそ発揮される．そのため，自分自身や他者の情動についてよく知り，情動の喚起や表出を調整することを学び，身につけていく必要がある[1]．

　情動の発達とは，私たちが日常生活のなかでもつさまざまな目標の実現に向けて，自分や他者の情動を，社会や文化のなかで認められるやり方で扱えるようになっていく過程とみなすことができる．そのなかには，いつ頃，どのような情動が認められるのか（情動の発現），他者との間で情動を介したやりとりがどのようになされるのか（情動のコミュニ

ケーション），情動の性質や原因・結果，情動表出などについてどのような知識を得て，理解を築いていくのか（情動の理解），喚起された情動の強さや持続時間をどう調整するのか（情動制御），自身の情動表出をどう調整するのか（情動表出の制御），といったことが含まれる．

なお，情動にかかわる諸スキルを社会的な文脈のなかで適応的に用いる能力は，**情動的コンピテンス**（emotional competence）[2]と呼ばれている．また，自他の情動を正確に知覚，評価したり，表現したり，効果的に調整したり，自身の思考や行動を導くために用いる能力をまとめて，**情動知能**（あるいは**感情知能** emotional intelligence）[3]と呼ぶ．

2）情動の発達を支えるもの

ある状況でどの情動が生じるかは，その状況がどのようなものとして捉えられているか（認知的評価）によって決まるが，状況に対する評価は，認知能力の発達や社会・文化の価値観の影響を受けている．また，自他の情動経験や情動表出をどう理解したり，自身の情動をどう伝えたりするのか，ということには，言語能力の発達や，家庭の内・外での身近な他者とのやりとりが大きく影響する．情動の発達は認知・言語のほか，身体面の発育などを含むさまざまな領域の発達と絡み合っており，これらの生物学的な要因が，何歳頃にどのような変化が生じるのかという情動発達の標準的な変化を形作っていく．他方，家庭や社会・文化は，情動のやりとりが展開される場であり，そこでどのようなやりとりが取り交わされるのかが，情動表出や情動制御の個人差や文化差を作り出すことになる．

3）情動の発現

情動が人に生まれつき備わったものであることは，発達の最早期から泣きや微笑みといった情動表出がみられることからわかる．では，具体的にはいつ頃から，どのような種類の情動がみられるのであろうか．これについては複数の理論的立場があり，代表的なものとして，**基本情動理論**と**構成主義理論**の二つの立場がある[4]．

基本情動理論では，基本情動と呼ばれるいくつかの情動（喜び，悲しみ，怒り，恐れ，驚き，嫌悪）は，はじめからそれぞれが分化した状態で生まれつき備わっており，これらの情動が中枢神経系の成熟にともない，一定のタイムテーブルに沿って発達の早い時期から現れると考える．一方，構成主義の立場では，発達早期においては，個々の情動はそれほどはっきりとは分化しておらず，成熟や相互作用の影響を受けてしだいに分化していくと考える．構成主義のなかにもいくつかの考え方があるが，ここでは，認知発達が情動の分化に貢献すると考える，ルイス（Lewis M.）[4]による情動発達のモデルを紹介する[図1]．

ルイスによれば，誕生時から認められるのは満足，興味，苦痛であり，ここから分化して，生後3か月頃までに喜び，驚き，悲しみ，嫌悪が，生後6か月頃までに怒りと驚きが，また生後8か月頃までに恐れが発現する．これら6種類の情動は前述の基本情動と重なるものでもあり，ルイスはこれらを**一次的情動**と呼んでいる．

1歳後半を迎え，客体的な自己認識（13章参照）が出現すると，他者の目や存在を意識することによって生じる**自己意識的情動**が発現する．自己意識的情動には，1歳後半頃からみられる照れや共感，羨望と，2歳後半頃からみられる誇りや恥，罪悪感などがある．後者は，客体的な自己認識に加え，基準に照らして自分の行動を評価する能力が獲得されることで発現することから，**自己意識的評価的情動**と呼ばれる．ここでいう基準には，外

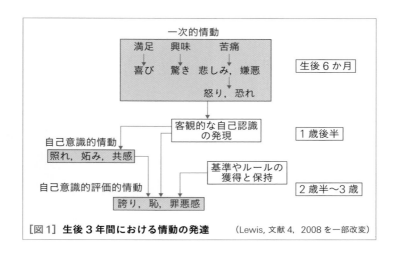

一次的情動

満足	興味	苦痛	
喜び	驚き	悲しみ，嫌悪	生後 6 か月
		怒り，恐れ	

客観的な自己認識
の発現 　　　　1 歳後半

自己意識的情動
照れ，妬み，共感

自己意識的評価的情動 　　　　基準やルールの
　　　　　　　　　　　　　　　獲得と保持

誇り，恥，罪悪感 　　　　2 歳半〜3 歳

[図1] 生後 3 年間における情動の発達 （Lewis, 文献 4，2008 を一部改変）

的に課されたもの（「人を叩いてはいけない」など，保護者や教師からの賞賛や叱責を通して取り入れられた基準）もあれば，子ども自らが自身に課したものもある．外的な基準が取り入れられ，誇りや恥，罪悪感が生じるようになると，褒めたり叱責したりする大人がその時その場にいなくても，子どもは自ら行動の是非を判断し，行動できるようになっていく．

4）情動的コミュニケーションの発達

　生まれたばかりの乳児は，頭を上げることも移動もできないため，生きのびるためには他者の世話を必要とする．そこで重要な役割を果たすのが，泣きやぐずり，微笑みといった情動表出である．また，人の乳児は，他者の顔の動きを無意識に模倣したり（**共鳴動作**），つられ泣きをしたりする（**情動伝染**）など，他者の情動への敏感さを備えて生まれてくる．一方，保護者の側には，特別な学習経験や意識的な関与がなくても，状況や乳児の状態に応じて乳児に適切に応答する構えが備わっている．これらの双方に備わった生得的基盤に支えられて，乳児と保護者の間では情動的なコミュニケーションが展開されていく[5]．

　生後間もない乳児の泣きやぐずりは，空腹，喉の渇き，眠気，暑さ，痛さ，便意などが原因で引き起こされ，身体の生理的リズムが安定する生後 3 か月頃までは，泣きやぐずりが頻回に生じる．保護者は乳児の泣き方や身体の状態などを頼りに，乳児が必要としている世話をほどこす．また，生後 1 か月頃までの間は，眠っているときやまどろんでいるときに微笑みがみられる（**生理的微笑**）．この時期の泣きや微笑みは乳児の身体の状態を反映したものに過ぎず，コミュニケーションの意図をもつものではない．しかし，保護者はその背後にさまざまな心の状態を読みとって声をかけたり（「一人で寂しかった？」「相手をしてもらえて嬉しいのね」など），なかば無意識に乳児の顔の動きを真似したりしながら乳児にかかわることがわかっている．このように保護者が乳児のシグナルを積極的に読みとり，応答することによって，保護者と乳児の間にはやりとりの枠組みが作られていく．

　生後 2，3 か月頃になると，中枢神経系の成熟とともに，保護者の顔を見つめて微笑む**社会的微笑**［図2］が出現し，乳児の側からやりとりに参加する様子がみられるようになる．乳児の微笑みは保護者にとっては報酬として働き，乳児にかかわろうという気持ちを引き起こすため，両者の間では対面でのやりとりが活発に交わされるようになる．

　乳児期の後半には，意図性の発達や行動範囲の拡大とともに，乳児の関心が周りの世界

へと広がる．そして，三項関係（7章参照）が成立する生後10か月頃を境に，乳児と保護者の間では外界の事物をめぐっての情動のやりとりが盛んに行われるようになる．この頃の乳児は，経験したことのない不確かな状況におかれたとき，状況についての情報を得たり自身の情動を調整したりするべく，保護者の表情をうかがうようになる．これは，**社会的参照**と呼ばれ，乳児が表情から他者の情動を推測し，それを手がかりに情動が向けられた状況の意味を解釈しうるようになったことを示している[6].

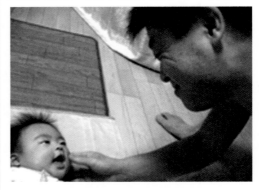

[図2] 生後2か月児の社会的微笑と親子のやりとり

5）情動に関する理解の発達

　幼児期から児童期にかけては，情動に関する理解が急速に進む．特に，言葉でのやりとりが可能になると，保護者と子どもの間では，「今，ここ」での情動だけでなく，「あのときの，あのこと」にまつわる情動についての語り合いがなされるようになる．会話のなかで保護者は，情動の原因や結果，情動経験や情動表出に対する解釈，情動制御の方法など，多くのことに言及する [表1]．こうした会話への参加を通して，子どもは情動に関する知識を得て，認知や言語の発達の支えを受けながら，より洗練された理解を築いていく[7].

　子どもは，まずは表情や行動などの目に見える側面から個々の情動の違いや性質を理解し，次に，目に見えない内的なプロセスがかかわる過程として情動を理解するようになる．情動理解の発達過程は3つの段階が想定されている[8].

（1）第Ⅰ段階　外的段階（external stage，1，2歳〜4，5歳）

　言葉の発現とともに，表情や姿勢，動き，声を手がかりに，基本情動（喜び，怒り，悲しみ，恐れ，驚き，嫌悪）を同定し，命名するようになる．2歳頃から会話のなかで，嬉

[表1] 保育園であった出来事をめぐる3歳児（A）と母親の会話	（著者の研究ノートより抜粋）
3歳4か月	保育園から帰ってきて，母が（今日は何が楽しかった？）と尋ねると，「ねたのと，ごはん，たべたこと」．（じゃあ，何かいやなことはあった？）「うん.」（いやじゃなかったら教えてくれる？）「おやつの時に，Rとけんかした．Aがいすにさっとすわったら，R，泣いたの．けんかしようと思ったんじゃないの.」
3歳5か月	母が（A，最近，指しゃぶり，しないね．偉いね．今日もしなかった？）と聞くと，「してない」．母が（どういう時に指しゃぶりしちゃうの？保育園でママがいない時に，寂しいから？）と尋ねると，「うん」と頷く．それから，数秒考えるそぶりをした後，「Mちゃんも，さびしかったから，ゆびしゃぶりしてたのかな？」と言う.
3歳8か月	保育園からの帰り道で．「はないちもんめ，きょうやって，HとA，おかしかったんだよ．こうやって，あし，あげたときに，ひっくりかえったの」．母が（わざとやったの？）と尋ねると，「そうじゃないよ．さいしょ，せんせいがいきなりひっぱって，Hがたおれたんだよ．そしたらHがわらって，A，わらうほど，えがおがいっぱいだったんだよ．Hもね」.

「　」はAの発言，（　）は母親の発言．会話中のアルファベット（R，M，H）は友だちの略称.

しい，悲しいなどの情動語を使い始め，実際に生じた情動だけでなく，想像した情動（架空の人物の情動など）や，過去や未来の情動についても話すようになる．幼児期をかけて，より正確に情動を弁別できようになり，罪悪感や恥，誇りなどを含むより多くの情動を同定するようにもなる．この時期には，状況と情動の関連についての理解も進む．2歳頃から，どのような状況でどのような情動が生じるのかを理解し始め，4，5歳までにはほとんどの子どもが，特定の情動と典型的な状況との結びつきを理解する．さらに，どのような情動が生じるのかには，個人がもつ願望がかかわっていることを理解するようになる．ただし，この段階ではまだ同じ状況下でも，異なる願望をもっていれば異なる情動が生じること（たとえば，プレゼントにミニカーを渡されたときに，ずっとミニカーがほしいと思っていた子は嬉しい気持ちになるが，ボールをほしいと思っていた子は悲しい気持ちになるなど）は理解できない．

(2) 第II段階　心的段階（mental stage，4，5歳〜7，8歳）

　個人の知識や信念（誤信念），すなわち，個人が知っていることや思い込んでいることなどの心的状態が，情動の生起にかかわっていることを理解するようになる．また，表情と実際の情動経験との間にはずれがあり，情動は装ったり隠したりできるものであることに気づくようになる．情動が認知や行動に影響を与えること（不安なときには落ち着いて考えたり行動したりすることが難しくなるなど）を理解し始めるのもこの時期である．

(3) 第III段階　内省的段階（reflexive stage，7，8歳〜10，11歳）

　7，8歳頃から，**入り混じった情動**（mixed (or multiple) emotions），すなわち，人は複数の情動を同時に経験しうることを理解し始める．たとえば，「自分はかけっこで1等だったけれども，仲良しの子はビリだった」という状況で，「嬉しいけれど悲しい」気持ちになるなどである．また，不快な情動が生じたときに，他のことを考える，出来事に対する見方を変えるなどの認知的な方略を用いることによって，情動を制御しうることを理解する．

　こうして築かれた情動に関する知識や理解は，状況や目標により即した方法で，情動やその表出を制御することを助け，個人の適応を支えていくことになる．

6）情動制御と情動表出の制御の発達

(1) 乳児期から児童期にかけての情動制御の発達

　乳児期には，子どもの情動の制御（情動の強さや持続時間の調整）は，保護者の主導のもとに行われる．乳児が泣きやぐずりを示すと，保護者は泣き方や身体の状態などを手がかりにその原因を探り，乳児の不快を取り除こうとする．その際，保護者は乳児の声の抑揚や表情，身体の動きの勢いなどに現れる乳児の情動に応じて共感的にかかわることがわかっている．こうした保護者のかかわりは**調律的応答**と呼ばれており，乳児の情動状態を整える役割を果たしていると考えられている．乳児期後半になり，移動能力を獲得した乳児は，不快が生じると自ら保護者に接近し，助けや身体的な慰撫を求めるなどして，自身の情動を制御するために保護者を積極的に用いるようになる[5]．

　幼児期になり，表象能力や記憶力，実行機能などの認知能力や言語能力の発達が進むと，情動を制御する方略のレパートリーが広がり，子どもが自身で情動を制御できる場面が増えていく．具体的には，不快情動の原因に直接働きかける，他者に援助を求めることで状況を変えようとする，楽しいことを想像する，出来事について再評価するなど，情動を制

御するために多様な方略を用いるようになる．状況や文脈に合った方略を選択的に用いることにも長けてくる．児童期の中頃までの間に子どもは，不快を生じさせている状況を自分でコントロールできない場合には，心のなかで楽しいことを考えるなどの認知的気晴らしを行ったり，文脈や情動の再解釈を行ったりすることで，情動を制御するようになる[3]．

　このように乳児期から幼児期，児童期にかけて，情動制御の主体は保護者から子どもへと移っていくが，そのプロセスにおいては，保護者をはじめとする大人の支えが不可欠である．なかでも重要な役割を果たすのが，情動に関する保護者と子どもの会話である．会話のなかで保護者は，子どもが経験した情動的な出来事についての解釈を伝えたり，情動制御の方法や子どもが直面している問題の解決方法を共に考える，**情動についてのコーチング**を行ったりする．会話のなかでさまざまな情動についてオープンに話し合うことは，子どもが自他の情動に向き合うことを助け，情動制御の力を子どものなかに育んでいく．幼児期，児童期にはまた，子どもは保育園や学校など家庭以外の生活の場で，保育者や教師の働きかけの支えを受けながら，子ども同士で相互に影響を及ぼしながら情動を制御するようになる[9]．

(2) 青年期以降の情動制御の発達

　情動制御の土台は，発達早期における諸機能の発達や保護者とのやりとりによって築かれるが，情動制御の発達はその後も続いていく．私たちが日々どのような情動を経験するかは，発達の各時期に経験される出来事や各時期における諸機能の発達の影響を受けている．たとえば，青年期には，身体の変化やホルモンの変化によってストレスへの反応性が高まり，怒りや心配を経験することが多くなる．また，自己意識の増大によって，自己評価的情動を経験することも他の時期に比べて多くなる．さらに青年期には，情動の賦活にかかわる脳の部位（扁桃体）の活動が活発になる一方で，情動の抑制にかかわる部位（前頭葉皮質）の成熟はゆっくりと進むため，情動制御の効率が下がることが明らかにされている[12]．

　高齢期には，他の時期に比べポジティブな情動がよく維持され，ネガティブな情動の経験頻度が低下する（**ポジティビティ効果**）．高齢者と若年成人を比較した研究によれば，情動の抑制にかかわる部位（前頭葉皮質）の賦活は高齢者で高く，高齢者自身も自分の情動を以前よりもコントロールできていると評価していた．高齢期には，身体機能や認知機能などさまざまな機能に低下が認められるが，情動制御に関しては，加齢とともに熟達化していくといえる[13]．

(3) 情動表出の制御の発達

　私たちは，自身の情動を制御すると同時に，情動の表し方を調整することで，他者との関係を築いたり，自分が望むかかわりを他者から引き出そうとしたりする．このような情動表出の制御は，個人の心理社会的適応を助けることになる．また，自分が属する社会や文化のなかで適切とされる情動表出の仕方を身につけることは，その社会や文化のなかでの適応を助けることになる．子どももまた，発達の過程において，他者に対して自分の情動を隠したり，本当に感じている情動とは異なる情動をみせたり，あえて大げさに表したりするなど，情動表出の質や量を，状況や目的に応じて調整することを覚えていく．

　自分が本当に感じている情動とは異なる情動を示すこと（魅力のないおもちゃをもらったときに，がっかりした表情をみせないようにするなど）は，実のところ，3歳児でも可能である[10]．ただし3歳児の場合には，相手が傷つかないように情動の表出を調整して

いるわけではなく，「プレゼントをもらったときは，笑顔をみせる」という，その場で適切とされる情動表出の仕方（これを**表示規則**という）に従って行動しているだけであると考えられている．どのような場面や状況でどのように情動を表すのが適切であるとされるかは，社会や文化によって異なり，子どもは情動に関する表示規則を，身近な人の情動表出を観察したり，自身の情動表出に対して大人からフィードバックを受けたりすることを通して学んでいく．

　4歳頃を過ぎると，子どもは本当の情動と見かけの情動が必ずしも合致しないことに気がつき，その背後に，自己防衛的動機（自分にとってのネガティブな結果を避け，自尊心を維持するため）や向社会的動機（他者の気持ちを傷つけないため）があることを認識し始める[11]．さらに児童期には，情動そのものの機能や，他者についての理解が深まることと相まって，相手との関係や情動の種類によって，情動の表出を調整するようになる．小学生を対象とした研究では，学年があがるにつれて，自己防衛的動機，向社会的動機，いずれの動機に基づく情動表出の調整も増加することや，父母に比べて友だちには喜怒哀楽を表出しないこと，また，肯定的な関係性をもっているとみなす相手に対しては，喜びや悲しみといった共感や理解を求める情動をより表出することなどが明らかにされている[9]．

　一方で，児童期や青年期の子どもは，いつも本当の情動を隠したり率直に情動をみせることが，友だちからの拒絶につながることや情動面の健康を損なわせることを認識している[3]．状況や相手に応じて率直に情動を示すこともまた，心理社会的適応にとっては必要なことであり，情動表出の過剰な制御はかえって適応を妨げてしまうことにもなる．

2. アタッチメントの発達

　人は，情動的なやりとりを通して他者との関係を形成するが，そのなかでも社会情動発達に大きな影響を及ぼすとされるのが，保護者など特定の相手との間に築かれる**アタッチメント**（attachment）と呼ばれる関係である．子どもはアタッチメント対象とのやりとりを通して，情動制御や情動表出をはじめとする情動の扱い方を学び，身につけていく．

1）アタッチメントの発達
（1）アタッチメントとは
　イギリスの児童精神科医のボウルビィ（Bowlby, J.）[14]によれば，人の乳児は一人では生き延びることができないため，他者から世話を引き出し，守ってもらう必要がある．そのため乳児は，保護者など自分を守ってくれる特定の人物の近くにとどまるための，アタッチメント行動（見る，声を聞くなどの**定位行動**，微笑み，泣き，喃語などの**信号行動**，しがみつく，這う，歩くなどの**接近行動**）を備えて生まれてくる（なお，"attach"とは「くっつける」という意味の英語である）．ボウルビィは，乳児が不安や不快を感じるとアタッチメント行動が自動的に活性化され，特定の人物（多くの場合は養育者）から慰めや世話を受けることで安心感や安全感が取り戻されると，アタッチメント行動は沈静化する，と考えた．アタッチメントはこのような行動制御のシステムを通して機能するものであり，ボウルビィは，保護者にくっつくという形で示される，子どもから保護者への永続的で強

固な絆のことを，アタッチメントと呼んだ．

(2) アタッチメントの発達

ボウルビィや，彼の理論の実証的検討を行ったエインズワース（M.D. Ainsworth）[15]によれば，保護者へのアタッチメントは，認知面や運動面の発達の影響を受けながら，不快情動の調整と安全感・安心感の回復というやりとりの積み重ねのうえに形成されるものであり，以下の段階を経て徐々に発達していく．

① **アタッチメント形成前の段階（誕生〜3か月頃）**：保護者に限らず，近くにいるすべての人に対して定位行動や信号行動を向ける．その人が誰であれ，人の声を聞いたり人の顔を見たりすると泣きやむことがよくある．

② **アタッチメント形成中の段階（3〜6か月頃）**：知っている人と知らない人を区別するようになり，さらに知っている人のなかでも，一人または数人の特定の人物（保護者）にアタッチメント行動をよく向けるようになる．

③ **明確なアタッチメントの段階（6か月〜2，3歳頃）**：アタッチメント行動を向ける相手がより特定され，信号行動によって保護者を自分の近くに呼び寄せるだけでなく，接近行動によって自ら保護者への近接を図り，積極的に接触を求めるようになる．保護者の姿が見えなくなると苦痛を示し（**分離不安**），見知らぬ人に対してはかかわりを避ける（**人見知り**をする）ようにもなる．はいはいや歩行による移動が始まると，子どもは保護者を拠点として周りの環境の探索を行うようになる．この段階の子どもは，自分の設定目標（保護者との近接を維持することで，安心感を得ること）に照らして，保護者への近接や接触を維持し，安全や安心を得るためにはどう行動すればよいのかを，保護者の状況にあわせて計画できるようになり始める．ただし，保護者の行動の背後にある目標や計画については理解がまだ及んでいないため，子どもが設定目標のためにたてる計画はまだ単純なものに過ぎない．

④ **目標修正的なパートナーシップの段階（3歳前後〜）**：保護者の情動や目標，計画の一部を推測できるようになり，それにともない，保護者の目標や計画に応じて，適宜自分の目標や行動を修正できるようになる．そして，安全や安心感を得るという目的のために，子どもと保護者の双方が協調して柔軟に行動を修正できるようになる．ボウルビィはこのような新しい関係性のあり方を，パートナーシップに基づく関係性，と呼んだ．これは，二者が互いに目標や計画を調節することを経て，共通の目標を見出し，それを達成するための共同の計画に参加することによって，双方が共通の目標の達成という報酬を手にできるような関係性をいう．

この段階になると，子どもは保護者の近くにいたり保護者に相手をしてもらったりすることよりも，他の興味をもった活動に時間を費やすようになる．また，子どもにとって脅威となるものが少なくなり，時空の感覚が身についてくるため，保護者がそばにいなくても，どこにいて，いつ戻ってくるかがわかっていれば，あるいは本当に望むときに保護者は応答してくれる（慰めてくれたり快く行動してくれる）という確信をもてていれば，長い時間安定した状態で過ごせるようになる．保護者は自分を保護し助けてくれる存在である，というアタッチメント対象のイメージが内在化されるようになり，そのとき・その場に保護者がいなくても，保護者のイメージを安心の拠り所として利用できるようになる．

（3）生涯にわたるアタッチメント

　前述のような過程を経て，保護者に対するおもてだったアタッチメント行動は影を潜めていくが，アタッチメント行動は乳幼児期を過ぎると消え去るわけではなく，生涯続くものである．成人でも，病気のときやストレスフルな状況下ではアタッチメント行動が顕在化するが，これは正常かつ健全なことである．児童期には，仲間との間に親密な関係が形成されるものの，子どもにとってのアタッチメント対象は依然として保護者のままであることが多い．これに対し，青年期になると，保護者へのアタッチメントは仲間たちへの絆にとって代わられ始め，成人期には，パートナーや親友に対してアタッチメントが向けられるようになる．なお，青年期以降のアタッチメント関係では，それより前の時期のアタッチメント関係のように，一方が守り，一方が守られるという非対称なものではなく，互いが互いを守る，対称的なものになる[15]．このようにアタッチメントは，私たちの適応を支えるものとして，生涯にわたって機能し続けるのである．

（4）アタッチメント行動と内的作業モデル

　ここまで述べてきた通り，アタッチメント行動によって得られるもの（アタッチメント対象やそのイメージへの近接とそれによって得られる主観的な安心感）は生涯を通して変わらない．しかし，それを達成するための手段や計画は年齢とともに複雑になり，多様化する．ボウルビィは，その手段や計画を考えるために用いられるアタッチメント対象や自己に関するイメージを，**内的作業モデル**（internal working model; IWM）と呼んだ．

　ボウルビィによれば，子どもは保護者とのやりとりを通して，保護者の行動に関する期待や予測，ならびに自分のふるまいに関する期待や予測を立てる．また，保護者や自己に関するより抽象的なイメージ，すなわち，保護者は自分が保護や支援を必要とするときに応じてくれるかという，アタッチメント対象についての主観的な考えと，自分がアタッチメント対象から保護や支援を受けるに値する存在であるか，という自己についての主観的な考えをもつようになる．ボウルビィは，このような自己とアタッチメント対象の具体的行動に関する期待・予測や，抽象的なイメージの総体を内的作業モデルと呼び，このモデルによってさまざまな情報が解釈，評価され，自身がどのような行動をするべきかが計画，選択されると考えた．このように内的作業モデルは，アタッチメントに関連する情報を処理する際のフィルターとして働き，個人の行動や情動経験を導いたり，他者との情動的なコミュニケーションを調整したりする役割を果たしている，とボウルビィは考えた．

2）アタッチメントの個人差

　アタッチメントの対象となる者の役割は，子どもが不安や不快を感じたときに，子どもの求めに応じて保護や安心を与えることである．アタッチメントは不快情動の調整を目的とした，乳児と保護者とのやりとりの積み重ねのうえに築かれるものであり，乳児が保護者に対して築くアタッチメントには，それまでのやりとりの歴史，言い換えれば，個人の内的作業モデルに基づく個人差が存在すると考えられる．では，アタッチメントにはどのような個人差があるのだろうか．

　乳児が保護者への近接を求めるのは，保護と安心を得るためである．しかし，生きのびていくためには，保護者から保護を受けるだけでなく，周りの環境がどのようなものであるかを知り，学ぶこと，つまり環境を探索することも必要である．生後 8, 9 か月頃になり，移動が可能になると，乳児は保護者のもとを離れていろいろな物や人に近づき，周りの環

[表2] SSP の 8 場面　　　　　　　　　　　　　　　　　　　　　　　　（Ainsworth et al, 文献 15, 1978 に基づき作成）

エピソード	時間	手続きの概要
1	30 秒	実験者は母子を実験室に導入し，その後退出する．
2	3 分	子どもは玩具を探索する．母親は必要なときにのみ遊びにかかわる．
3	3 分	実験者が入室する．1 分め：実験者は椅子に静かに座る．2 分め：母親と会話する．3 分め：子どもに近づき，働きかける．その後，母親は静かに退室する．
4	3 分かそれ以下	1 回目の母子分離．実験者は乳児の行動にあわせて振る舞う．
5	3 分かそれ以上	1 回目の母子再会．母親は子どもを迎え入れるか慰め，再び遊べるように落ち着かせる．実験者は退室する．その後，母親が「バイバイ」と言って退室する．
6	3 分かそれ以下	2 回目の母子分離．
7	3 分かそれ以下	実験者が入室する．実験者は乳児の行動にあわせて振る舞う．
8	3 分	2 回目の母子再会．母親が入室する．母親は子どもを迎え入れ，抱っこする．実験者は静かに退室する．

境を探索する．そこで安全や安心を脅かす出来事（転んで痛い思いをする，犬に吠えられて怖い思いをするなど）に出会うと，乳児はいったん保護者の元に戻り，安心感を取り戻したあと，再び探索へと出かける．このように乳児は，そこに戻れば安心できる確実な**避難所**として，また，安全と感じたときにそこから探索にでかける**安全基地**として保護者を利用しながら，環境の探索を行い，行動範囲を拡げていく[14]．

　保護者が乳児にとっての安全基地としてどの程度機能しているかをみることで，アタッチメントの個人差を捉えられるのではないかと考えたエインズワースは，アタッチメントの個人差を測定するための方法として，**ストレンジ・シチュエーション法**（SSP）[表2]を考案した[15]．

ストレンジ・シチュエーション法によるアタッチメントの測定

　SSP では，乳児を新奇な状況に導入する→新奇な状況で保護者と分離させる→新奇な場所に 1 人で残される，というように，乳児にマイルドなストレスを累積的に与えていく．そして，①保護者との分離時（エピソード 4 と 6）に泣きや混乱を示すか，②分離後の保護者との再会時（エピソード 5 と 8）にすぐに落ち着きを取り戻すか，③実験室を探索する際に保護者を安全基地として用いるか，という点に着目し，アタッチメントの質を，基本的には以下の 3 つに分類する．

① 安定型（B タイプ）：保護者との分離時には苦痛を示し，再会時には保護者に積極的にアタッチメント行動を向け，なだめてもらうとすぐに落ち着き，探索を再開する．アタッチメント行動と探索行動のバランスがとれ，保護者が安全基地として十分に機能している．

② 不安定－回避型（A タイプ）：保護者との分離時に苦痛を示さず，再会時にも保護者を求めず玩具で遊び続け，保護者とのかかわりを避けているようにみえる．保護者が，子どもにとっての安全基地としてあまり機能していない．

③ 不安定－抵抗／両価型（C タイプ）：保護者との分離時に強い苦痛を示し，再会時には保護者に接触を求めるが，それによってすぐに落ち着くわけではなく，保護者を叩く，蹴るなどして怒りをあらわにする．保護者が安全基地として十分には機能していない．

　その後，3 タイプのいずれにも分類不能で，説明困難な行動（突然すくむなど）や矛盾

した行動（保護者に顔を背けながら近づくなど）を示す**無秩序・無方向型（D タイプ）**というタイプが発見された[16]．このタイプの特徴は，アタッチメント行動に一貫性やまとまりがなく，保護者を安全基地として利用したいができない，という葛藤状態におかれているようにみえる点にある．これは，ストレスを経験したときに一貫して用いうる対処方略がない，ということであり，病理性が高いといえる．

3）アタッチメントの個人差を生み出すもの

　前述のようなアタッチメントの個人差は，どのようにして生じるのであろうか．この問いについて検討すべく，エインズワースらは，SSP の実施に先行して家庭での母子のやりとりを観察し，母親のかかわりと後に測定された乳児のアタッチメントのタイプとの間にどのような関連があるかを調べた．その結果，子どもの発する信号に対する母親の敏感性（乳児の視点から物事を捉えることや，乳児の信号を正確に解釈し，適切かつ迅速に応答すること）が，安定したアタッチメントの先行因であることを見出した．また，アタッチメントが回避型の乳児の母親においては拒否的なかかわりが，抵抗／両価型の乳児の母親においては一貫性のないかかわりが特徴的にみられたという．

　また，近年では，物事を子どもの視点から捉え，幼い子どもであっても心をもった一人の人間としてみなす傾向をさす**マインド・マインデッドネス**や，意識的または無意識的に自己や他者の心の状態を推測する**メンタライゼーション**の力が，安定したアタッチメントの形成にかかわるといわれている．さらに，アタッチメントの個人差には，子どもの気質（12 章参照）や保護者自身のアタッチメントに関する表象，また，ソーシャルサポートや夫婦関係なども複合的に関与することが明らかにされている[17]．

　なお，無秩序型・無方向型の乳児の母親については，虐待をしたり，子どもに脅威を与えたり，あるいは子どもの存在に脅えたり，混乱した養育行動をとるなどの特徴がみられ，保護者自身が未解決の対象喪失やトラウマを抱えていたりすることが見出されている[17]．

4）アタッチメントと情動発達

　アタッチメントの個人差は，情動制御や情動理解などの情動発達とも密接な関連をもつ．先にみた SSP における各アタッチメントタイプの特徴には，各タイプの乳児が保護者との近接を維持すべく発達させてきた情動表出の仕方が表れている．たとえば，保護者から敏感な応答を受けてきた安定型の子どもは，自分の情動をオープンに表出することで，不快情動を経験したときには保護者から助けを引き出すことができ，快情動を経験したときには，それを保護者と共有することができる．これに対して，回避型の乳児は，情動の表出を最小化する．回避型の乳児の保護者には，子どもが苦痛を示すとそれを拒絶する傾向がある．子どもは不快な情動を表出しないほうが保護者の近くにとどまることができるため，自身の不快には注意を向けず，保護者に慰めや助けを期待しないことで，ストレスに対処しようとする．また，抵抗／両価型の乳児は，情動表出を誇張する，という方略をとる．抵抗／両価型の乳児の保護者は応答に一貫性を欠くため，保護者から確実に応答を引き出すべく，情動表出を最大化する．しかし，そのことによってかえって不快情動が過度に長引き，情動を制御することが難しくなる．

　また，情動理解の発達が進む幼児期において，安定したアタッチメントをもつ子どもは，どのような状況でどのような種類の情動が生じるかという，状況と情動の関連の理解が進

153

んでいたり，情動状態を含む自他の内的状態に関する言語の使用能力が高かったりすることが見出されている[18].

3. 情動発達への支援

　保護者との間での情動的コミュニケーションが十分でなかったり，きわめて偏ったものであったりする場合，子どもは情動の認識や言語化，情動の制御において問題を抱えやすくなる．とりわけ，アタッチメント対象となる人物がいなかったり，アタッチメント対象がいたとしてもその人物から虐待的なかかわりを受けたりしている場合には，深刻な問題を抱えやすい（コラム 141 頁を参照）．

　情動は，他者とのやりとりや自己の行動，対人関係のすべてにかかわるものである．したがって，行動上の問題や心理的問題のほとんどに，情動発達の問題がからんでいるといっても過言ではない．支援を行うにあたっては，まず，問題とされる行動や状態の背後にどのような情動発達の問題があるのか（たとえば，自他の情動の認識に難しさを抱えているのか，情動を言語化することに難しさを抱えているのか，怒りなど特定の情動の制御に難しさを抱えているのかなど）を，丁寧かつ的確に読み取ることが大切である．本章ではふれることができなかったが，情動発達の問題が，生まれつきの中枢神経系の障害（自閉スペクトラム症など）に由来している場合もある[20]．情動発達のどの部分にどのようなつまずきがあるのかを把握できれば，支援の方向性や方法が明確になる．

　情動発達への支援においては，予防的な支援を行うことの意義も大きいと考えられる．現在，学校現場では子どもが「キレる」という現象，すなわち，怒りの制御不全への対応が課題となっている．これを受け，小学校や中学校では，子どもを対象とした**アンガーマネージメントプログラム**（自身の怒りとうまく付き合い，怒りに対処すること）が実施されており，一定の成果をみせている．子どもは身近にいる大人を自身が情動を扱ううえで

[表3] 発達上の問題や不適応に関連するリスク要因とプロテクト要因 （氏家，文献 20，2006 を一部改変）	
リスク要因	プロテクト要因
子どもの特徴	
扱いづらい気質	扱いやすい気質
認知能力の問題	知的能力の高さ
不安定なアタッチメント	安定したアタッチメント
自己評価の低さ	自己評価の高さ
質量ともに貧弱な仲間関係	ポジティブな仲間関係
学校への適合の悪さ	学校への前向きな態度，環境，要因
環境要因	
家庭内の暴力	良好な夫婦関係
経済的問題	安定した職と収入
敵対的な家庭の雰囲気	ポジティブな家族間の関係
親の精神疾患	親の心理的健康
地域環境の貧弱さ	豊かな社会的ネットワーク
公的サービスの不十分さ	公的サービスの充実

のモデルにすることをふまえると，子どもだけではなく，親や教師などの大人がこうしたプログラムを受講することにも一定の意義があると思われる．

　これまで発達早期の保護者との関係性が，子どもの社会情動発達にもたらす影響について述べてきたが，子どもの発達にかかわる要因には，保護者との関係性以外にもさまざまなものがある［表3］．そのなかには発達に阻害的に働くもの（リスク要因）もあれば，発達に促進的，保護的に働くもの（プロテクト要因）もあり，保護者へのアタッチメントは，あくまでもそのうちの一つであるということを忘れてはならない．

　発達のある時点で逆境を経験しながらも，後の適応に問題をきたさない人や，一度は不適応な状態に陥ったとしても，そこから回復する人もいる．このような発達の柔軟性や回復力は**レジリエンス**（resilience）と呼ばれているが，レジリエンスにかかわる要因や仕組みとして次の3つをあげることができる[20]．1つは，表3にも示した，プロテクト要因の存在である．プロテクト要因が多くあれば，さまざまなリスクによる悪影響は軽減される．2つめは，劣悪な環境の改善を含む，環境の変化である．3つめは，発達の区切りである．発達の区切りとなる時期に，新たな認知能力や社会的能力が獲得されると，子どもの他者との関係や行動は変化し，それによって問題が引き起こされる可能性は低くなると考えられる．たとえば青年期には，形式的操作の発達によって，親子関係を含む自身の過去の経験を異なる視点から捉え直すことや，親友という新たなアタッチメントの対象を得ることが可能となる．こうしたことは，子どもが柔軟性や回復力を得るきっかけになりうる．発達の可塑性，すなわち，発達における変容の可能性は，発達の節目ごとに存在するのである．

11章　Q and A

Q1　情動発達に関する以下の記述のうち，誤っているものを2つ選びなさい．

1. 自分が経験したことのない不確かな状況におかれたときに，乳児が保護者の表情をうかがう現象を，社会的参照という．

2. 罪悪感や恥といった情動は，4歳頃になって発現する．

3. 自身の情動表出を意図的にコントロールできるのは，児童期になってからである．

4. 高齢期には，さまざまな機能が喪失されることから，ネガティブな情動の経験頻度は他の時期よりも高くなる．

5. 青年期には情動制御の効率性が下がるが，これは，情動の賦活にかかわる脳の部位の成熟に比して，情動の抑制にかかわる部位の成熟はゆっくりであるためである．

Q2 アタッチメントに関する以下の記述のうち，正しいものを 1 つ選びなさい．

1. アタッチメントの行動システムは，生まれつき備わったものではなく，子どもー保護者間の相互作用によって形成されるものである．
2. 保護者へのアタッチメントは，乳幼児期に限られたものである．
3. 回避型のアタッチメント，両価／抵抗型のアタッチメント，無秩序・無方向型のアタッチメントは，いずれも非適応的な，病理性の高いアタッチメントである．
4. 乳児期に形成されたアタッチメントの質は，その後の養育環境がどのようなものであれ，青年期，成人期になっても変わらない．
5. アタッチメントは，情動喚起の制御や情動表出の制御と密接な関係をもつシステムである．

Q1 | **A** …… 2, 3
解説

　罪悪感や恥などの自己意識的評価的情動が発現するのは，客体的自己意識が獲得され，かつ行動に関する基準やルールが取り入れられる 2 歳の後半頃とされている．

　高齢期には他の時期に比べ，ポジティブな情動がよく維持され，ネガティブな情動の経験頻度が低下する．こうした現象はポジティビティ効果と呼ばれている．

Q2 | **A** …… 5
解説

　アタッチメントとは，生得的な生物学的システムであり，乳幼児期に限らず生涯にわたり存続するものである．子どもから保護者へのアタッチメントには，保護者が安全基地としてどの程度機能しているか，また子どもが保護者を安全基地としてどう用いるかを反映した個人差がある．不安定なアタッチメントのうち，回避型，両価型では，子どもが示す対処行動に一貫性があるのに対し，無秩序・無方向型では対処行動に一貫性がなく，前述の 2 つの型よりも病理性が高い．アタッチメントの質は，環境の変化が小さい場合には，青年期・成人期までそのまま持続するが，環境の変化が大きい場合には，変わる可能性もある．

文献

1) Fox, N.A.（Ed）: The development of emotion regulation: Biological and behavioral considerations. Monographs of the Society for Research in Child Development, Serial No.240, 59, 1994.

2) Salovey, P, Mayer, JD: Emotional Intelligence. Imagination, Cognition, and Personality, 9: 185-211, 1990.

3) キャロライン・サーニ（著），佐藤　香（監訳）：感情コンピテンスの発達．ナカニシヤ出版，2006.

4) Lewis, M.: The emergence of human emotions. In M. Lewis, et al.（Eds.）, Handbook of emotions. 3rd eds, The Guilford Press: New York, 2008, pp304-319.

5) 坂上裕子：乳児期の感情．感情と動機づけの発達心理学（上淵　寿編著），ナカニシヤ出版，2008, pp25-44.

6) Klinnert, M.D., et al: Emotions as behavior regulators: Social referencing in infancy. Emotions in Early

Development. In R. Plutchik, H.Kellerman（eds）, Emotions in early development. Academic Press, 1983, pp57-86.

7）久保ゆかり，野田淳子：幼児期の感情．感情と動機づけの発達心理学（上淵　寿編著）．ナカニシヤ出版，2008, pp65-84.

8）Pons, F., & Harris, P.: Children's understanding of emotions or Pascal's "Error": Review and prospects. In V. LoBue et al.（Eds.）, Handbook of emotional development. Springer Nature Switzerland AG. 2019, 431-449.

9）久保ゆかり：児童期の感情．感情と動機づけの発達心理学（上淵　寿編著）．ナカニシヤ出版，2008, pp105-124.

10）Cole, P.M.: Children's spontaneous control of facial expression. Child Development, 57: 1309-1321, 1986.

11）Gnepp, J., Hess, D.L: Children's understanding of verbal and facial display rules. Developmental Psychology, 22: 103-108, 1986.

12）Sommerville, L.H.: Emotional development in adolescence. In L F Barrett, M et al（eds）: Handbook of emotions. 4th eds, The Guilford Press: New York, 2016, pp350-365.

13）Mather, M., Ponzio, A.: Emotion and aging. In L F Barrett, M Lewis, et al（eds）, Handbook of emotions. 4th eds, The Guilford Press: New York, 2016, pp319-335.

14）J・ボウルビィ（著），黒田実郎他（翻訳）：愛着行動：母子関係の理論（1）．岩崎学術出版社．1991.

15）Ainsworth, M, et al: Patterns of attachment. A psychological study of the strange situation. Lawrence Erlbaum Associates., 1978.

16）Main, M, Solomon, J: Discovery of an insecure-disorganized/disoriented attachment pattern. In T B Brazelton, M W Yogman（eds）, Affective development in infancy. Ablex Publishing. 1986, pp95–124.

17）ビビアン・プライア，ダーニヤ・グレイサー（著），加藤和生（監訳）：愛着と愛着障害．理論と証拠にもとづいた理解・臨床・介入のためのガイドブック，北大路書房，2008.

18）篠原郁子：Sensitivity の派生概念と子どもの社会的発達　―アタッチメント研究からの展望―．心理学評論，58：506-529，2015.

19）菊池哲平：自閉症児における自己と他者，そして情動―対人関係性の視点から探る．ナカニシヤ出版，2009.

20）氏家達夫：発達の病理と可塑性．基礎　発達心理学（氏家達夫，陳省仁編），日本放送出版協会，2006.

（坂上裕子）

12章 パーソナリティの発達

到達目標 ∙∙

● パーソナリティの理論について説明できる.
● パーソナリティの発達過程について理解できる.
● パーソナリティの病理とその支援方法について説明できる.

CASE

川井光二君（仮名）は7歳の小学1年生です．小学校に入学して以降，担任の教師から学校での様子について保護者に相談の連絡が頻繁に入るようになりました．たとえば，隣の席の女の子の髪の毛を強く引っ張って泣かせてしまったり，下校中に一緒に帰っていた男の子のランドセルを叩いて転ばせてしまったりといった出来事がありました．先日は，給食中に同級生にからかわれ，カーっとなって相手に殴りかかろうとしました．教師が止めに入り，大事には至りませんでしたが，光二君の怒りはなかなかおさまらず，トイレにこもってしまいました．

小学校入学以前にはこのような行動（友だちとのトラブル）が頻繁に報告されることはありませんでしたが，同い年の子と遊ぶことはあまり得意ではなく，一人で遊んでいるか，年上の子や大人と遊ぶことを好んでいました．

幼い頃から，一度泣き出すとなかなか泣き止まないため，落ち着くまでに時間がかかっていました．また，新しい環境に慣れるまでに他の子ども達より時間がかかり，スイミングクラブに通い始めたときには，「おなかが痛い」と言ってお休みすることがありました．その後，送迎担当の父親の励ましとスイミングクラブのコーチの働きかけにより，楽しく通い続けることができるようになりました．

家では，大好きな工作（空き箱を使ったロボット作り）をしているときは，落ち着いて過ごすことができています．

〔キーワード〕気質と性格，遺伝と環境，相乗的相互作用モデル，ビックファイブ，クロニンジャー理論，行動抑制系（BIS），行動賦活系（BAS），アンガー・マネジメント

　パーソナリティは，ラテン語の persona（仮面）を語源としており，「個人の感情，思考，行動の一貫したパターンを説明するその人の諸特徴」を意味しています．パーソナリティ研究の代表的なものとして，類型論と特性論があります．最近では，気質的要素を考慮した生物学的パーソナリティ理論による研究報告が増えています．支援の際には，支援対象者の幼少期からの行動特徴（気質）を把握し，問題行動だけではなく，望ましい行動の生起がどのような環境要因と関連しているかについて明らかにしていく必要があります．

　CASE の光二君の場合，小さい頃から一度泣き出すと泣き止みにくい傾向があり，新しい環境に慣れるまでに時間がかかることがわかります．同時に，年上の子や大人と遊ぶことを好む様子，また，家で工作をしているときは落ち着いていることも明らかになっています．

　支援時には，光二君の行動特徴（気質）を把握し，自己制御スキルを身につけやすい環境に整え，自己制御スキルの般化を目指します．そのため支援者には，パーソナリティの理論と発達過程について理解するだけではなく，自己制御スキルの獲得にかかわる知識と技法の習得が求められます．

1．パーソナリティの理論

　パーソナリティとは，「個体内における，その環境に対するその人独自の適応を規定する心理・生理系の力動的体制である」と定義されている[1]．日常的には**性格**（character）や**人格**（personality）と表現されることが多い．語源が異なるため，パーソナリティを性格とみなすことに議論は残っているものの，近年，心理学領域ではパーソナリティとカタカナ表記することが一般的である．

1）パーソナリティの類型論と特性論

　パーソナリティの**類型論**とは，原理に基づき典型的な行動や心的特性を設定した類型に分類することで，人の全体像を捉えようとする考え方である．しかし，明確な類型化は難しく，類型に当てはまらない特徴を見逃すこともあり，パーソナリティの発達的な変化を説明しにくい傾向もあることを理解して用いる必要がある．一方，**特性論**では，人間のパーソナリティを多くの人に共通するいくつかの心理的特性の構成とその量的差異によって表している．そのため，パーソナリティの特徴を詳細に把握することや個人間のパーソナリティの相違について比較検討しやすい．類型論・特性論それぞれの特徴を理解し，パーソナリティの把握に用いることが望ましい．

2）パーソナリティの類型論

　クレッチマー（Kretschmer, E.）は精神科医の立場から，精神病患者の体型による性格の違いを発見し，細身型＝分裂気質，肥満型＝循環（躁うつ）気質，筋肉質型＝粘着気質の3つに類型化した．しかし，その分類があまりにも概念的すぎるとの批判から，医学者であり心理学者であったシェルドン（Sheldon, W. H.）は，健常男性の体型の調査をもとに，胎生期の胚葉発達においてどの部位が特に発達しているかによって，内胚葉型＝

神経緊張型（非社交的），中胚葉型＝内臓緊張型（社交的），外肺葉型＝身体緊張型（自己主張的）の3つに類型化した．一方，精神科医であったシュナイダー（Schneider, K.）は，自身の臨床経験に基づき，精神病質者を「自らの異常性に自ら悩む」か「社会がその異常性のために悩まされる存在である人々」とし，自己の異常性に悩むタイプ：「自己顕示」「抑うつ」「自信欠如」「無力」「気分異変」と，他者が悩まされるタイプ：「意志欠如」「発揚」「爆発」「情性欠如」「狂信」に分類した．また，分析心理学の創始者であるユング（Jung. C. G.）は臨床的知見から，対象者の「向性」（心的エネルギーの向け方）を内向性と外向性の2つで捉え，その働かせる心的機能の優位性から，4つの心的機能思考，感情，直感，感覚の組み合わせにより，「外向思考タイプ」「内向思考タイプ」「外向感情タイプ」「内向感情タイプ」「外向直感タイプ」「内向直感タイプ」「外向感覚タイプ」「内向感覚タイプ」の8つに分類した．

　このように，パーソナリティの類型論は，研究者によって類型化の分類数は異なるものの，パーソナリティを大きな枠組みで捉える際に役立つ理論として用いることができる．

3）パーソナリティの特性論

　オルポート（Allport, G. W.）は，人の特性を**共通特性**とその個人がもつ**個人的特性**で分類し，個人のパーソナリティの特徴を**心誌(サイコグラフ)**として示した．次に，キャッテル（Cattell, R. B.）は，オルポートの分類を発展させ，パーソナリティを16以上の両極性をもった獲得性尺度における程度を示すプロフィールとして描写した．さらに，この特性を基に「16パーソナリティ因子質問紙；16PF」を開発した．その後，アイゼンク（Eysenck, H. J.）は，パーソナリティ特性を4つの水準の階層で捉え（階層1「個別的（特殊）反応水準」，階層2「習慣反応水準」，階層3「特性水準」，階層4「類型水準」），キャッテルが16以上と考えた性格因子については，3つの因子「内向・外向」，「神経症傾向」，「精神病的傾向」で十分であるとした．アイゼンクが開発したパーソナリティ検査である「モーズレイ人格目録；MPI」は信頼性・妥当性の高い尺度として多くの国で用いられている．

　因子分析を用いたパーソナリティ研究が進むなかで，ゴールドバーグ（Goldberg, L. R.）は，これまでのパーソナリティ理論をまとめ，パーソナリティ特性を理解するための5因子モデル，すなわち「神経症傾向」「外向性」「経験への開放性」「調和性」「誠実性」の5因子を提唱した．この5因子モデルは，一人の研究者の説というわけではなく，多くの研究者によって別々に提案され，さまざまな文化圏で検証されている．現在では**ビックファイブ**（Big Five）と呼ばれ，最も支持されている性格特性理論の一つである．ビックファイブの枠組みでは，[表1]に示すように主要な（Big）5因子（Five）で必要十分なパーソナリティの全体構造を捉えることができると仮定したことにより，パーソナリティ研究は，生物学・心理学・社会学の視点から学際的に進められるようになった．その結果，パーソナリティを固定的なものではなく変化に富んだダイナミックなものとして実証的に捉えることができるようになった．

[表1] ビックファイブの特性次元とその特徴

特性次元	特徴
N：神経症傾向（Neuroticism）	不安，敵意，抑うつ，自意識，衝動性，傷つきやすさ
E：外向性（Extraversion）	温かさ，活動性，刺激希求性，ポジティブ情動性
O：開放性（Openness to Experience）	知能，空想，審美性，感情，行為，アイディア，価値
A：調和性（Agreeableness）	信頼，実直さ，利他性，応諾，慎み深さ，優しさ
C：誠実性（Conscientiousness）	秩序，良心性，達成追及，自己鍛錬，慎重さ

各特性因子の頭文字から NEOAC と呼ばれることもある

　現在のパーソナリティ特性論研究には二つの大きな潮流がある．一つは，これまで述べたようなオルポート以来の系譜である因子分析研究を基にした5因子モデルである．もう一つの流れは，**生物学的パーソナリティ理論**である．これは，パーソナリティの基盤と何らかの生物学的要因との対応に，人間のパーソナリティの構造的な妥当性を見出そうとするものであり，アイゼンク以来の気質研究がこれに相当し，グレイ（Gray, J. R.）やクロニンジャー（Cloniger, C. R.）による生物学的要因を重視したパーソナリティ理論につながっている．

2．気質と生物学的要因との関連

　気質とは，比較的安定的で，パーソナリティの根幹をなし，発達早期から顕在化する特徴である．また，自律神経性や内分泌系といった生理反応や大脳生理学，遺伝諸要因と関連し，環境からの刺激と遺伝子型の相互作用によって変化するものと定義されている．1996年に「新奇性探究」とドーパミンとの関連が明らかになって以降，気質と生物学的指標との関連性の検討が活発化した[2]．

1）グレイの強化感受性理論
　グレイが提唱した脳内動機づけシステムでは，行動賦活系（BAS），行動抑制系（BIS）の二つの動機づけシステムの競合によって制御されているとし，**強化感受性理論**(reinforcement sensitivity theory ;RST) を提唱した．
　行動賦活系は報酬に関係するシステムで主に報酬や罰からの開放を知らせる合図によって活性化する脳内システムで，このシステムの活性化により目標達成をするための接近行動が引き起こされる．これを人の気質として表現すると衝動性，または衝動的刺激探求にあたり，これが高い人は衝動的で脱抑制的であり，報酬のためなら少々の危険があっても行動に移したり，新たな刺激を探し求めたりする．行動賦活系に関係する脳内システムとしては，中脳辺縁系のドーパミンシステムが想定されている．
　行動抑制系は新奇性刺激や条件づけられた罰や無報酬の信号により活性化するシステムで，このシステムの活性化により進行中の行動が抑制され，潜在的な脅威に対して注意が喚起される．これを人の気質として表現すると不安にあたり，行動抑制系に関係する脳内システムとしては，中隔・海馬系が考えられている．グレイの理論はいくつかある気質

理論のなかでも生理学色の濃い理論であり，その後の気質理論に及ぼした影響は大きい．次に紹介するクロニンジャー（Cloninger, C. R.）の気質理論もその影響を大きく受けたものである．

2）クロニンジャーによる気質と性格のパーソナリティ理論

　クロニンジャーは，パーソナリティの構成概念を気質と性格の両方で捉えるモデルを提唱した[3]．気質は，生理的，遺伝的なものであり，刺激に対する自動的な情動反応であり，神経伝達物質の代謝に規定されるものと位置づけ，性格は，人を主体的にするものであり，個人的な目標と価値が反映されたものであり，発達し変容しやすい側面として捉えた．

　性格は，気質を受け入れ，自分の人生のなかに意味づけるという点で気質に意味を与える．気質が自分の経験する環境を彩り，結果として性格の形成に影響を及ぼすという点で，気質は性格に対してサリアンス（顕現化）という効果をもたらす，という相互影響性を仮定した．

　［図1］に示すように，クロニンジャー理論では，気質を「新奇性探究」「損害回避」「報酬依存」「固執」の4つの次元，性格を「自己志向」「協調」「自己超越」の3つの次元で捉えていることから，クロニンジャーの7次元モデルと呼ばれている．

　また，［表2］にはクロニンジャーの気質次元と，その関連性が想定される神経伝達物質について示した[4]．

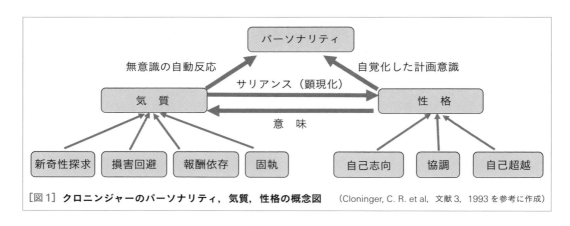

[図1] **クロニンジャーのパーソナリティ，気質，性格の概念図**　(Cloninger, C. R. et al, 文献 3, 1993 を参考に作成)

[表2] **クロニンジャー理論における気質と関連性が想定される神経伝達物質**　(Cloninger, C. R. et al, 文献 4, 1987 より引用，一部改変)

気質	特徴	関連性が想定される 神経伝達物質
NS：新奇性探究 (novelty seeking)	高い：新しもの好き 低い：頑固	ドーパミン
HA：損害回避 (harm avoidance)	高い：心配性 低い：楽観的	セロトニン
RD：報酬依存 (reward dependence)	高い：共感的・感傷的 低い：孤立・冷静	ノルアドレナリン
P：固執 (persistence)	高い：完全主義 低い：適当	明確な特定の神経伝達物質の関連が想定されていない

3）情動制御における気質的個人差

　ロスバート（Rothbart, M. K.）は，**エフォートフル・コントロール（EC）** という概念を用い，自己の統制能力を測定し，この能力が低いと性格や社会情動が適応的でないことを示した．EC とは，「実行注意（executive attention）の効率を表す概念で，顕現して継続中の反応を抑制し，非顕在的な反応を開始したり，計画を立てたり，誤りを検出したりするための能力」と定義され，次の 3 つの下位尺度から構成されている．第 1 は，不適切な接近行動を抑制する能力としての「行動抑制の制御」であり，第 2 は，ある行動を回避したいときでもそれを遂行する能力としての「行動始発の制御」であり，第 3 は，必要に応じて集中したり，注意を切り替えたりする能力としての「注意の制御」である．

　EC はビッグファイブの 5 性格次元における「神経症傾向」とは負の，「誠実性」とは正の相関を示している．また，共感性や罪悪感などの社会的な行動において情動と正の相関を示すことが確認されている[5]．つまり，EC の高さは自己主張や情動や欲求の抑制，課題に取り組む根気といった自己抑制を含んだ社会的自己制御能力の高さを予測する．逆に，自己制御を可能とする実行機能の低下が怒りの制御にかかわることを示唆した．多くの場合，EC は誕生から幼児期までの間に急速な発達を遂げるが，その発達には大きな個人差があることから，EC には生物学的な要因，たとえば，子どもの成長に伴う脳の前頭部の組織化との関連性が指摘されている．

3. パーソナリティの発達過程

1）発達初期からみられる子どもの個性

　生まれて間もない乳児にも個性があり，発達初期の行動特徴とその後の発達との関連が明らかにされている．

　新生児や乳児の行動の個人差に注目したトマスら（Thomas. A. &Chess, C. & Birch, H. G.）は，子どもの生得的な行動特性がその後の発達にどうかかわるかについて検討した結果，気質の 9 つの次元（活動性・規則性・接近と回避・順応性・反応の強さ・反応の閾値・機嫌・気の紛れやすさ・注意の幅と持続性）を組み合わせ，3 つの典型として捉えた［表3］[6]．

[表3] **気質の特徴**　　　　　　　　　　　　　　　　（Thomas. & Chess, 文献 6, 1968 より引用）

気質の型	育てやすい子	出だしの遅い子	むずかしい子
気質の特徴	・睡眠・排泄などの身体リズムが規則的 ・新しい刺激に接近する ・順応性が高い ・いつも機嫌がよい	・睡眠・排泄などの身体リズムが規則的 ・新しい刺激に回避的 ・スタート時の順応性が低い ・少しずつ順応していく ・機嫌は良い	・睡眠・排泄などの身体リズムが不規則 ・順応性が低い ・不機嫌なことが多く，泣くなどの反応が強い

2）新生児期の行動特徴と自己制御行動との関連

　「ブラゼルトン新生児行動評価」（NBAS）は，新生児の神経行動発達の評価方法であり，新生児小児科分野および発達心理学分野で広く利用されている［表4］.

　ブラゼルトン（Brazelton, T. B.）は，新生児を外界との相互作用によって諸機能を獲得する主体とし，新生児の発達は自律神経系，運動系，状態系（state），注意・相互作用系の4つの行動系の組織化と中枢神経系の発達，外環境との相互作用によって獲得されるとした.

　NBASでは，検査者との相互作用を通して，①新生児の各行動系の安定と全体の組織化，②新生児が外界から受ける影響（ストレス），③新生児の能動的な外界への行動（相互作用の能力）を評価するように意図されている. これにより評価された新生児の行動特徴から，発達初期の段階での自己制御行動が確認でき，個性の一端を測定することが可能となっている. つまり，NBASなどを用いて発達初期の個性を丁寧に把握し，適切な支援や介入に役立てることが望まれる.

[表4] 新生児行動評価（NBAS）の7つのクラスターと行動評価項目

クラスター	行動評価項目
1 慣れ反応（habituatin）	睡眠中での光・音・触刺激に対する慣れやすさ
2 方位反応（orientation）	視聴覚反応，敏活性
3 運動（motor）	引き起こし反応，防御反応，活動性，運動の成熟性
4 状態の幅（range of state）	興奮の頂点，状態向上の迅速性，興奮性，易刺激性
5 状態調整（regulation of state）	抱擁，なだめ，自己沈静，手を口に持っていく行動
6 自律神経系の安定性（autonomic stability）	振戦，驚愕，皮膚色の変化
7 誘発反応（reflexes）	筋緊張，原始反射

3）発達初期からの子どもの行動特徴とその後の発達との関連

　ストレスに対する我慢強さ（ストレス耐性）の個人差とその連続性について検討した研究[7]によると，図2に示す通り，生後3日目の時点でのストレス（安全ピンでかかとを少し突かれる）への耐性と，生後6か月の時点でのストレス（おもちゃを取り上げられる）への耐性に関連性があり，生後3日目の段階で我慢強かった子は生後6か月時点で与えられたストレスに対しても我慢強かったことが確認されている. このように，発達初期にみられる我慢強さという行動特徴がその後も"その子らしさ"としての個人差につながっていくことがわかる.

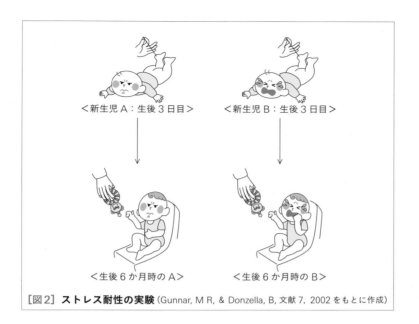

[図2] **ストレス耐性の実験**（Gunnar, M R, & Donzella, B, 文献 7, 2002 をもとに作成）

　ニュージーランドの街ダニーディンにおける長期縦断研究である「ダニーディン 健康と発達に関する学際研究」では，ニュージーランド人約 1,000 名を対象とし，出生時（1972 ～ 1973 年）に調査登録し，その後 3 歳の時点から，以降，15 歳まで 2 年ごとに追跡調査されてきている．その研究のなかで，発達初期の気質が 23 年後（26 歳時点）の行動特徴と関連を示したことから，子どもの初期の行動特徴が大人としての特徴的な行動や思考，感情を予測することが示され，人生初期のパーソナリティの基礎を示す研究として注目されている．しかしながら，パーソナリティがすべて気質によって規定されているわけではないことも，これまでの研究から明らかになってきている．

4. パーソナリティの発達にかかわる遺伝要因と環境要因の相互作用

1）環境適合理論（goodness of fit model）
　トマスらは，対象児の問題行動や精神疾患といった後の不適応の発現と気質的特徴との関連を詳細に検討し，子どもが発達初期から示す気質的特徴とその子どもがおかれた環境との相性の良し悪しによって，環境に適応的な発達と不適応的な発達が顕現化していくとする理論を提唱した．適合の良さとは，親や周囲の大人の期待や要請といった養育態度が子どもの気質的特徴とうまく整合しているときにみられ，子どもは健全に発達していくことができる．適合の悪さとは，養育環境と子どもの気質との照合が一致しない場合に，子どもの健全な発達が阻害されることを意味している．つまり，養育環境が一方的に子どもの発達に影響を及ぼすのではなく，子ども側の要因と養育環境側の要因との照合が大切であるとしている．

2）相乗的相互作用モデル（transactional model）
　社会性の発達に関する**相乗的相互作用モデル**では，子ども自身が養育行動を形成する能

動的な存在とみなしている．これは，サメロフ（Sameroff, A.）[8] らによって提唱された考え方であり，子どもと養育者の影響が時間の経過のなかで互いに作用し合い，後のパーソナリティの発達にかかわると考えるモデルである [図3]．

　これによれば，環境要因としての親の特性（E）と，子どもの気質（C）は相互に影響し合っており，調査1時点における親の特性 E1 が，調査2時点の子どもの気質 C2 に影響を及ぼすと同時に，C1 が E2 にも影響を及ぼしている可能性が想定される．

　相乗的相互作用モデルについて，パターソン（Patterson, G. R.）は，「親が子どもの行動を形成し，また子どもが親の行動を形成する過程」であると指摘している．これらの研究成果を受けて，1990年代以降，個人と環境とのダイナミックな時系列的相互作用の枠組みによる研究が本格化してきている．

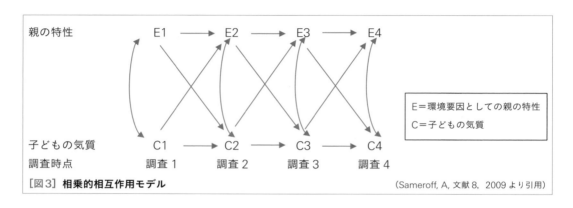

[図3]　**相乗的相互作用モデル**　　　　　　　　　　　　　　　（Sameroff, A, 文献8, 2009 より引用）

5. 子どもの気質の問題とその支援

1）気質と外在化・内在化問題行動との関連

　幼児期から青年期までの子どもの問題行動は **外在化問題行動**（externalizing problems）と**内在化問題行動**（internalizing problems）の2つに分類できる[9]．外在化問題行動とは，年齢相応に状況に見合った行動をコントロールすることができず，注意散漫や攻撃的，反社会的行動などの問題行動をとり，本人よりも周囲が問題を感じる行動である．一方，内在化問題行動とは，過度の不安や恐怖，抑うつなど，他人よりも本人が問題を感じている行動とされている．外在化問題と内在化問題は，子どもの問題行動と精神症状に関する広範囲なチェックリストである「子どもの行動チェックリスト」（CBCL）で把握可能である[9]．このチェックリストを用いた複数の研究から，外在化問題行動と内在化問題行動の間には中程度の正の相関があることが報告されている，その要因として，エフォートフル・コントロール（EC）の低さが両問題行動の共通の遺伝的素因である可能性が示唆されている[10]．つまり，一見すると攻撃的な問題行動とみえる場合にも，同時に過度の不安や恐怖を抱えている可能性があることなどを視野に入れながら支援を行う必要性がある．

　これまでの研究で得られた知見として，児童期後期にみられる外在化問題行動の発端が乳幼児期から認められていたこと，対象児の外在化問題行動傾向に由来する育てにくさが，親の子どもに対する否定的な愛着感につながっていたこと，さらに，時系列的な相互作用

に着目した縦断研究を行うことにより，子どもの問題行動の年齢に伴う変化，および子どもの問題行動を防御する要因（夫婦関係の良好さなど）にも言及することが可能となっている．このようにパーソナリティの発達は単一方向的ではなく，複雑な要素の相互作用から成ることを理解しておく必要がある．

2）問題行動への対応方法

問題行動の機能分析とは，問題行動の主な機能，つまり「行動の目的」に焦点をあて，問題行動の形成・維持の背景要因を探ることである．問題行動を機能的に分析することから得られた見解に基づき，介入方針や対応方法について検討していく．行動の機能（目的）は主として次の4つに分けて捉えることができる．第1は，事物の獲得であり，ほしいものを手に入れることを目的とした行動である．第2は，課題からの逃避であり，課題や作業の中断・中止を目的とした行動である．第3は，注意の獲得であり，他者の注目を得ることを目的とした行動である．第4は，感覚刺激の獲得であり，自己刺激を得ることを目的とした行動である．問題行動の背景には4つのいずれかの機能，または，複数の機能が存在すると考えられる．問題行動の機能分析の手法を取り入れた具体的なアプローチとして，**ペアレントトレーニング**も多くの心理的支援の現場で活用されている．ペアレントトレーニングとは，保護者が子どもの行動を観察し，子どもの特徴を理解することや，子どもの気質・特性にあった対応方法について学ぶことにより，子どもの問題行動の減少を目指すものである．

このほか，外在化問題行動への対応として，社会性と情動の学習（social and emotional learning; SEL）の具体的なプログラムが開発・実践され，子ども達の社会性向上に貢献していることが報告されている（セカンドステップなど）．

3）怒りの扱い方

子どもの外在化問題行動，すなわち年齢相応に状況に見合った行動をコントロールすることができず，注意散漫や攻撃的，反社会的行動などの問題行動については，特に「怒り」という形で表出されることが多い．多くの場合が，自傷他害という目に見える形での問題行動となるため，家庭や保育・教育現場において緊急に対処すべき問題として焦点をあてやすい状態像といえる．

怒りの情動を扱ううえで支援者が配慮すべきことは，子ども自身が自分の情動状態に目を向け，自分自身で対処する力を育てることができるようにサポートすることである．支援者は，子どもが「自分の機嫌は自分でとる」ことが可能となるように，子どもが「安心・安全」と思える環境や，子どもが自分自身の負の情動と向き合える時間を年齢に即したかかわりのなかで提供することが重要になってくる．

アンガーマネジメントは，「混沌とした気持ちを整理し，状況を客観的に見る力を育てることを通じて，衝動性が高まっても自分で沈静化し適切な表現や問題解決ができるような力を学ぶプログラム」（アンガーマネージメント研究会）と定義されており，怒りをコントロールする際に，認知面だけではなく，情動・心理面，行動面にも焦点をあてている．また，アンガーとは，「さまざまな情動が入り乱れ，混沌とした状態」であり，単なる怒りではなく，悲しみや悔しさや苛立ち，焦燥感，嫉妬などいろいろな気持ちを含んでいるものとされている．

怒りのコントロールについては，認知行動療法の枠組みのプログラムが多く，アトウッド（Attwood, T.）は，「感情をみつけにいこう」というプログラム名を付けて体験的セッションを通した怒りの扱い方の学習機会を提供している [11]．「感情をみつけにいこう」のセッションのなかでは，①自分自身を知る，②なぜ怒りを感じるのかについて理解する，③リラックスした気分になるにはどうしたらよいか考える，④感情をコントロールする，⑤ネガティブな認知スタイルに気づく，⑥対処法を学ぶ，といったことを子ども達目線で，子ども達が主体的に学ぶことが可能なワークを備えている．

　怒りの情動を落ち着かせる方法としては，生理心理学的アプローチも有効であることから，漸進的筋弛緩法（筋肉のリラックス）や呼吸法によるリラクセーションも「怒り」のコントロールプログラムに盛り込まれることが多い．これは，怒りを感じると身体が戦闘モードになっていることから，覚醒状態が長期化しすぎて脳の興奮状態が続き，冷静な判断力を奪うといった悪循環を断ち切るための方法として有効である．子ども達向けの認知行動療法では，イラストを用いて「怒り」を自分でコントロールするためのワークブックを作成した [12]．そのなかで，怒りの気持ちをゆったり静める方法として，深呼吸やストレッチ，身体をリラックスする方法を紹介している．支援者は，支援対象児の年齢や状態を的確に把握し，対象児が理解しやすい方法で，呼吸法やマインドフルネス（瞑想法）などの実践方法を習得しておくとよいだろう．

4）不安への対処方法

　子どもの内在化問題行動（過度の不安や恐怖，抑うつなど）への対処方法は，既に述べた「怒り」への対処方法と共通する．その背景には先にふれたように，外在化問題と内在化問題の背景に，共通する傾向（攻撃的な問題行動とみえる場合にも，同時に過度の不安や恐怖を抱えている可能性）が存在するためである．ただし，外在化問題行動とは異なり，内在化問題行動は他者に見えにくい場合も多いため，「おとなしい子」「自分の意見をはっきりと言わないタイプ」などの誤った認識がなされ，内在化問題が見落とされ，長期化してしまう怖れもある．そのような状況に陥らないためにも，支援者は的確なアセスメント力（検査に関する知識や技能だけではなく，かかわりのなかでのわずかな変化にも気づく観察力，支援対象児の関係者から得られた情報を集約する力など）を養成していくことが求められる．

　とりわけ，子ども自身が「不安」と上手につきあえるようになり，心配に飲み込まれないようになるためにも，認知行動療法の枠組みを用いた支援プログラムの有効性が確認されている [11]．特に，アトウッドは感情を理解したり表現することに著しい困難があり，不安障害や怒りをコントロールできないといった問題を抱えるとされる自閉スペクトラム症の子ども達への認知行動療法プログラムの適用を試みており，その効果を実証している．具体的には，自閉スペクトラム症児の特性（脳の実行機能の障害・扁桃核の構造的・機能的異常）を考慮したプログラムとして，最初に情動学習（さまざまな感情についての学習）が行われ，人が感情をどのよう概念化しているのか，また，認知や感情が行動とどのようにつながっていくのかについてワークを通して体験的に学ぶことが可能となっている．たとえば，認知的再体制化を行うワークでは，誤った信念を修正できるように，感情の理由づけと認知的コントロールが確実に行われるように働きかけていく．その際，支援者側は自閉スペクトラム症児の特性として，「言葉を文字通りに解釈する傾向」や「言われたこ

とがジョークだとわからない傾向」があることを把握したうえで，端的にわかりやすく伝えることを心がける必要があるだろう．このような姿勢は自閉スペクトラム症児だけではなく，多くの子ども達にとって有効な方略であると考えられる．

　自分の情動と向き合うことは，大人であったとしても，ときとしてかなりのエネルギーを要するものである．特に困難な状況にある子ども達は，自分の情動について考え，コントロールすることよりも，問題を外在化または内在化させるほうが楽であるという誤った学習を繰り返してしまっている可能性が高い．しかしながら，いざ「怒り」や「不安」を自分でコントロールする方法について学習し，その方法を使いこなせるようになることは，現時点での問題行動の減少だけではなく，中長期的な視野に基づく適応を支える力となっていくものと考えられる．支援者は，子ども達の問題行動への対応方法を考える際，いま起きている問題への対処力を高めるとともに，予防的および中長期的視野に基づくアプローチについても日頃から理解を深め，実践力を身につけておく必要があるだろう．

12章　Q and A

Q1 パーソナリティ理論の説明で誤っているものを1つ選びなさい．
1. パーソナリティの5因子モデルは，一般的に Big5 とよばれている．
2. Allport, G.W. は，個人のパーソナリティの特徴を「心誌」として示した．
3. Kretshmer, E. は，精神病患者の分析から患者の体型による性格の違いを発見した．
4. クロニンジャー理論では，気質を「新奇性探究」，「損害回避」，「報酬依存」，「協調性」の4つの次元で捉えている．
5. Jung.C.G. は，心的エネルギーの方向を内向性と外向性の2つで捉えた．

Q2 パーソナリティの発達過程に関する記述として正しいものを1つ選びなさい．
1. 新生児は受動的存在であり，パーソナリティの個人差は認められない．
2. 気質の「新奇性探究」は神経伝達物質の「セロトニン」との関連が示されている．
3. パーソナリティは環境からの働きかけのみの影響を受けて発達する．
4. ストレス耐性の個人差は発達初期には認められない．
5. 相乗的相互作用モデルでは，子どもを「養育行動を形成する能動的な存在」とみなす．

Q1 ┃ A……4
　　　　解説
　　　クロニンジャー理論では，気質を「新奇性探究」「損害回避」「報酬依存」「固執」の4つの次元，性格を「自己志向性」「協調性」「自己超越性」の3つの次元で捉えているため，設問4の「協調性」の記述は「固執」の誤りである．

Q2 | A……5

解説

1. 新生児は受動的存在であり，パーソナリティの個人差は認められない．新生児は能動的存在とみなされており，パーソナリティの個人差もすでに表れているので誤りである．

2. 気質の「新奇性探究」は神経伝達物質の「セロトニン」ではなく，「ドーパミン」との関連が示されているため誤りである．

3. パーソナリティは環境からの働きかけのみの影響ではなく，遺伝と環境とのダイナミックな相互作用のなかで発達するため誤りである．

4. ストレス耐性の個人差は発達初期から認められるため，誤りである．

文献

1) Allport, G.W.：Personality: A psychological interpretation, New York. Holt, 1937.

2) Benjamin,J., Li, L., Patterson, et al：Population and familial association between the D4 dopamine receptor gene and Measures of Novelty Seeking.Nature Genetics,12：81-84, 1996.

3) Cloninger, CR,, Svrakic,D.M, et al：A Psychobiological Model of Temperament and Character. Archives of General Psychiatry,50：975-990,1993.

4) Cloninger, C.R., Gilligan, S.B.：NeurogeneticMechanismsofLearning: A Phylogenetic perspective. Journal of psychiatric research, 21：457-472, 1987.

5) Rothbart, M.K.：Temperament, Development and Personality. Psychological Science, 16：207-212, 2007.

6) Thomas, A. Chess,C, et al：Temperament and behavior disorders in children. New York, New York University Press, 1968.

7) Gunnar, M. R., & Donzella, B: Social regulation of the cortisol levels in early human development. Psychoneuroendocrinology, 27：199–220. 2002.

8) Sameroff, A：The transactional model. In A. Sameroff (Ed.), The transactional model of development: How children and contexts shape each other,American Psychological Association， 2009.

9) Achenbach & Edelbrock, 1978; Davison & Neale, 1994 , 菅原，2003 Achenbach & Edelbrock, 1978; Davison & Neale, 1994 , 菅原，2003.

10) 山形伸二，菅原ますみ・他：内在化・外在化問題行動はなぜ相関するか‐相関係数の行動遺伝学的解析，パーソナリティ研究，15：103-119．2006.

11) トニー・アトウッド（著），辻井正次（監訳），東海明子（訳）：アトウッド博士の＜感情を見つけにいこう＞①怒りのコントロール，アスペルガー症候群のある子どものための認知行動療法プログラム，明石書店. 2008.

12) ドーン・ヒューブナー（著）上田勢子（訳）：イラスト版子どもの認知行動療法①だいじょうぶ　自分でできる心配の追いはらい方ワークブック，明石書店．2009.

（眞榮城和美）

母親以外が子どもの世話を受け持つことを「アロマザリング」という．私達の周りを見渡してみると，保育園や幼稚園，学校，学童，塾，スポーツクラブの先生や指導者など，子どもが成人するまでにさまざまな大人が子どもの養育に携わっていることがわかる．かつて，母親が育児をすることは子どものため，あるいは母親であれば当然，育児ができると考えられていたが，そうした考えは，いまでは「母性神話」といわれ，発達心理学の研究では否定されている．

哺乳類の繁殖方略の基本は，子宮の中で胎児を大切に育て，生まれ落ちたあとも母乳によって栄養を保証する点にある．確かに哺乳類では母親は重要な役割を果たすが，人以外の動物でも子育てにおける母親の負担が大きすぎる場合，オスと一緒か，メス同士による共同育児が行われる．人の場合，子どもは二次的就巣性の特徴をもち，育児の負担は大きいことから共同育児が進化したと考えられる．人における男女のペアボンドは，未熟な子どもを父母で協力して育てるための絆と考えられる．さらに，「おばあさん仮説」といわれるように祖母が長生きするほど孫の生存率が高いことも証明されている．このように父親や祖母，その他の血縁者の力を得て，母親の子育ての負担を軽減することにより，子どもの生存率を高めるように人は進化したといえる．

さらに，人の場合，母親以外の誰かが育児の代替えをするだけでなく，子どもの発達を促す社会的システムとしてアロマザリングが成り立っているところに特徴がある．保育園を例にしても，それは母親の単なる代替えではない．保育者が個別に子どもの世話をするだけでなく，子ども集団を形成することで母親だけではできない経験の場を提供し，子ども社会化を促進している．また，子育て支援として，さまざまなサービスが提供されているが，これらは単なる育児スキルを教えたり親の代替えを提供したりするものではない．親同士のコミュニケーションを促進したり，親だけでは提供できない体験を子どもに提供している．さらに，地域コミュニティの活動として行事やお祭りで異年齢同士のかかわりを提供することは，年長の子どもが年少の子どもの世話をしたり教えたりする機会を設け，世代間交流のなかでアロマザリングが生じているといえる．

母子の絆の重要性を発達心理学は強調してきたが，発達心理学の研究の対象が先進諸国の中産階級であり，研究協力を得やすい専業主婦の母子に研究対象が偏ったところから，母子関係にだけ注目することになってしまった．世界を広く見渡すと，母親だけでする子育ては特別であり，「みんなで子育て」が多様に展開されていることがわかる．なかでも，アタッチメント理論は親子の絆を強調してきたが，近年では母親だけをアタッチメント対象とは考えず，子どもは生まれた直後より複数のアタッチメント対象をもつことがわかっている．また，アタッチメントの内的作業モデルについてもさまざまなアタッチメント対象との関係を統合的に組織化するという考えに代わり，母親との関係を親密な関係の鋳型とするという考えは否定されている．さらに，保育園など，集団保育の場で形成されるアタッチメントは，特定の個人の子どもの信号への敏感性ではなく，保育者集団としての子どもへの安全感・安心感の提供が重要とされている．まさに，共同育児が人の子育ての基本といえるのである．

近藤清美

13章 自己の発達

到達目標

● 自己の発達について主体的側面および客体的側面から理解し説明できる.
● 自尊感情や自我同一性などの自己にかかわるキーワードについて理解し説明できる.
● 自己の発達を支える支援について理解できる.

CASE

木原ちかさん（仮名）は算数が得意な11歳の小学5年生の女子です．学校では，おとなしくてやさしい同性の友達といつも一緒に過ごしています．ある日，元気で活発なグループのまりさんが，こっそりアイドル歌手の写真を学校に持ってきて，「私の推しの○くん，かっこいいよね！」と友達に話しているのを聞きました．ちかさんはそれまでアイドルに興味はなかったのですが，家でテレビに出ている○くんを見たら，なんだかドキドキして気になってきました．次の日ちかさんは，まりさんに自分も○くんのファンであることを伝えようと思ったのですが，「へー，そうなの」と軽くあしらわれてしまう気がして話せませんでした．まりさんはハキハキとしていて，目もぱっちりしていて，クラスの人気者です．一方の自分は，ふっくらした頬と細い目で，緊張すると小さな声になってしまいます．お母さんは「そのほっぺがかわいいのよ」と言ってくれるのですが，本当はまりさんみたいなすっきりした小顔になりたいと思っています．まりさんのことがうらやましくて，どんどん自分に自信がなくなってきてしまいました．次の日の算数の授業中，宿題の答えを発表したら，計算ミスで答えが間違っていました．友人から「こんな簡単な問題で間違えるなんてめずらしいね」と言われてしまい，その後から，また違っていたらどうしようという不安から，授業で手を挙げられなくなってしまいました．

〔キーワード〕自己概念，自己意識，自尊感情，自己効力感，自我同一性，ジェンダー，性自認，性的志向

INTRO

　自己とは何かを考えてみると，自分の身体であり，意識であり，記憶であり，「捉えられるような，捉えどころのないような」不思議な存在であることに気づかされます．また自己の周りにいる他者も，自分を理解するためには重要な存在です．CASE のちかさんは，思春期のはじめの時期で外見への関心が強くなり，自分と他者を比較し，自分を否定的に捉えています．またちょっとした失敗体験からやる気も低下してしまっています．自尊感情や自己効力感といった自己の評価的側面，アイデンティティや性に対する意識という点も，青年期に特有の発達をみせます．これらのキーワードから自己の発達の特徴を理解し，社会的適応と自己の発達を支える支援について考えていきます．

1. 自己とは何か

　ジェームズ（James, W.）は，自己を**主体としての自己（I）**と**客体としての自己（me）**の二つの側面から捉えている．I とは，行動する主体としての自己であり，周りの世界をみる主体としての自己である．一方，me とは，「人が自らのものと呼び得るものすべての総和」としての自己であり，人からみられている自己を意味する．

　ナイサー（Neisser, U.）は，認知科学的な立場から 5 つの自己 [表1] を仮定している．**生態学的自己**と**対人的自己**は，物理的環境および対人的環境のなかで直接知覚される主体としての自己の感覚について述べたものである．一方，**概念的自己**，**時間的拡張自己**，**私的自己**は，想起や内省を伴う自己であり，ジェームズの me に相当するものである．以下では主体と客体のそれぞれの側面から，自己の発達について説明する．

[表1] ナイサーの5つの自己		
主体的側面	生態学的自己	物理的環境のなかで直接知覚される自己
	対人的自己	人とのかかわりのなかで直接知覚される自己
客体的側面	概念的自己	経験や知識から構成された自己（自己についての概念，内省的な自己意識が必要）
	時間的拡張自己	過去や未来へ時間的に拡張された自己（記憶され，想起された自己）
	私的自己	自分の意識経験が自分だけのものであると自覚的に意識する自己

1）主体としての自己

　自己の 2 つの側面のうち，主体としての自己は，自己の感覚を通じて知覚される．主体としての自己の感覚は，比較的早くから備わっており，特に，環境と自分の身体を区別して捉えることは，新生児の頃から可能であることが示されている[1]．たとえば生後 24 時間以内の新生児であっても，実験者が乳児の頬をなでる場合（**外部刺激**）と乳児の片手が頬に触れる場合（**自己刺激**）を区別して，外部刺激に対してより多くの反応を示すことが明らかになっている．自分の手で自分の頬に触れることは，手が自分の頬を感じている一

方で，頬は自分の手を感じているという状態であり，このような状態を**二重接触**（double touch）という．これは，環境にある他のものが触れたり，他のものを触れたりすることでは生じない経験であり，自分の身体を特定するものとなる．生まれたばかりでも，自分自身を特定する二重接触刺激と外部刺激を弁別できることは，環境とは識別される自己の感覚，すなわち生態学的自己をもつと仮定されている．また物理的環境だけでなく，周りの人との相互的なやりとり（たとえば，見つめ合う）のなかで，そのなかに位置する自己という感覚，すなわち対人的自己の感覚をもつようになる．

　実際の乳児の姿として，自分の手をじっと見つめること（ハンドリガード）や手を口にもっていってなめるという動作をよく示す．この動作の際に，乳児は手が触れることを予期して口を開けることが示されている．このように乳児はさまざまな感覚や動作を協応させて，自分自身の身体の感覚を発達させていく．

２）客体としての自己

　自己の客体的な側面の理解に関しては，**マークテスト**といわれる鏡に映る自分がわかるかどうかを調べるテストが用いられる．マークテストでは，子どもに気づかれないように鼻の頭に口紅を塗り，鏡の前に連れて行き，子どもに鏡を見せる．そのときに鏡ではなく自分の鼻の頭につけられた口紅を触ることができたならば，鏡映像を自己と認識していること，すなわち客体的な自己の理解が可能と捉える．鏡に対しては，幼い時期から関心を示すが，鏡映像の自己認識ができる子どもは，１歳半過ぎから急激に増え，２歳ではかなりの子どもが自分の姿に気づくようになる．

　客体的な自己の側面は，みられる自己であり，自分が他者からどのようにみえるのかについて理解し始めることといえる．さらにこの時期には，人に注目されて照れくさいという気持ち（**自己意識的情動**）が生じる．自己意識的情動は，客体的自己の認識の成立と関連していることが明らかになっており，自己の認識とともに，他者からみられていることへの気づきが，照れという感情を生じさせる．

３）自己主張と自己抑制

　客体的な自己の認識が可能になる１歳半から２歳という時期は，一般的に**第一次反抗期**や**イヤイヤ期**と呼ばれる時期でもある．この時期には，歩くこともできるようになり，さまざまな面で自分でできることが増える．自分でやりたいという気持ちが強くなるが，すべてがうまくできるわけではなく，できなくて泣いたりかんしゃくを起こしたりすることも多い．また，こだわりも強くなり，たとえば晴れていてもお気に入りの長靴で出かけたいとか，寒くても上着は着たくないとか，親の思いとは異なる主張をする．しかし，これらの主張は親に受け入れてもらえないことも多く，親からの制止や禁止に対して，イヤという気持ちを表出する．このような子どもの姿から反抗期やイヤイヤ期と呼ばれるわけであるが，自分の思いを他者に主張すること，また他者から禁止されることは，自分と他者の思いの違いを知り，自己についてだけでなく，他者の意識にも気づく機会となる．他者の思いに気づくこと，また言語能力の発達とともに，言葉によって自分の思いを伝えることができるようになることで，激しい泣きや思いを爆発させるような自己主張は減少していく．

　そして幼児期になると，自己を抑制する力が顕著な発達をみせる．自分を抑制する力は，

脳の前頭葉（前頭前野）の働きを中心とする**実行機能**と呼ばれ，目標を達成するために，自分の欲求や考えをコントロールする能力として，最近非常に注目されている[2]. たとえば，クッキーを2枚得るために目の前にあるクッキー1枚への欲求をどれだけコントロールできるかを調べた課題（いわゆる**マシュマロテスト**）では，2歳以下では食べたい気持ちを抑えることは苦手で1分程度しか待てないが，3歳では2分，4歳では4分以上待つことができ，5，6歳頃には10分以上待てる子どもがいることが示されている.

このような目標に向けて自分をコントロールする力は，**非認知的（社会情動的）スキル**の一つとして，幼児期にこれらの力を育てることの重要性が指摘されており，保育・幼児教育でも関心が高まっている.

4）時間的な連続性と自己

さらに幼児期には，自分の経験に関する記憶（自伝的記憶やエピソード記憶）に基づき，自分の経験を語るようになる. 日常生活場面での語りに着目した研究では[3]，過去から現在，そして未来に続く連続的な時間の流れのなかでの自己認識である時間的拡張自己の発達が明らかになっている. 3歳半頃に，自分がいなかった頃や生まれた頃に関する語りがみられ，自己の存在の始まりや過去への関心が芽生えていること，4歳頃にはまず過去から現在に至る自己の時間的な流れが認識され，次に連続性が認識され，さらには未来の自己への関心が芽生え，過去から現在，未来に至る自己の時間的連続性が認識されることが示されている.

また客体的な自己の認識をはかるマークテストを，今，目の前の自己像だけでなく，過去の録画映像を用いて検討した研究（**遅延自己映像認知課題**）も行われている[4]. 子どもに気づかれないように頭にシールを貼り，その様子をビデオで録画し，3分後にその録画映像を見せたところ，3分前の映像を見て，頭に付いたシールを取ろうとする子どもは，2，3歳では少なく，4歳になって増加することが明らかになった. この結果から過去の映像（例：ビデオ録画した以前の自己像）と現在の自己を結びつけ，時間的一貫性をもって自己を認知すること，すなわち時間的拡張自己は，先ほどの子どもの語りを対象とした研究と同様に，4歳頃に可能になることが明らかになっている.

2. 自己概念の発達

自分がどのような人であるのかについての経験や知識は，**概念的自己**と呼ばれる. ハーター（Harter, S.）は，幼児期前期から青年期後期にかけての**自己概念の標準的な発達的変化**を，主な内容，構造・組織，値・正確さ，比較の特徴，他者への敏感さという観点からまとめている［表2］[5, 6].

自己概念の内容については，幼児期から児童期前期は，活動，持ち物，好み（例／「サッカーが好き」，「髪の毛が長い」）といった，他者からみえる具体的な特徴が中心である. やさしい，かっこいいといった全般的な特性語も使用できる. 児童期中期から後期になると，能力（例／「スポーツが得意」）や対人的特徴（例／「おしゃべり」）に関する描出が多くみられようになる. 青年期前期では，他者との相互作用や，社会的魅力に影響を及ぼす対人的属性と社会的スキル（例／「明るい」「おもしろい」）が非常に重要となり，抽象的

[表2] 自己表象の標準的な発達的変化					(Harter S., 文献5, 1999, 佐久間, 文献6, 2000 より引用)

年齢時期	主な内容	構造・組織	値・正確さ	比較の特徴	他者への敏感性
幼児期前期	具体的で，目に見える特徴：能力，活動，所有物，好みといった単純で分類的な属性	孤立化した表象：一貫性や調和に欠く：全か無かの思考	非現実的に肯定的，現実自己と理想自己を区別できない	直接的比較はない	大人からの反応（褒美，非難）への予期：他者の外的な基準に合っているかどうかという基礎的な評価
幼児期後期から児童期前期	洗練された分類的属性：特定の能力への焦点化	表象間の基礎的な結合：典型的な対立する属性の結合：全か無かの思考	典型的に肯定的：不正確さが持続	年少の頃の自己との時間的な比較：公正さを判断するための同輩との比較	自己を評価するものとしての他者の認識：他者の意見の初期的な取り入れ：他者の基準が行動を統制する自己のガイドとなる
児童期中期から後期	能力や対人的特徴に焦点化された特性ラベル：仲間との比較による査定：肯定感（worth）についての全般的評価	複数の行動を包含するより高次の一般化：対立する属性を統合する能力	肯定・否定の両面の評価：正確さが増加	自己評価のための社会的比較	自己のガイドとしての機能をもつようになる他者の意見や基準の内化
青年期前期	他者との相互作用および社会的魅力に影響する社会的スキルや属性：役割による属性の区別	特性ラベルを相互調整して単一の抽象概念へ：区分された抽象概念：全か無かの思考：対立語：対立する抽象概念を発見，統合できない	ある時点での肯定的属性：別の時点での否定的属性：不正確な過剰な一般化を招く	社会的比較が継続するが顕著ではなくなる	異なった関係的文脈における異なった基準や意見の内化に向けられた区分化された注意
青年期中期	異なる役割や関係的文脈に関連した属性のより明確な区別化	しばしば対立する単一の抽象概念間の初期の結合：一見，矛盾してみえる特徴を原因とする認知的葛藤：本当の自己を反映しているかどうかへの懸念	肯定的・否定的属性を同時に認識：混乱や不正確さをもたらす不安定性	異なった関係的文脈における重要な他者との比較：個人的寓話	他者の異なった基準や意見が自己ガイドと葛藤することに気づき，自己評価の混乱や行動に動揺をもたらす：想像上の観客
青年期後期	異なった役割に関連した属性の標準化：個人的信念，価値，道徳的基準を反映した属性：将来の自己への興味	単一の抽象概念を有意味に統合し，非一貫性や葛藤を解消するような高次の抽象概念	肯定的・否定的属性の両面について，よりバランスのとれた安定的な見解：限界の受容	自分自身の理想との比較の増加にともない，社会的比較の減少	複数の自己ガイドからの選択：個人的選択を統括する自身の自己基準の構築：自己が目指す自分自身の理想像の創出

な自己属性を構築する.

　評価的な観点（表2における値・正確さ，比較の特徴）から発達をみてみると，幼児期から児童期前期は概ね肯定的である．他者の評価を自己評価のために内化することは難しく，一方，時間的な比較は可能であり，この時期には急速にさまざまな能力が発達するために高い肯定的自己評価をもち続けることができる．児童期中期になると，自己評価のために社会的比較が可能になり，他者との比較から自分の能力について語るようになる．評価が正確かつ現実的になり，肯定・否定の両面からの評価ができるようになる．一方，青年期前期では，より抽象的な捉え方が可能になるが，具体的で目に見える行動から離れてしまうため，不正確かつ否定的に偏った捉え方に陥ってしまうことがある.

　青年期中期では，他者への敏感さが高まり，葛藤，混乱，不安が生じることが特徴的である．重要な他者が自己についてどう思っているかが最大の関心事となり，**想像上の観客**（imaginary audience）を想定して，他者からどうみられているのかを常に気にして行動してしまう．また重要な他者（例／父親，母親，友達）と一緒にいるときの自己や，社会的文脈（例／学校，家庭）に従って変化する自己が増大し，関係に応じてより自己が区別されるようになるが，たとえば友達と一緒にいるときはおしゃべりだが，父親と一緒にいるときはおとなしいというように，それぞれの自己はあまり一致せず，矛盾していることが多い．しかし，矛盾を解消するような方法で自己表象を統合することができないので，葛藤，混乱，不安が生じ，「どれが本当の自己か」という自己の真正性に関する懸念を抱いてしまう．青年期後期になると，個人の信念，価値，基準を反映した属性が内化され，潜在的に矛盾するような抽象概念を統合することができるようになる（例／暗いと明るいは，気分屋の両側面と捉えれば矛盾しない）．また属性間や役割間の潜在的な矛盾を，柔軟性や適応性と評価することで解消できるようになる.

3. 自尊感情と自己効力感

1）自尊感情の定義と発達

　自尊感情とは，セルフエスティーム（self-esteem）の訳語であり，自分自身を自ら価値あるものとして感じることを意味する[7]．自己の評価的側面を表す言葉として使用されており，全体的自己に対する評価的感情として定義されている．心理学の研究では，自尊感情を測定する際に，ローゼンバーグ（Rosenberg, M.）の**自尊感情尺度**[8]がよく使用される.

　自尊感情を，全体的な自己の評価と捉えた場合，子どもは何歳頃から自尊感情をもつのだろうか．幼児であっても，うまくいったときに満足げな表情，誇りの感情を示すことはある．しかし表2に示したように，領域特定的な評価を統合して，全体的な評価をすることは，8歳以前では難しく，また自己評価のために社会的比較を行うことができないため，全般的な評価としての自尊感情は，児童期中期以降に生じると考えられている.

　では，自尊感情は発達に伴いどのように変化するのであろうか．ローゼンバーグの自尊感情尺度日本語版による自尊感情の発達的な変化を検証した研究では[9]，1980〜2013年までに日本で刊行された査読誌に掲載された256研究（48,927名）を対象に，時間横断的メタ分析を行った結果，年齢段階については，大学生を基準として，調査対象者が中学

生・高校生であると自尊感情の平均値が低く，成人以降であると平均値が上昇することが明らかになっている．つまり青年期で低い状態から，大学生で上昇し，成人期以降にさらに上昇していくことを示している．これらの結果は，32万人を対象としたアメリカの大規模横断調査[10]とほぼ同じ結果となっている．また，このアメリカの調査では，このような生涯にわたる変化過程が男女ともにほぼ同様であること，しかし性差は年齢群によって異なり，児童期ではみられず，青年期と成人期では女性よりも男性のほうが得点が高く，特に13〜17歳での落ち込みは，男性よりも女性のほうが激しいことが示されている．

　また自尊感情には文化差があることも示されている．53か国の成人（主に大学生）約1万7千人を対象としたローゼンバーグの自尊感情尺度を用いた国際比較調査によると[11]，中央値が25点の尺度で，全体の平均が30.85点，アメリカの平均が32.21点であったのに対して，日本人の平均値は25.5点であり，日本の得点が53か国中最下位であったことが明らかになっている．日本人の自尊感情が低いことは，その他多くの研究で指摘されている．謙遜を重視する日本文化や，個人のなかに誇るべき特性を見出すことを自己実現とするのではなく，意味ある社会的関係に所属し他者と協調的な関係を維持することを大切にする自己観（相互協調的自己観）の影響など，日本文化特有の自己の捉え方が，自尊感情の低さの背景要因と考えられる．

2）自己効力感

　自己評価にかかわるそのほかの概念として，**自己効力感**があげられる．自己効力感とは，課題を達成するために必要な行動を上手に行えるという自身の能力に対する自己評価を意味する[12]．自己効力感は，行動への取り組みや，行動の結果に影響を及ぼす．自分がうまくできるという確信があれば（自己効力が高い場合は），難しい課題にチャレンジしようとするが，うまくやれる自信がなければ（自己効力が低い場合は），取り組むのを躊躇したり，失敗するのではないかという不安により実力を発揮しにくい．

　自己効力の形成と変容には，**個人的達成**（成功体験），**代理学習**（成功体験や失敗体験の観察），**言語的説得**（言葉による励まし），**情動的覚醒**（緊張や不安など心や身体の反応）の4つの情報源が関連する．自分自身の体験以外でも，他者から受けた評価や励まし（言語的説得）が，自己効力感に影響を及ぼすのである．自己効力感の形成のためには，周りの大人がいかに声をかけるかが重要となり，肯定的でわかりやすい適切な声かけが望ましく，達成を認めない言葉や過小評価は自己効力感を低下させてしまうため注意が必要である．

4. アイデンティティの発達

　青年期は，自分とは何者であるかと思い悩み，自我同一性を確立する時期といわれている．エリクソン（Erikson, E.）は，生涯にわたる漸進的な心理社会的発達を示し，各時期に特有の発達課題を仮定した［表3][13]．発達課題は対の形で示されており，青年期では**アイデンティティ対アイデンティティ拡散**である．アイデンティティ（**自我同一性**）とは，自分が自分であること（**斉一性**）と時間の流れのなかでの連続性を自覚することと，同時に自分の斉一性と連続性を他者が認めてくれているという事実を知覚することの統合

[表3] エリクソンの精神発達の漸成図式　　　　　　　　　　　　　　（西平, 文献13, 2000より引用, 一部改変）

	1	2	3	4	5	6	7	8
VIII 成熟期								統合性 対 嫌悪・絶望
VII 成人期							世代性 対 自己吸収	
VI 初期成人期					連帯感 対 社会的孤立	親密さ 対 孤立		
V 青年期	時間的展望 対 時間的展望の拡散	自己確信 対 自己意識過剰	役割実験 対 否定的同一性	達成期待 対 労働麻痺	アイデンティティ 対 アイデンティティ拡散	性的同一性 対 両性的拡散	指導性の分極化 対 権威の拡散	イデオロギーの分極化 対 理想の拡散
IV 学童期				生産性 対 劣等感	労働アイデンティティ 対 アイデンティティ喪失			
III 遊戯期		*(その後のあらわれ方)*↑	主導性 対 罪悪感		遊戯アイデンティティ 対 アイデンティティ空想	←*(それ以前のあらわれ方)*		
II 早期乳児期		自律性 対 恥・疑惑			両極性 対 自閉			
I 乳児期	信頼 対 不信				一極性 対 早熟な自己分析			
社会的発達／生物的発達	1 口唇期	2 肛門期	3 男根期	4 潜伏期	5 性器期	6 成人期	7 成人期	8 老熟期
中心となる環境	母	両親	家族	近隣・学校	仲間・外集団	性愛・結婚	家政・伝統	人類・親族
活力・気力・徳	希望	意志力	目標	有能感	誠実	愛	世話	英知

（死へのレディネス）

である. 表3の一番下の行は「活力・気力・徳（virtue）」と呼ばれる. それぞれの時期に発達課題を解決したときに育つ根源的な活力を示しており, 青年期の徳は誠実性（fidelity）である.

　アイデンティティを獲得する過程について, **マーシャ（Marcia, J.）** は**危機**（いくつかの選択肢のなかで迷い, 決定していくこと）と**関与**（自分のやりたいことに積極的に時間や力を注いでいるか）に着目し, **アイデンティティ・ステイタス**を拡散, 早期完了, モラトリアム, 達成の4つに類型化した **[表4]**. 拡散は, 関与が明確ではなく, 将来についてわからない, 関心もない状態, 早期完了は自らで決定することなく, 親などの権威者と自分の目標に不協和がない状態, モラトリアムは危機の最中であり, 積極的に模索している状態, 達成はいくつかの可能性のなかから自ら決定し, その決定に基づいて行動している状態を意味する. これらの発達は一方向的に達成に向かうのではなく, 揺らぎながら, 複雑な過程をたどることが明らかになっている.

[表4] 4つのアイデンティティステイタス　　　　　　　　　　　　　　　　　（マーシャ, 1980）

	アイデンティティ拡散	早期完了	モラトリアム	アイデンティティ達成
危機	あり／なし	過去になし	最中	過去にあり
関与	なし	あり	あるが漠然としている	あり

　近年, エリクソンのアイデンティティ形成理論には回収されない, アイデンティティ形成の新しい姿が指摘されている[14]. 現代のアイデンティティ形成論の特徴として,「脱中心化」「ダイナミック」「複数の」「文脈固有の」「相対的」「流動的」「断片的」というキー

179

ワードがあげられている．人の生活・人生にかかわる場が「多領域化」している現代において，エリクソンのいう全体として首尾一貫したまとまりのある自己体系へと回収されないアイデンティティ形成が想定されているのである．

5. ジェンダーとセクシャリティ

1）性の認識の発達

　自分の性別をどのように認識しているかは**性自認**（gender identity）といわれる．では，私たちは自分の性別をいつ頃認識するようになるのだろうか［図1］[15]．

　生物学的な点からは，胎児期に第一次性徴により内性器・外性器が作られる．外性器の差異は自分や他者の性別を認識する手がかりとなる．子どもは2，3歳頃に自分の性をかなり正確に理解するようになり，自分が男か女かという**中核的性同一性**が確立する．そして性別は時間がたっても，状況が変わっても変化しない，不変の属性であること（**性の恒常性**）を理解するようになる．

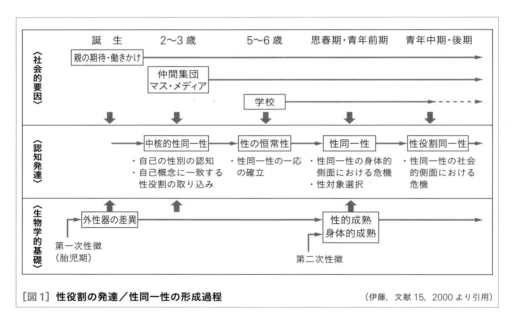

[図1] **性役割の発達／性同一性の形成過程**　　　　　　　（伊藤，文献15，2000より引用）

　これらの生物学的な基礎に基づく認識とともに，親，仲間，メディアなどの社会的要因による性別に基づいた期待や働きかけから，また幼稚園・保育園や学校という文化のなかで，**性役割**（ジェンダー・ステレオタイプや態度を含む）を学習していく．これらはジェンダーに関する自動的で暗黙的な認識と明示的で意図的な認識の両方に影響を及ぼす．子どもはジェンダーにあった玩具や遊びへの関心が高まり，同性と遊ぶことをより好むようになり，児童期にはジェンダーによって分離された仲間関係（**同性仲間集団**）を形成するようになる．

　そして思春期には，第二次性徴による性的成熟や身体的成熟が進み，身体的な変化によって，性への意識が高まる．性的成熟に向かう身体の変化は，戸惑いや不安をもたらす．自分の性をどのように受け入れていくか，すなわち，**性同一性**や**性役割同一性**（自己の性

役割観を社会的性役割期待と照合・吟味しながら，その性を担う自己を受容し，性役割についての一貫性と独自性を獲得していくこと）は，自我同一性を確立していく過程において，青年期の重要な課題であり，思春期の女子にとっては葛藤領域の一つである．性的・身体的成熟の受容とともに，女性としてどう生きていくのか，進路選択，職業選択，結婚・出産など多様な選択肢のなかで，生き方を選択していくこととなる[15]．

ジェンダー・ステレオタイプは，女性の生き方においてさまざまな面で影響を及ぼす．たとえば，大学教育における専攻分野では理系は男性の比率が非常に高い分野であり，近年理系に進学する女性の比率は高まっているものの，依然として女子の割合は3割弱程度（2017年度学校基本調査による理学部の女子比率27.2%，工学部14.5%）である．ジェンダーに関する研究レビュー[16]によると，小学生の時期には算数の成績にほとんど性差はみられないことが示されており，「女子は数学が苦手である」という古いステレオタイプが消えつつあるかもしれない．しかし男子は数学，科学（特に，物理科学）において自己評価が女子より高いこと，男子は女子よりも数学，物理科学，コンピュータ，科学技術に高い価値をおく傾向があること，数学に対する内発的動機づけは女子よりも男子で高いこと，女子も男子も物理や物理科学を男性のものであると紋切り型に考えていることなど，自己評価，価値，動機づけ，イメージなどにおいて，理系に対して男性優位の捉え方が示されている．一方，母親の子どもの数学への期待は，物理学やコンピュータにおける娘（息子には影響なし）のキャリア追及を予測したという結果や高校生の科学・技術・工学・数学分野（STEM専門職）への関心は科学への仲間集団のサポートの認知と関連があるというような，親や仲間など周囲の期待やサポートによって，ジェンダー・ステレオタイプを乗り越えるような職業選択につながることも示されている．日本でも，多様な進路選択のために理工系女子の裾野を広げる取り組みや，女性研究者の働きやすさを目指す取り組みが進められている[17]．

2）性の多様性

自分の性を認識することは，幼児期から始まるが，性別を違和感なく受け入れることができることもあれば，自分の性に抵抗感を覚えることもある．**性同一性障害**（Gender Identity Disorder: GID）では心の性とからだの性が異なり，強い性別違和感のため，自分のからだの性を強く嫌う心理状態である．2013年に改定されたDSM-5では，出生時の性別に違和感を覚える状態を**性的違和**として障害とはせず，世界保健機構も2019年に性同一性障害を精神疾患からはずし，**性別不合**と呼ぶことを提唱している．性同一性障害についてスティグマや差別があり，正しい理解が進まず，近年になってようやく概念が整理されてきた．性同一性障害と捉える場合，反対の性別への転換を望むことが定義に含まれるが，性別違和や性別不合は現在の性別に違和感をもつ状態で，実態を捉えている名称といえる．また，**トランスジェンダー**や**トランスセクシャル**という名称が使われることもある．

どの性別を好きになるか，恋愛や性愛においてどの性別を対象とするかは，**性的志向性**（sexual orientation）と呼ばれる．性自認と性的志向性が異性の場合は**異性愛者**であり，同性の場合は**同性愛者**である．性の多様性を示す言葉として，女性同性愛者（レズビアン），男性同性愛者（ゲイ），両性愛者（バイセクシュアル），性自認と身体的性別が一致していない状態にある人を意味するトランスジェンダーの頭文字を取り**LGBT**が用いられるこ

とが多い．しかしこれら4つは異なる要素が混じり合っているため，最近では，性的志向性と性自認の包括的な多様性を表すために，それらの頭文字をとって**SOGI**（sexual orientation & gender identity）が用いられる．

性の多様性が許容されつつある現代ではあるが，同性愛に対する差別（学校での仲間はずれやいじめ，言葉による暴力）の実態も報告されており，同性愛者において自殺念慮や自殺企図が高いという調査結果もある．誰もが生きやすい社会を作るうえで，当事者だけでなく，セクシャリティについて積極的な理解者であることを示す**アライ**（ally）の立場を表明することが，いじめや暴力の予防の取り組みにおいて大きな役割を果たすとされている[18]．

6．社会的適応と自己の発達を支える支援

最後に，**社会的適応**と**自己**について考えていきたい．これまで述べてきた自己の発達のなかで，思春期・青年期における自己の課題である，**自尊感情**の低さについて取り上げる．

青年期は，生涯のなかで自尊感情が最も低い時期である．自分について振り返る能力や，他者への関心が出てくる時期であるため，健常な個人であっても，肯定的だった自己評価が下がる傾向にある．児童期後半に生じる社会的比較能力は，周りの人の状況を知ることで，自分の現状に目を向けることになる．CASEであげたように，周りに自分よりも望ましい属性をもち合わせている人がいると，より高い基準と比較をすることになり，自己評価が否定的になりがちである．

自尊感情は，ジェームズ（James, W.）よると，**願望**を分母に，**成功**を分子とする数式で表すことができるという．つまり，成功が大きくなれば自尊感情も高くなり，一方，願望を小さくすることによっても自尊感情は高くなるのである．またどれだけ成功しても，願望のほうが上回る場合は，自尊感情は高くならない．周りに理想的な人が現れ，うらやましく感じることは，高い願望をもつことを意味し，そのため自尊感情が低下してしまうこともあるのだ．

加えて，個人にとって重要な領域の自己評価が，自尊感情を規定すると考えられている．たとえば，球技が苦手でシュートがなかなか決まらない人がいても，その人が運動面の重要性を低く捉えている場合は，自尊感情には影響がない．しかし，バスケットボール部で頑張っている人は，他の能力が高かったとしても，シュートがうまく入らないことによって，自尊感情が低くなってしまうだろう．さらに自分のさまざまな特性のどの領域に価値をおくかは，本人の問題だけでなく，親の期待，社会や学校の状況などにも影響を受ける．

自己効力感で述べたように，自己効力は個人的達成や言語的説得によって変容する．失敗経験やそのときの他者からの声かけによって，自己効力感は揺らいでしまうのである．CASEの女児のように，自己効力感をもっていた算数での失敗と友人に指摘されたという経験は，授業で積極的に手を挙げるという行動を妨げ，不安をもたらすこととなってしまった．そして女児にとって得意科目での算数での失敗は，自尊感情に影響を及ぼすものとなるだろう．

さらに，非定型発達を示す子どもにとっても，思春期・青年期は自分に目を向ける時期となるだろう．発達障害のある子どもが，自分に対する他者の視線の厳しさ，他者に受け

入れられていなかったという自分の孤独を知り[19]，自己評価の低下を招くこともある．そのような孤立感や被害感情は，抑うつ状態などの二次障害を引き起こす危険性をもつ．

　では，思春期・青年期の子どもに対して，自尊感情を高めるために，どのように支援したらよいだろうか．この点を考える前に，まずは「自尊感情を高める」という言葉が適切かどうかを考える必要があるだろう．自尊感情は高ければ適応がよいのだろうか，高めていかなければいけないものなのだろうか．

　自尊感情は，欧米を中心に，心理的適応の尺度として，より高いほうが肯定的な意味をもつと考えられてきた．しかし近年，自己愛傾向を伴う高い自尊感情，低い共感性，過度の承認欲求，そして不安定な自尊感情が結びつくと，攻撃性が生み出されるという高すぎる自尊感情の負の部分が報告され始めている．また高い自尊感情にも，もろい高自尊感情と確実な高自尊感情があり，自尊感情と適応について考えるうえでは，自尊感情の高さではなく，その質が問われはじめている．

　自尊感情の確実さは，その評価が実体のある現実的なものに基づくことから生じる．青年期の自尊感情の低さの背景には，過剰な自己否定や，認知のゆがみがあることが考えられる．自己評価を実体のあるものとするためには，自分の得意なこと・苦手なこと，好きなこと・嫌いなことなど，自分を見つめ，安心して表現できる機会が必要だろう．そのような機会の一つとなるような，自分の良いところを探すことなどを含む**自己理解プログラム**も開発されている[20]．自分の良さは，自力ではなかなか見つけ出せないことも多く，周りにいる人がその子の良さを伝えることが重要となってくる．普段から子どもの周りにいる親や友達が，良さを伝えることができれば望ましいが，近いが故に気づけないことも多い．また思春期から青年期にかけて，関係が広がり，さまざまな関係のなかで自己を評価されるようになるが，その評価が一致しないこともあるため，自己が揺らいでしまうことがある．関係が広がっていくなかで大切な相手から自分を認めてもらえないと，関係のなかでの生きづらさを感じるようになるかもしれない．

　性自認と性志向性で述べたように，現代は性の多様性を認める社会になりつつある．またアイデンティティも多様性を認める時代である．そのような多様な価値観を伝えていくのが大人の役割であろう．自己の多様性を支え，多様な視点，多様な評価を伝えていく必要がある．その際には，やはり実体が必要である．誰から見てあなたのどこが良いのか，良さをもっているのかを具体的に伝え，その子の実感につなげていくことで，確実な自尊感情をもつことができるだろう．

13章　Q and A

Q1　自尊感情と自己効力感について正しい説明を 2 つ選びなさい．

　1. 自尊感情は，青年期（中高生）で低い状態から，大学生で上昇し，成人期以降にまた下降して，最も低い状態となる．

　2. 全般的な自己の評価としての自尊感情は，幼児期に生じる．

　3. 自尊感情尺度を用いた国際比較調査によると，他国に比べて日本人の自尊感情得点は最も低い．

4. 自己効力感とは，課題を達成するために必要な行動を上手に行えるという自身の能力にする自己評価である．

5. 自己効力の形成と変容には，成功体験が関連するが，それらを観察することは関連しない．

Q2 性自認と性の志向性について正しい説明を 2 つ選びなさい．

1. DSM-5 では，出生時の性別に違和感を覚える状況を「性別違和」と呼ぶ．
2. LGBT は，性的志向性を示す言葉である．
3. SOGI は，性的志向性と性自認の多様性を表す言葉である．
4. 自分の性を理解するようになるのは，幼児期後半である．
5. 青年期後半になるとジェンダーによって分離された仲間関係を形成するようになる．

Q1 **A** …… 3, 4

解説

1. × 自尊感情は，青年期（中高生）で低い状態から，大学生で上昇し，成人期以降にさらに上昇していく．
2. × 全般的な自己の評価としての自尊感情は，社会的比較が可能となる 8 歳以降に生じる．
3. ○
4. ○
5. × 自己効力の形成と変容には，代理学習も関連する．

Q2 **A** …… 1, 3

解説

1. ○
2. × 女性同性愛者（レズビアン），男性同性愛者（ゲイ），両性愛者（バイセクシュアル），性自認と身体的性別が一致していない状態にある人を意味するトランスジェンダーの頭文字をとった言葉であり，性的志向性のみを示した言葉ではない．
3. ○
4. × 2，3 歳頃（幼児期前半）に自分の性をかなり正確に理解するようになる．
5. × 児童期からジェンダーによって分離された仲間関係を形成する．

文献

1) ロシャ, P.（著），板倉昭二，開　一夫（監訳）：乳児の世界．ミネルヴァ書房，2004.
2) 森口祐介：自分をコントロールする力：非認知スキルの心理学．講談社現代新書，2019.
3) 坂上裕子：幼児は自己や他者に関する理解をどのように構築するのか：一児の 1 歳 8 ヵ月から 5 歳 3 ヵ月までの発話記録の分析から．乳幼児教育学研究，21：29-45，2012.
4) 木下孝司：遅延提示された自己映像に関する幼児の理解：自己認知・時間的視点・「心の理論」の関連．発達

心理学研究，12：185-194，2001.

5) Harter, S. The construction of the self: A developmental perspective. Guilford Press, 1999.

6) 佐久間路子（著），海保博之，楠見　孝（監）：「心」の理解と自己の発達．心理学総合事典，朝倉書店，pp373-378，2006.

7) 中間玲子（著），中間玲子（編）：「自尊感情」とは何か．自尊感情の心理学：理解を深める「取扱説明書」，金子書房，pp10-34，2016.

8) 山本真理子，松井　豊・他：認知された自己の諸側面の構造．教育心理学研究，30：64-68，1982.

9) 小塩真司，岡田　涼・他：自尊感情平均値に及ぼす年齢と調査年の影響ー Rosenberg の自尊感情尺度日本語版のメタ分析ー．教育心理学研究, 62：273-282，2014.

10) Robins, R. W., Trzesniewski, K. H., et al：Global self-esteem across the life span. Psychology and Aging, 17：423-434, 2002.

11) Schmitt, D. P. & Allik, J：Simultaneous administration of the Rosenberg Self-Esteem Scale in 53 nations: Exploring the universal and culture-specific features of global self-esteem. Journal of Personality and Social Psychology, 89：623-642, 2005.

12) 安達智子（著），中間玲子（編）：自己効力ー私の能力はどの程度？．自尊感情の心理学：理解を深める「取扱説明書」，金子書房，pp50-60，2016.

13) 西平直喜（著），西平直喜，吉川成司（編）：ライフサイクルの中の青年期．自分さがしの青年心理学，北大路書房，2000，pp70-86.

14) 溝上慎一（著），梶田叡一，中間玲子・他（編著）：青年期はアイデンティティ形成の時期である．現代社会の中の自己・アイデンティティ，金子書房，pp21-41，2016.

15) 伊藤裕子（著），伊藤裕子（編）：思春期・青年期のジェンダー．ジェンダーの発達心理学，ミネルヴァ書房，2000，pp30-51.

16) Leaper, C.：Gender and Social-Cognitive Development. Handbook of Child Psychology and Developmental Science（Lerner R. M. eds），7th Edition Wiley, 2015, vol.2, pp806-853.

17) 男女共同参画局：令和元年版　男女共同参画白書
http://www.gender.go.jp/about_danjo/whitepaper/index.html

18) 野坂祐子（著），外山紀子，安藤智子・他（編）：性の発達と関係性における暴力．生活のなかの発達ー現場主義の発達心理学，新曜社，2019，pp151-166.

19) 齊藤万比古，齊藤万比古　編：思春期における二次障害へのケア．発達障がいが引き起こす二次障害へのケアとサポート，学研，2009，pp54-73.

20) 松本真理子，永田雅子・他：心の発達支援シリーズ４小学生・中学生　情緒と自己理解の育ちを支える．明石書店，2016.

13
章

自己の発達

（佐久間路子）

災害時における子どもと家族への心のケア

日本は地震に限らず，洪水，土砂崩れ，火山噴火などの災害が起こりやすい．これらに被災し，身体的な安全・安心が確保されたあとの子どもの心のケアは大きな課題である．

【急性ストレス障害（ASD）と心的外傷後ストレス障害（PTSD）】 災害という事態に直面したあとは，誰でも強いストレス反応を引き起こす．災害直後の主要な症状としては，①再体験（フラッシュバックなど，被災したときの記憶を思い出したくないのに勝手に蘇ってくる），②過覚醒（心身の緊張感が常に高まり，過剰な警戒状態が長引く），③回避（被災体験に関連することを避けたり，考えないようにしたりする）などがあげられる．このようなトラウマ（心的外傷）体験に対する反応は，急性ストレス障害（ASD；acute stress disorder）と呼ばれ，一見厳しいものであるが，災害の急性期にみられる正常な心理反応であるといえる．この状態が4週間以上持続した場合は，心的外傷後ストレス障害（PTSD；post traumatic stress disorder）と診断される[1]．自然災害の場合は時間とともに回復していき，最終的にPTSDとなる被災者は10％以下と推定されている[2]．

【災害後に子どもが示す心理反応とその支援】 子どもの場合は，認知・言語機能が発達途上にあるため，大人とは異なった反応を示すことがある[3]．また子どもの心の問題は，災害直後よりもある程度時間が経過し，日常生活が軌道にのり始めた頃に顕在化し始めることが多い[4]．

幼児期・児童期の子どもでは，退行，分離不安，不安定な感情表出，身体症状など，さまざまな形で表現される．退行は，より赤ちゃんに近い状態に返ることにより，乳児期に形成された「基本的信頼」を再び確認しようとするメカニズムである．その退行を周囲が十分に受け止められれば，再び安心感を得て乗り越えていける可能性が高い[5]．また，「災害ごっこ」を繰り返すなど，遊びで被災体験を表出することがある．遊びという形で，自分に許容できるだけの恐怖に直面し，その体験の処理をしていると考えられる[6]．遊びは子どもにとって災害からの回復に重要な役割を果たすため，基本的には受容し見守ることがよい．しかし，遊びのなかで被害を再体験し，情緒的に過剰な反応を示す場合は，寄り添い，気持ちが安定するようにサポートする必要がある[2]．

児童期以降の子どもの場合は，対人関係のもち方に変化がみられることがある．基本的な信頼感の喪失や周囲からの疎外感，日常生活の変化などが要因となって孤立を深めたり，逆に安心感を過度に求めるあまり特定の友人関係に固執したりすることがある．さらに，思春期の子どもは抽象的概念の理解が進み，生き残った罪悪感や何もできなかった無力感，後悔など複雑な感情を抱くことがある．どの発達段階でトラウマとなる出来事に遭遇したかによって，その表出のされ方やその後の発達に及ぼす影響も異なる[3]．

自閉症などの発達障害や，心身に何らかの障害がある子どもは，環境変化への速やかな適応が困難で，ストレスを強く感じる可能性が高い．特に，コミュニケーション能力や知的能力により，ストレスの言語化が困難な場合には，身体症状が前面に表れることもある[7]．日頃から学校や地域社会において，障害特性への理解を深めておく必要がある．

【喪失体験へのケア支援】 災害に遭遇することで住まいを失ったり，友人や親しい人を失ったりするなどの喪失を体験することがある．特に子どもがアタッチメント対象である保護者を失うことは，深い喪失体験となる．

喪失体験によって引き起こされる心身の反応に「悲嘆」がある．悲嘆は喪失に対する自然で正常な反応といえるが，予期しない突然の死は悲嘆を長期化・複雑化させることもあり，適切な対応が求められる．災害直後にみられる悲嘆反応は激しいものになることが多く，悲しみや怒りとともに亡くなった人を追い求める反応もみられる．その一方で，自分の気持ちをどう表現してよいかわからず，感情表現が乏しくなることもある．子どもの場合，しばしばお絵かきなど遊びのなかで悲嘆が表現されることもあり，このような自発的な表現を通して内的体験を理解することもできる．いずれにおいても，そうした行動の背景にある子どもの怒りや罪悪感，悲しみといった感情に耳を傾け，認め，適切な表現の方法を一緒に考えるなど，子どもとともにいる姿勢を示すことが重要である．寄り添うことを通して子どもが喪の作業を行えるようにサポートし，安全な雰囲気を作ることが求められる[3]．

【被災後の子どもの安心のために支援者ができること】　被災者となった子どもたちの多くは，急性期にさまざまな心理反応を呈するものの，PTSD まで発展することは少なく，時間とともに回復していくことが多い．しかし，トラウマからの回復には，周囲の適切なサポートが欠かせない．

災害救援者向けに心理支援の方法をまとめた『サイコロジカル・ファーストエイド』[8] は，被災者の初期の苦痛を軽減し，回復を助けるガイドラインである．また，学校における生徒や教職員向けの『サイコロジカル・ファーストエイド学校版』[9] は，傷ついた子どもたちにどのように接し，どのようにサポートしていくべきなのかが具体的に記されている．

また，子どもの心身の健康状態を把握するために，『こころとからだのチェックリスト』[10] なども開発されている．PTSD は，被災直後の症状が一度軽減したあとの 2 ～ 3 か月後に発症するケースもあるため，被災後の健康観察はなるべく長期にわたって実施することが肝要である．

災害に遭遇した子どもの PTSD を予防するには，周囲の物理的な環境の安全が確立されること，家族や周囲の大人が安全基地として機能することが求められる[3]．そのためには，まずは家族や周囲の大人が安心して子どもにかかわれるように支援することが大切である．親が不安な気持ちやうつ状態になっている場合は，親が安定するための援助が必要である．

災害において，支援を担当する者自身も深刻なストレス状況下におかれ，支援者自身が心に傷を負うこともある．自身がストレスを受けた際の心身の反応を理解し，反応が長引く場合には，なるべく早く周囲に相談することが望ましい[11]．

大島真里子

文献
1)　日本精神神経学会：DSM-5 精神疾患の分類と診断の手引き．医学書院．pp139-144．
2)　田中英三郎，加藤寛：災害後の子どもの心のケア．教育と医学，64：60-67，2016．
3)　酒井佐枝子：災害によって引き起こされる子どものトラウマ．子どもの PTSD（友田明美・他編），初版，診断と治療社，2014，pp70-76．
4)　谷井淳一監修，特定非営利活動法人チャイルド・ファンド・ジャパン：被災後の子どものこころのケアの手引き．https://www.childfund.or.jp/about/pamphlet/tebiki.pdf（2019 年 9 月 29 日 12 時）
5)　奥山真紀子：震災後の子どもの PTSD．季刊 子ども学，18，1996．
6)　荒木登茂子：東日本大震災と子どもの心のケア．教育と医学，59：102-109，2011．
7)　福島哲夫・他編：災害時に必要な心理に関する支援．公認心理師必携テキスト，初版，学研，2018，pp393-401．
8)　兵庫県こころのケアセンター：サイコロジカル・ファーストエイド実施の手引き第 2 版（日本語版）．http://www.j-hits.org/psychological/pdf/pfa_complete.pdf#zoom ＝ 100（2020 年 1 月 29 日 12 時）
9)　兵庫県こころのケアセンター：サイコロジカル・ファーストエイド学校版．http://www.j-hits.org/psychological_for_schools/pdf/pfa_s.pdf#zoom ＝ 100（2020 年 1 月 29 日 12 時）
10)　文部科学省：災害や事件・事故発生時における子どもの心のケア．2012，pp70-76．
11)　ストレス・災害時こころの情報支援センター：災害救援者メンタルヘルス・マニュアル．https://saigai-kokoro.ncnp.go.jp/document/medical_personnel02.html（2020 年 1 月 29 日 12 時）

支援への発展

14章 発達心理学の現代的問題

到達目標 ·····

● 発達支援における基本的な考え方を理解できる.
● 各年齢時期に生じやすい問題を説明できる.
● 各年齢時期に生じやすい問題への対応を理解できる.

1. 生涯発達の視点から支援を捉える

　3章で示したように，人の発達を生涯発達の視点で捉えると，発達は年齢による変化だけでなく，その時々の社会的状況や文化，さらには災害や事故，事件といった非標準的な要因によって大きな影響を受ける．**環境**は，ブロンフェンブレンナーが生態学的システム論（1章，016頁参照）で描いたように，個人に直接働く環境だけでなく，その個人を取り巻く人々やそれらの間の関係，さらにそれらを取り巻く社会・文化的状況や歴史から影響を受けている．支援に際しては，個人に対してだけではなく，個人を取り巻くさまざまなレベルでの環境に対する支援が考えられなければならない．

　さらに，支援においては，対象の現在の状態だけではなく，過去から現在に至るまでの育ちの経過をふまえた理解が必要である．また，本人や親が将来についてどのような希望をもっているかを知ることは支援計画を立てるときには不可欠である．すなわち，「過去—現在—未来」という**時間軸**のなかで発達を理解することが求められる．時間軸に基づく支援では，**中・長期的目標**と**短期的目標**に分けて考えられる．中・長期的目標においては，対象の子どもが幸せに生きるために達成したいことを見通しながら，数年先のことを考えて立てるものであり，短期的目標は，数か月先に達成できそうなことで，今すぐに取り組めそうな課題を設定する．その際，対象となる個人がその年齢段階で期待される事項についてできるようになることが取り上げられるが，できる—できないだけではなく，個人のできない部分について，その個人なりの発達を認め，達成のためにどのような工夫が必要

〔キーワード〕生涯発達，低出生体重児，障害児，産後うつ病，育児不安，児童虐待，学力不振，摂食障害，ひきこもり，高度生殖医療，ドメスティック・バイオレンス，離婚，自殺，認知症，介護，子どもの貧困

なのかを考えるものである．くれぐれも，○○障害だから，その部分の発達は見込めないとしてあきらめるのではなく，対象者を可能性を秘めたものとして，望ましい状態に至る一過性の段階として捉えることである．

さらに，支援においては，**社会・文化からの視点**が不可欠であることにも留意したい．つまり，発達は社会・文化に規定されるものであり，何が求められているかは社会・文化，さらには歴史・時代によって異なる．支援においては，現代社会の動きや法律・制度などの変化に敏感であり，多様な文化的背景をもった人々が集まっていることを考慮した柔軟な対応が求められる．

2．年齢時期から捉えた発達支援の課題

1）乳幼児期

乳幼児期においては，**周産期に生じる問題**と**養育における問題**が重要であり，前者では低出生体重児と障害の問題，後者では産後うつと育児不安，虐待がある．

（1）低出生体重児

わが国では，妊娠期間を40週として計算する．ただし，これは最終月経日から起算して40週目を出産予定日とするものであり，受精後からの週数ではないことに注意したい．36週目までに生まれることを**早産児**といい，正期産児は37～42週目の間に生まれた場合をいう．それを超えると**過期産児**という．早産児のことを**未熟児**という場合があるが，現在は使われない．

低出生体重児とは，出生体重が2,500g未満の場合をいう．近年では，1割近くが低出生体重で生まれ増加傾向にある．1,500g未満を**極低出生体重児**といい，1,000g未満を**超低出生体重児**という．在胎週数が少ないため出生体重が少ない場合と，胎児発育不全のために小さく生まれる場合がある．前者の場合，在胎週数に応じて体が成熟していないことで合併症をもつことがある．特に，超低出生体重児だったり，24週未満の在胎週数だったりした場合，生存のリスクが高くなる．後者の場合は，胎児側の遺伝的問題や母体の栄養の問題など，胎児発育不全をもたらす原因によって予後が影響される．とりわけ，喫煙や飲酒は胎児に影響する．喫煙では低出生体重だけでなく，先天性奇形や乳児突然死症候群をもたらし，死亡するリスクが高まる．また，飲酒も低出生体重だけでなく，胎児性アルコール症候群をもたらし，顔面の奇形だけでなく，発達障害や成人後の依存症リスクをもたらすことがわかっている．妊娠中の喫煙や飲酒は，「胎児虐待」とされるものであり支援が必要である．妊娠中に適切な健診やケアを受け，適切な分娩施設でお産を迎えることができるような対応が求められる．

（2）障害児

身体や精神に何らかの障害をもつ子どもを**障害児**という．身体では，肢体不自由や視覚障害，聴覚障害，言語障害などがあるが，病気による内部障害も含まれる．精神では，知的障害や発達障害を含む．**発達障害**は，自閉スペクトラム症や注意欠如・多動症，限局性学習症といった生まれつきの脳の機能障害のことで，通常，低年齢から発現する．事故による受傷や病気によって脳に障害を負い，記憶障害や注意障害，遂行機能障害，社会的行動障害が生じる場合を**高次脳機能障害**という．

先天異常は，遺伝子異常や染色体異常，胎児期での放射線や有害物質（薬物やたばこ，アルコールなど），栄養状態，感染症などによって，形態学的異常を含めてさまざまな障害をもたらす．染色体異常の代表的なものがダウン症候群であり，600 〜 800 分の 1 の発現率で頻度が高い．この障害は，21 番目の染色体の一部，あるいは全部が重複するもので，筋緊張の低下や独特の容貌を特徴とし，心臓病などの合併症と知的障害を伴う．先天性代謝異常症も生後すぐに問題となる障害であり，多くの場合，遺伝子の異常によって生じる．フェニルケトン尿症やメープルシロップ尿症などがあるが，生後すぐに特殊なミルクを与えることで知的障害など障害の発症を防ぐことができる．わが国では，先天性代謝異常症や先天性副腎過形成症，先天性甲状腺機能低下症を早期に発見し，治療を行うこと，また知的障害などの障害を予防するために，すべての新生児に対して「**新生児マススクリーニング検査**」を実施することになっている．

　障害の早期発見のために，ほかに生後直後になされる検査として，「**新生児聴覚スクリーニング検査**」がある．出生後，数日以内に眠っている赤ちゃんの音への反応を調べ，1,000 人に一人といわれる先天性難聴の早期発見と治療につなげるものである．母子保健手帳に結果の記載欄が設けられるようになり，90％近い施設で実施が可能であるが，公費支援が進んでいないことが普及の壁になっている．また，胆道閉鎖症の早期発見・治療により予後を改善する重要なスクリーニング検査として，「**新生児の便のチェック**」がある．母子保健手帳には「便色調カード」が綴じ込まれており，保護者が子どもの便の色を確認し，健診時に医師に結果を報告することになっている．

　近年，障害の発見のために，妊娠期に**出生前診断**として超音波検査や採血で遺伝性疾患の有無を調べることが可能となってきた．特に近年，**新型出生前診断**という採血だけでできる以前よりも精度の高い検査が開発された．ただし，これらの検査だけでは確定できないため，遺伝カウンセリングなど親の判断をサポートする体制の充実が求められている．また，障害児の出生を巡る生命倫理の議論も盛んになされている．

（3）産後うつ病

　女性が出産直後，漠然と悲しい気分になったり情緒不安定になることは**マタニティ・ブルーズ**といわれるものであり，出産に伴う急激なホルモンの変化によりもたらされ，多くの人が経験する．この状態は 1 〜 2 週間で自然に消失するものであり，周囲の人の理解とサポートがあれば乗り切れる状態である．

　しかし，マタニティ・ブルーズと似てはいるが，出産後 1，2 か月以内に発症する**産後うつ病**は全く別のものである．産後うつ病では，気分の落ち込みや涙もろさだけでなく，食欲低下や不眠といった身体症状を伴い，その状態が 2 週間以上続くと医療的な対応が必要とされる．わが国では，出産後の女性の 10 〜 15％が罹患するといわれている．また，出産後は精神的に不安定になりやすく，幻覚や妄想があらわれる**産後精神病**になることもあり注意が必要である．

　母親が産後うつ病などのメンタルヘルス上の問題を抱えると，早期の母子相互作用に影響が及ぶ．母親が子どもをかわいく思えず，子どもを拒絶する**ボンディング障害**が生じたり，母親が子どもの気持ちに適切に反応しないことで，子どもの側からのアタッチメント形成に問題が生じたりする．また，必要な世話をしないことで児童虐待につながる．特に，乳児期の子どもの発達は親との相互作用のなかで進むものであり，適切な母子相互作用ができないことで，子どもの発達にも影響が及ぶことがある．さらには，産後うつ病は出産

後の女性の自殺の大きな原因でもあり，母子心中という最悪の児童虐待にも結びつく．

　一般的に産後うつ病や精神疾患について，本人も周りも知識が少なく，「母親だから子どもの世話は当然できる」という考えのもと，適切な対応が遅れることが多い．周りが母親の異変に気づいて，適切な援助を受けることができるように相談機関や医療機関に連れ出すことが重要である．産後うつ病の早期発見には，「**エジンバラ産後うつ病質問票**」などのスクリーニングのための質問票が用いられる．

(4) 育児不安

　子育てに悩む母親の問題が社会的関心を集めるようになったのは高度経済成長期であったが，明確に概念化され研究されるようになったのは 1980 年代からである．当初は，子どもの発育や世話に関する心配事として捉えられていたが，家事を含めた母親の生活全体や生き方を含めての育児に関する悩みや困難感，意欲の低下を育児不安と捉えるようになった．海外には育児不安に該当する用語はみつからないが，**育児ストレス**という用語があてられる．

　育児不安には，子どもの気質やきょうだい数といった要因や，仕事の有無やパーソナリティなど母親の要因，家族関係・夫婦関係の良し悪しや満足度，社会的サポートの有無などがかかわることが明らかにされている．とりわけ，専業主婦の孤立した育児が育児不安をもたらすとされ，児童虐待の一つの原因として育児不安が注目された．そのため，児童虐待防止と育児不安の解消のため，母子保健法の事業として**新生児訪問指導**が出産後 28 日以内（里帰り出産の場合は 60 日以内）に，また児童福祉法の事業として，**乳児家庭全戸訪問指導（こんにちは赤ちゃん事業）**が出産後 4 か月以内に行われており，保健師や助産師の訪問指導を受けることができる．さらに，地域子育て支援拠点事業として，①子育て親子の交流の場の提供と促進，②子育てなどに関する相談・援助の実施，③地域の子育て関連情報の提供，④子育ておよび子育て支援に関する講習などが児童館や児童センター，保育園などの児童福祉施設，医療機関，公共の施設などで実施されている．

(5) 児童虐待

　児童相談所に寄せられる**児童虐待**の相談対応件数は，2019 年には 15 万件を超え，毎年最多数を更新している．虐待死する子どもも毎年 60 名前後を推移し，半数近くが 0 歳児である．児童虐待防止法では，児童虐待の定義として，①**身体的虐待**：児童の身体に外傷を生じる，あるいは，生じさせる可能性のある暴行を加えること，②**性的虐待**：児童にわいせつな行為をすること，または，児童にわいせつな行為をさせること，③**ネグレクト**：児童の心身の正常な発達を妨げるような著しい減食，または長時間の放置その他の保護者としての監護を著しく怠ること，④児童に対する著しい**暴言**，または**著しく拒絶的な対応**，児童が同居する家庭における配偶者に対する**暴力**，その他の児童に著しい**心理的外傷**を与える言動を行うこと，の 4 種類をいう．それぞれが単独で生じる場合だけでなく，複数が同じ子どもになされることがある．虐待者の多くが実母で，実父母による虐待が大多数である．近年，配偶者への暴力を含む**心理的虐待**も急増している．児童虐待を被る子どもの半数近くが乳幼児であるが，小学生でも多くみられる．児童虐待による子どもへの影響として，不安定な対人関係やアタッチメントの障害，情動調整の不全（短気，抑うつなど），自己評価の低下，無気力がみられ，児童虐待によるトラウマ反応（フラッシュバックや解離など）が生じることがある．虐待が生じる原因として，低出生体重や障害といった子ども側の要因や，親自身に虐待された経験があるなどの成育歴や精神障害があるといった親

の側の要因，ストレスフルな家庭状況や夫婦関係の悪さといった家庭の問題，さらには社会的な孤立や貧困など社会的状況も関連している．

2）児童期

　児童期における問題として，学校における**学業**と**仲間関係**の問題がある．仲間関係の問題は，10章で「不登校」と「いじめ」として取り上げられている．また，「障害者差別禁止法」に伴う学校における合理的配慮や，働く女性の増加による放課後支援も児童期の問題といえる．

（1）学力不振

　学業成績が著しく悪く，学習に遅れをきたす原因として，知的障害や発達障害など脳機能障害を原因とする場合と，学習環境が整わないなどの環境が原因の場合がある．とりわけ，知能レベルより学業成績が伸びない場合を**アンダーアチーバー**という．また，知的水準が境界域にあり学業が遅れている場合を**学習遅滞児**と呼ぶ．障害がないのに学力が伸びない原因として，両親の不和や家庭の貧困などで家庭での学習環境が整わない場合，学校での友人関係や教師との関係が悪く落ち着いて勉強ができない場合，勉強方法が本人とは合わない場合，また，それらの要因からくる本人の無気力や怠学傾向など複合的な要因が考えられる．これらの原因から不登校につながったり，非行や暴力の問題に結びついたりすることがある．

　その一方で，障害に応じた学習の手立てが保障されない場合，学業成績が伸び悩むことになる．とりわけ，**限局性学習症**の場合，知的な遅れはなく，一見問題がないようにみえるため見逃されがちである．限局性学習症のなかでもディスクレシアについては8章に詳述され，9章には認知的情報処理の個人差による学習の仕方の違いについて明らかにされている．

（2）合理的配慮

　2007年に日本政府が署名した「障害者権利条約」の批准に向けた法整備として，**障害者差別解消法**が制定された（2016年施行）．そのなかで，正当な理由がなく障害者を差別することを禁止するとともに，障害者が社会のなかのバリア（障壁）を取り除くために必要な配慮を求めることができるとされている．ただし，このことによって，体制面や財政面で均衡を失うほどの過度の負担を課すことは行き過ぎとされている．教育においても合理的配慮の提供が義務として課されており，その適応範囲に発達障害が含まれている．

　教育における合理的配慮は，共生社会を目指して誰もが適切な教育を受けることができる**インクルーシブ教育**を構築するための基本であり，障害があっても合理的配慮をされながら他児と同じように教育を受けることができるように，一人ひとりの障害の状況や教育的ニーズに即して行われるものである．障害のある子どもの教育は，従来，**特殊教育**として障害種別に応じて定型発達の子どもと切り離して行われてきた．2007年，学校教育法の改訂が行われ，障害児に対する教育は**特別支援教育**として個々の子どもの教育的ニーズに応じて行われるべきものとされ，特別支援学校や特別支援学級，通級，特別支援教室と多様な場が用意されるようになった．インクルーシブ教育の考え方は，個性が異なる子どもたちが同じ場でともに学ぶことを追求し，平等な教育機会を得ることを保障しようとするものである．そこで障害のある子どもに生じる教育参加への制限を最小化するために**合理的配慮**を行う．合理的配慮は，教育内容や教育方法，支援体制，施設・設備など多様な

側面にわたり，十分な合意形成を目指し，個別の教育支援計画に明記することが望ましい．また，合理的配慮を行うには学校における基礎的環境整備が不可欠であるが，障害のある人にとって便利なものはさまざまな人にとっても便利というユニバーサルデザインの考え方も重要である．

　合理的配慮の具体的な例としては，建物をバリアフリーにしたり，余分な刺激が入らないように教室を整えたり，聴覚的情報処理が苦手な生徒のために視覚的な教材を用いたり，読み書きに障害のある場合にタブレット端末を利用した教材を取り入れたりすることが含まれる．

(3) 放課後支援

　働く母親の増加に伴い，就学以降の放課後保育を求める声が高まり，1998年に児童福祉法に基づく放課後児童健全育成事業を行う第二種社会福祉事業として学童保育が始まった．また，文部科学省による学習支援を行う放課後子供教室が別にある．小学校などでは，放課後学童クラブと放課後子供教室が一体となって設置されている．放課後学童クラブは，小学校に就学している児童に放課後での適切な遊びや生活の場を提供することが目的であり，安全・安心な居場所となっている．また，研修を受けた放課後指導員をおくことで，近年は障害児などの特別な配慮を要する児童を受け入れ，保護者支援も行っている．

　2018年に策定された**新・放課後子ども総合プラン**では，今後，さらに女性の就業率が増加し待機児童が増えることを見越して，2023年度までに新たに30万人分の受け皿の整備を目指している．

　放課後学童クラブ以外の放課後支援としては，児童館や公民館で行われる貧困対策である**子どもの生活・学習支援事業（居場所づくり）**があり，地域のボランティアが指導員となって悩み相談や進路相談に応じ，学習支援と生活支援に加えて，食事の提供なども行っている．また，障害児に対しては，放課後や長期休暇において放課後児童デイサービスを利用することができ，生活能力向上のための訓練や社会的な交流の促進を行っている．

3）青年期

　青年期では，急速に変化する自らの身体を巡る問題として，摂食障害や性的違和がある．性的違和については13章で扱う．また自立を巡っては，ひきこもりの問題もある．

(1) 摂食障害

　摂食障害には，食事を極端に摂らない**神経性やせ症**と逆に極端に食事を多く摂る**過食症**に大別される．過食症は，さらに**神経性過食症**と**過食性障害**に分類される．神経性過食症では，繰り返される過食と，それを打ち消す行為として不適切な代償的ダイエット行動が習慣化して行われる．過食性障害は，代償的なダイエット行動を伴わない過食症のため，過体重や肥満を呈する場合が多い．

　神経性やせ症と神経性過食症は青年期の女性によくみられる．神経性やせ症は10代からみられ，神経性過食症は20代に多くなり，社会的な圧力に応えようとすることと関係するといわれている．両者に共通する特徴は，体重と体型，食事へのこだわりが強く，自分の体重の認知やボディイメージに歪みがみられ，客観的には太っていなくても太りすぎていると捉え，体重増加に対する強い恐怖感をもつ．こうした極端な食行動の背景には，第二次性徴によって体形が変わることを受け入れたり，異性への関心が芽生えたり，自意識の高まりにより他人からの視線が気になることによるものが多い．また，心理的離乳に

よる親子関係の葛藤や自立への不安が生じるなど，青年期特有の心理が関係していると考えられるが，原因を一つに特定することはできない．摂食障害は，ダイエットやストレス，体調の悪さによる食欲不振で生じた体重の減少をきっかけとして起こることが多く，体重減少が成功体験となって問題となる食行動が繰り返され，ある時点から食行動をコントロールできなくなり，病気に発展する．しかし，本人は深刻な体重減少に対して問題を感じることがないため発見が遅れ，低栄養による腎不全や低血糖，電解質異常による不整脈，免疫低下による感染症など重篤な合併症を引き起こし，死に至ることもある．また，薬物依存や抑うつ，人格障害などの精神疾患を引き起こしたり，自傷行為や自殺といった極端な行動をとる場合もある．治療としては，体重に対するこだわりや間違った自己評価を正すための心理教育や心理療法を中心に，心身の回復を目指した薬物療法や栄養指導が行われる．

(2) ひきこもり

　厚生労働省の「ひきこもりの評価・支援に関するガイドライン（2010 年）」によると，**ひきこもり**は「さまざまな要因の結果として社会的参加（就学や就労，家庭外の交流など）を回避し，原則的には 6 か月以上にわたって概ね家庭にとどまり続けている状態を指す現象概念である」と定義されている．青年期のひきこもりは，親から心理的に離乳し同性仲間集団に入り自分を確立していく過程と深い関連があり，自己意識の高まりが他者の視線や評価への過敏性を生み，対人関係や社会生活における挫折を経験すると自己を防衛するためにひきこもり，そのために家庭にとどまることになる．いったんひきこもると青年期特有の両価値的な心性から容易に支援を求めることができず，ひきこもりから抜け出しにくくなる．このようにひきこもりは，青年期の発達課題を巡る個人と環境とのかかわりによって生じるといえるが，背景には統合失調症や発達障害，パーソナリティ障害があることも多い．また，ひきこもりが長期化することで家族関係が悪化し，家族機能の不全がさらにひきこもりを助長することもある．

　最近，ひきこもりは 40 歳以上の成人においても問題となっている．老いた 80 歳代の親が 50 歳代の子どもの面倒をみるという事態も生じており，いわゆる「8050 問題」が注目され，中高年層でのひきこもりへの対応が求められている．

4）成人期

　成人期では，結婚と出産を巡る問題が大きい．また，中年危機を迎えるなかでの自殺の問題も看過することはできない．

(1) 高度生殖医療

　夫婦が子どもをもつことは，人生のなかで重要なことの一つであるが，不妊夫婦は 10 組に 1 組いるといわれている．近年，高度生殖医療技術が急速に進み，わが国では高度生殖医療として，体外受精・胚移植（採卵により卵子を体外に取り出し，精子と共存することで得られた受精卵を培養し，子宮に移植するもの），顕微授精（卵細胞質内精子注入法：卵子の中に細い針を用いて精子を一匹送り込んで受精させるもの），凍結胚・融解移植（体外受精で得られた胚を凍結してとっておき，溶かして移植するもの）が行われている．これらによる妊娠率は約 20％といわれ，確実に子どもが得られるとは限らない．また，わが国では代理母親は認めていないが，夫婦以外の卵子や精子，受精卵の使用が認められている．提供者は原則として匿名であるが，これについては法整備の途中であり，民法上の

問題は解決されているとはいえない.

高度生殖医療が心理面や社会にもたらす影響として,①治療効果が不確実,②女性に身体的な負担が大きい,③費用負担が非常に大きい,④卵子や精子の提供により子どもと遺伝的なつながりがない場合が生じ,家族像の変化が求められる,といったことがあげられる.これらにより夫婦間に葛藤を生じたり,生まれた子どもへの感情に問題をもたらす可能性がある.したがって,その場合は医療的なサポートだけではなく,カウンセリングを含む心理的サポートが不可欠である.

(2) ドメスティック・バイオレンス（DV）

配偶者や親密な関係にある,あるいはあったものからふるわれる暴力を**ドメスティック・バイオレンス**といい,**DV**と略していわれる.DVには,身体的暴力と心理的暴力,性的暴力があり,心理的暴力のなかには,経済的暴力（生活費を渡さない,金銭の使い方をチェックする,外で働かせないなど）,社会的暴力（外出や交友などを制限する,つきまとうなど）,子どもを利用した暴力（子どもに暴力をふるう,悪口を言うなど）が含まれる.DVは,蓄積期と爆発期,安定期（ハネムーン期）のサイクルを経ることで,被害者はこの状態から抜け出しにくく,他者に助けを求めることが遅れる.蓄積期は内面にストレスをためていく時期で,些細なことで暴力が生じる危険がある.次の爆発期は,蓄積期でため込んだストレスの限界がきて突然の暴力に出ることで,さまざまな暴力が発揮されて自分の思い通りになるように強要する.その後,暴力によってストレスが発散されると比較的安定した心理状態となり,急にやさしくなったり,二度と暴力をふるわないと約束したり,謝ったりするため,ハネムーン期と呼ばれる.一時,暴力がなくなることで関係を取り戻すことになるが,次の蓄積期に入ってサイクルが繰り返される.DVは,児童虐待とも関連が深く,DVが生じる家庭では,子どもに対する暴力が同時に行われている場合がある.また,子どもの見ている前での夫婦間の暴力（面前DV）は子どもへの心理的虐待にあたる.

2001年に,男女平等の実現が妨げられるという視点から,配偶者暴力防止法（DV法）が施行され,2度の改正の後,国および都道府県にDVの防止と被害者の保護の責務が規定され,配偶者暴力相談支援センターがDV被害者支援の拠点として設置されるようになった.

(3) 離婚

2018年の厚生労働省による人口動態調査によると,わが国の離婚率は1.68で,人口1,000人あたり約1.7人が離婚を経験していることになる.数十年前と比べると高い割合ではあるが,2002年をピークに減少傾向にある.また,欧米諸国と比べて高いわけではない.厚生労働省の「離婚に関する統計（2008年）」によると,年代別では30歳代から40歳代が多く,結婚5年以内に離婚することが多い.これは,30歳代を超えて経済的に余裕ができることと,人生の途中の時期で,まだやり直せる年代であるということが関係しているといえる.さらに,実際に結婚した人のうちで離婚した割合（有配偶離婚率）をみると,25歳未満の若年層での離婚率が急増している.これは,十分な準備状態もなく,子どもができたといった理由（いわゆる「授かり婚」）などで結婚した結果,早期に離婚に至っている場合と考えらえる.その一方で,20年以上の結婚生活のあとで離婚に至る割合は,全体の離婚率が減少しているにもかかわらず増加し続けている.いわゆる熟年離婚といわれるもので,中年危機を迎えて人生を見直すことにより,新たな道に踏み出した結果とも

いえる.

　わが国では離婚のあと，単独親権しか認められていないため，多くの場合は，母親が親権者となる．離婚の9割が協議離婚であり，2011年の民法改正により，離婚後の養育費や面会交流などの取り決めをしなければならなくなった．しかし，これが守られないこともあり，実質的には母親一人で子どもの監護にあたることが多い．ひとり親家庭の問題として，まずあげられることが経済的問題であり，母親によるひとり親家庭の半数以上が相対的貧困の状態にある．貧困に伴うさまざまな機会の剥奪や制限が子どもの発達に影響を及ぼす．また，母親にかかるさまざまなストレスの影響で，母親に心理的余裕がない場合，子どもに負荷がかかることになる．また，離婚に伴い，子どもは片方の親を失うだけでなく，引っ越しや生活環境の変化に伴って，仲間関係や学習機会を含めてさまざまなものを喪失することになる．さらに，父親がいないことで，男性イメージが形成できなかったり，バランスのとれた養育を受けることができなかったりという問題がある．しかしながら，離婚の子どもの発達への影響については研究が少なく，子どもの問題行動に直接的に結びつくとは短絡的に捉えることはできない．

(4) 自殺

　わが国では働き盛りの中年期の自殺者が多く，年間3万人を超えるようになり，2006年には自殺対策基本法が制定された．その後，自殺者は減少傾向にあるが，中高年の男性に自殺が顕著にみられる状況に変わりはない．自殺の原因は，健康問題が最も多く，次いで経済問題や家庭問題であり，他に方法がなくやむにやまれずに追い込まれた結果として自殺に至る．中高年になると体の衰えとともに将来展望が狭まり心理的危機を迎える．それに加えて病気になったり職を失ったり，配偶者など親しい人を失くすことが自殺のリスクにつながる．また，こうしたことをきっかけにうつ病になることもあり，自殺の危険性を高めることになる．

　自殺は，わが国では中高年男性に多いが，若い世代でも問題であり，10〜39歳までの死亡の第一原因は自殺であり，この状況は先進国のなかでは日本だけである．青年期ではアイデンティティの危機に陥り，自分が何者であるのかわからなくなったり生きる意味を失ったりすることがある．また，青年期が精神疾患の好発時期であることから，精神疾患を背景に自殺が生じることがある．とりわけ，若者では無職者による自殺の多さが問題であり，経済的問題に加えて信頼できる人間関係の乏しさなど生きることそのものの苦しさが自殺につながっていることも多い．

5) 高齢期

　高齢期では，病的な老化現象である認知症と，高齢者の介護が問題となる．

(1) 認知症

　認知機能が以前と比べて有意に下がり，日常生活に困難を感じている状態を**認知症**という．記憶障害と見当識障害が多くみられ，物が認識できなくなる失認，計画的な行動ができなくなる失行，うまく言葉を話せなくなる失語などが中核症状で，行動・心理症状（BPSD）として幻覚・妄想や徘徊，異常な食行動や睡眠障害，イライラや暴力，不安，抑うつなどの周辺症状が現れる．正常な老化現象としての記憶力や学習能力の衰えとは異なり，認知症は病的な老化現象であり，わが国では7人に1人の高齢者が発症し，今後，高齢者の増加とともに増加することが予想されている．また65歳未満で発症する認知症

は**若年性認知症**という．主な認知症は以下の4種類である．

①**アルツハイマー型認知症**：脳内にアミロイド班や神経原線維変化が生じて神経細胞が年単位で減少して脳の機能が失われ，やがて脳の萎縮がみられる．海馬や側頭葉，頭頂葉が先に障害され，記憶障害と見当識障害が現れ，徐々に身体機能も低下する．認知症のなかで最も数が多い．

②**血管性認知症**：脳梗塞や脳出血といった脳血管障害によって生じ，影響された部位により症状が異なる．急に発症し，麻痺を伴うことも多い．

③**レビー小体型認知症**：レビー小体という特殊なたんぱく質が脳内にたまり，神経が死滅していく．幻視と妄想を特徴とし，パーキンソン症状（素早く動けなかったり，筋肉がこわばったりふるえたりする）も伴う．認知障害の現れ方が場所や時間によって変動する．

④**前頭側頭型認知症**：前頭葉や側頭葉に変性や萎縮が生じる．その代表がピック病であり，前頭葉障害のために性格変化がみられる．側頭葉障害が目立つ場合には言語機能に影響し，しゃべるのが難しくなる．記憶障害よりも性格や行動上の問題が目立つため，発見されにくい．

　認知症のスクリーニングとして，「**ミニメンタルステート検査（MMSE）**」や「**長谷川式簡易知能評価スケール**」が用いられる．記憶障害などがあっても日常生活を続けることができるものを**軽度認知障害（MCI）**といい，認知症に至る前段階として注目されている．

（2）介護

　わが国は2007年に超高齢社会となり，65歳以上の高齢者が20％を超え，平均寿命も延びる傾向にある一方で，健康寿命の延びは追いついておらず，不健康で生活に制限のある高齢者を支えるための介護の問題が生じる．

　2016年の厚生労働省の国民生活基礎調査によると，介護者は配偶者（女性）と子どもで過半数を占め，そのうちの約7割が60歳以上である．要介護者と介護者の組み合わせでも，60歳以上同士が7割で，この傾向はこの10年ほどの間で増加している．つまり，高齢者が高齢者を介護する**老老介護**が増加している現状にあり，介護者に負担がかかることで介護疲れによる共倒れに陥る危険がある．また，要介護の原因の第一は認知症であるが，認知症の人を軽度認知障害の人が介護する**認認介護**の問題も生じている．

　介護におけるもう一つの問題としては，家庭内で子どもが親を介護する場合，**介護負担**が大きいため離職につながることがある．いわゆる**介護離職**である．特に，妻や娘に離職が多く，男性の2倍の割合になっている．離職により経済的基盤を失うだけでなく，生き方の見直しを迫られることになる．

　こうした現状のなかで，さまざまな理由から**高齢者に対する虐待**や**権利侵害**が生じることがある．そこで2006年，**高齢者虐待防止法**が施行された．高齢者に対する虐待として，身体的虐待，介護・世話の放棄・放任，心理的虐待，性的虐待，経済的虐待があり，介護者だけでなく要介護施設の従事者が行うこともある．虐待防止ネットワークを構築し，早期発見・見守りの体制を整え，保健福祉医療サービスを提供するなどして，高齢者虐待の防止が図られている．とりわけ，高齢者に対する支援だけでなく，介護者を支援することの重要性が指摘され，関係諸機関の連携による対応が重視されている．

発達心理学の現代的問題

3. 社会的問題から捉えた発達支援の課題

　不況による影響で社会的な格差が生じ，これによる貧困が問題となっている．とりわけ，**子どもの貧困**は深刻な問題である．また外国人労働者が多くなり，多言語・多文化の子ども達の発達の問題がある．さらに近年，自然災害が多く起こり，子どもの心のケアが求められている．外国語家庭の子どもの問題と災害時の子どもの心のケアについては，コラム（111頁，186頁）を参照いただきたい．

子どもの貧困

　生存に必要な食料や衣服，衛生，住居が足りないなど人間としての最低限の生存条件を欠くような貧困を**絶対的貧困**という．現在のわが国では，絶対的貧困はまれであり，問題となっている貧困は**相対的貧困**である．相対的貧困とは，その国の等価可処分所得（世帯の可処分所得を世帯人員の平方根で割って調整した所得）の中央値の半分に満たない世帯のことを指し，現代社会における標準的な生活ができない状態といえる．わが国では，子ども（18歳未満）の貧困は1980年代より増加傾向にあり，2015年では子どもの相対的貧困率は13.9％で子どもの7人に1人が貧困の状態であり，世界的にみてもOECD加盟国のなかでも最悪の高さにある．また，子どものいるひとり親世帯の相対的貧困率は50％を超え，深刻な状況にある．政府は，「子どもの貧困対策推進法」を2013年に制定し，親の妊娠・出産から子どもの自立までの切れ目ない支援を実施し，貧困の連鎖を断ち切ることを目指している．

　貧困が学業達成（学歴）と関連することは古くから知られていたが，学力とも関連することが最近になって明らかになった．貧困は家庭に文化資本の乏しさをもたらすが，学習環境や塾などの学校外での学習機会，家事・家業の手伝いによる学習時間の確保といった要因も家庭の経済的状況に左右され，それらが複雑に絡み合って学力形成や学業達成に影響を及ぼす．さらに，子どもの相対的貧困は，子どもが豊かな子ども社会への参加を難しくして社会的排除につながり，いじめや不登校の原因ともなる．また，相対的貧困は親自身にも社会的排除をもたらし，労働状況の悪さによる長時間労働の問題も加わり，孤立した厳しい子育てをもたらす．そうしたなかで児童虐待に陥る可能性も高くなり，子どもの心身の状態に悪影響を及ぼすことになる．貧困には経済的対策だけでなく，孤立を防ぎ，学校と家庭，地域など，コミュニティのなかで相互に連携し合うことが重要となる．

Q1 わが国における児童虐待の近年の傾向として正しいものを 1 つ選びなさい.
1. 虐待の種別ではネグレクトが最も多い.
2. 虐待の加害者は実父が多い.
3. 心中以外の虐待死亡事例での被害者は 0 歳児が最も多い.
4. 小学生は虐待の被害者になることはない.
5. 近年,児童相談所への相談対応件数は減少してきている.

Q2 さまざまな認知症とその特徴について正しいものを 1 つ選びなさい.
1. アルツハイマー型認知症 ― パーキンソン症状
2. 血管性認知症 ― まだら認知症
3. 前頭側頭型認知症 ― 幻視や妄想
4. レビー小体認知症 ― 性格や行動上の著しい変化
5. MCI ― 若年性認知症

Q1 | **A**…… 3

解説

　児童虐待の定義が変わり,心理的虐待としてドメスティック・バイオレンスの目撃も含まれるため,近年,心理的虐待の件数が急増している.虐待者は母親が最も多く,次いで父親である.小学生の被害者も数が多く,学校現場での児童虐待対応が求められている.心中以外の虐待による死亡事例は年間 50 件ほど生じているが,過半数が 0 歳児である.児童相談所への相談対応件数は毎年増加し続けている.

Q2 | **A**…… 2

解説

　アルツハイマー型認知症では,記憶障害と見当識障害が主要な症状で,後に運動障害をきたすが,パーキンソン症状は特徴的ではない.パーキンソン症状が目立つのはレビー小体型認知症である.レビー小体型認知症では幻視や妄想が特徴的であり,前頭側頭型認知症では性格や行動の問題が顕著で,言語にも問題を生じる.血管性認知症では,障害を受けた部分によって症状の出方が異なり,できることとできないことの差が大きく,まだら認知症と呼ばれることがある.MCI とは軽度認知症のことである.

（近藤清美）

15章 人の生きる生活世界における発達支援

到達目標 ....

● 発達心理学の知見をいかした支援について説明できる.
● 発達支援論について説明できる.
● 発達支援における多職種連携について説明できる.

1. 発達心理学の知見をいかした支援

1）発達心理学の拡張としての臨床発達心理学

発達心理学は，発達段階と発達の各領域の特徴の明確化，発達の連関性の追求，発達の規定因の追求，発達メカニズムの解明を行う学問である．一方，**臨床発達心理学**はそれらの基本的方向をふまえて，障害を示す子どもの状態像の解明，客観的な発達の評価，治療や療育への指針，予後などを取り扱う．臨床発達心理学は，発達研究をどのように臨床に適用できるか，また，臨床においてどのような発達論的アプローチが可能であるのかを問うことから鑑みて，発達心理学それ自体が，臨床を橋渡しする内容も含みこんでいる．

基礎学問で明らかにされた知見を臨床実践にいかし，そこで直面した課題は，基礎研究としてエビデンスを蓄積していくという点で，発達心理学は基礎学問と臨床実践の間を常に行き来しながらその理論化を深めていく．そのために，**定型発達**を知るには，その枠には入らない**非定型発達**についても知る必要がある．いいかえれば，発達心理学に携わる研究者も臨床家も，定型発達を深く理解するために，発達のつまずきや非定型発達を知る必要がある．また，発達支援に携わる者は，非定型発達を深く理解するために，定型発達を知る必要がある．このようにみていくと，発達心理学と臨床発達心理学との関係も，決して「基礎」と「臨床」の関係にあるのではなく，狭義には，臨床発達心理学は発達心理学の拡張として位置づけられる新しい学問であり [1]，広義には，発達心理学が臨床発達心理学を内包する．

〔キーワード〕発達的観点，生物社会心理，発達支援論，行動論，機会利用型指導，発達論，包括論的アプローチ，多職種連携，アクションリサーチ，アウトリーチ型支援

2）発達心理学の知見をいかす

　発達心理学は，発達的観点に立つアセスメントと支援技術を基礎とする．心理的問題や適応困難さの解決にあたっては，まず人が抱える問題そのものを理解することから始まる．また，問題の正しい理解に基づき，人に適切な支援を行う専門性が求められる．人生のあらゆる場面で生じる問題は，人間の発達に関する正しい知識や豊かな視点をもつことによって，その問題を違った視点から捉え直すことにより根本から解決したり，あるいは，問題状況がかなり緩和されたりする．場合によっては，そもそも問題ではなかったことがわかることもある．発達心理学をいかすとは，「発達的観点に基づき人の健やかな育ちを支援する」ことを基本理念とし，生涯発達という視野から，地域に結びついた日常の暮らしへの適応支援を行うことであるといえる．

3）発達支援の対象

　発達支援の対象は，定型発達児，非定型発達児，養育上の悩みをもつ親，保育・教育で困り感をもつ専門家，学校生活支援，青年期の適応障害，災害被災者への継続支援，高齢社会での問題などで求められる社会生活上の支援など多岐にわたる．

　基礎と臨床を行き来しつつ構築していく臨床発達心理学という新しい学問は，その核となる発達心理学の軸を明確にしつつ，心理学だけでなく，脳科学，生物学，言語学，社会学，文化人類学，教育学などの隣接諸科学も視野に入れ，それらとの関連もふまえたうえで，「臨床発達心理学」の学問的基礎を常に吟味し問い続けていく必要がある[1]．

　また，「障害」概念の変化に伴う適応という問題の捉え直しなど，支援における新たなニーズにも対応が求められてきた．公認心理師資格ができたことにより，心理的支援の専門性が一層向上することが期待されている．

2. 支援における 3 つの発達的観点

　臨床発達心理学とは，「人の生涯にわたる生物・心理・社会的側面からなる生活文脈の場のなかで起こり得る，さまざまな兆候・問題・障害を内包した（インクルージョンの視点をもった）時間的・発生的な過程から，人間の心的機構の解明を行い，また，そのことを通して，具体的な発達支援の方法論の検討を行う人間探求の領域」と定義されている[1]．そして，この定義に即して 3 つの発達的観点があげられた．第 1 は「生物・心理・社会的側面からなる生活文脈」であり，第 2 は「時間的・発生的な過程」であり，第 3 は「兆候・問題・障害を内包した（インクルージョン）視点」である．この 3 つの発達的観点を言い換えると，①**「今，ここにおける発達の理解（生物・社会・心理）」**，②**「生成としての発達理解（進化・歴史・個体史）」**，③**「発達の多様性・具体性・個別性の理解」**と捉えられる[2]．

1）「今，ここ」における発達の理解（生物・社会・心理）

　人を発達心理学的に理解するには，その人がどのような状況や生活文脈のなかで生きているのか，そのことを「今，ここ」の視点から捉える必要がある．たとえば，ひとりの子どもを目の前にしたとき，支援者は，まず，その子どもが生命体，有機体としてどのよう

に機能できているのか，身体や発育を生物学的視点から正確に把握する必要がある．これは，生物学的，生理学的な視点といわれる側面である．しかし，子どもの身体の生理学的諸機能や運動機能，知覚や感覚の機能，知的な機能，神経生理学的な機能など，純粋に生物的次元の発達に思われることにも，子ども自身にとってはさまざまな心理的意味合いが含まれる．たとえば，歩く，走るなどの生物的な次元での身体機能の一部として捉えられるようなことであっても，生活環境や養育態度と関連することも大きく，それが日常過ごす保育園での支援課題である場合は，社会的な視点がかかわってくる．

　子どもの生きている世界を，できるだけその子どもの視点から捉えようとすることが，心理的な視点からの発達理解であるといえる．その子どもの心身の状態や行動は，家族や学校・保育園という関係のネットワークのなかで，さまざまに意味づけられ理解されている．その子自身が，それらの関係のネットワークと複雑な相互作用を行っている．

２）生成としての発達理解（進化・歴史・個体史）

　他の心理学や諸学問と比べた際の発達心理学独自の視点としては，「進化」・「歴史」・「個体史」という３つの時間軸で，人間の諸行動を理解しようとすることにある．たとえば，言語発達を取り上げてみると，「進化」的な視点とは，言語が鳥類やヒト以外の霊長類，ヒトへの進化のなかでどのように変化してきたか，ヒトの言語のありかたを生物進化の軸で理解しようとすることであり，この観点は，前述の「生物」視点とも重なるところがある．「歴史」的な視点とは，たとえば家族の歴史として捉えたときに，子どもの言語獲得をどのように意味づけ，どのように対応してきたのかという関係性を理解しようとすることを意味する．それは，家族を通して，子どもの言語獲得を社会文化はどのように意味づけてきたのかという歴史社会的な理解をしようとすることであり，前述の「社会」の視点とも重なる．「個体史」の視点とは，その子どもが誕生以来どのような言語獲得の過程をたどってきたのかという理解である．

　このような３つの時間軸によって，子どもの発達は立体的な奥行きをもったものとして浮かび上がってくる．発達支援はそのような時間的な理解をもつことで，はじめて未来への展望をもつことができる．発達のさまざまな領域には複雑な連関があり，さまざまな領域間の発達連関を捉えることが重要だといえる．

３）発達の多様性・具体性・個別性の理解

　「兆候・問題・障害を内包した（インクルージョンの視点をもった）」観点というのは，現場のなかでさまざまな発達上の困難や問題に直面している人たちへの支援を念頭においたものである．発達における障害の多様性や一人ひとりの個別性の理解に徹底的に取り組んでいかない限り，真の問題解決にはつながらない．

　従来の発達心理学の目標が，発達の定型性や一般性の理解の解明を主流としたため，共通性や普遍性が強調されすぎたともいえる．一方で，医学的診断や従来の科学的な分析では，ときには発達検査や知能検査結果さえも，個々人の障害や問題は抽象され，一般的なカテゴリーでくくられてしまいがちであるということを忘れないように心に留めておきたい．

　同じ診断名や精神発達年齢でも，一人ひとりの生活史や生活文脈，他者との関係性のなかで，表面に現れる困難さの「症状」の意味づけは異なっている．発達支援は，そのよう

な「多様性」，「個別性」，「具体性」を理解したうえで，支援しようと志している．また，一人ひとりの「具体」に現れる「個別性」や「多様性」を互いに真に尊重し合うことが，皆がそれぞれの固有性をもった存在であると承認し合うことにもつながる．インクルージョンの視点とは，一人ひとりの「具体」に現れる「個別性」や「多様性」，つまり，さまざまな「兆候」，「問題」，「障害」を，人間存在の一般的なあり方の現れとして理解しようとすることである．

3. 発達支援論

障害児支援の見直しに関する厚生労働省の 2008 年の検討会報告書では，障害の早期発見・早期対応の取り組みを強化し，障害のある子どもが専門機関および教育機関において専門的な指導や支援を受けることが求められた．特に発達障害については，早期に気づき，その特性を理解したうえで，適切な支援を行うことにより，必要な社会的学習が可能な環境を整えていくことが必要とされる．

では，支援を必要とする子どもにとって最適な療育とはどのようなものだろうか．ある子どもに効果的な療育が，別の子どもには必ずしも最適とはいえないことがある．これは，その子どもの特性や発達に応じた支援となっていない可能性をもつためである．個別の療育技法だけを取り上げて，ある療育だけが有効で，そのほかのものは効果がないという短絡的な見方は避けるべきである．また，どの子どもに対しても一律に一つの療育技法をあてはめたり，たとえば自閉スペクトラム症（ASD）児であれば視覚支援として絵カードを用いるという手法にとどまる場合もある．これらは，障害の程度や発達段階など，目の前の子どもに即していない状況であると考えられる．一方，望ましい療育プログラムとは，どのような構成要素があるのかという視点で捉えていく姿勢が必要である．

1）行動論的アプローチの原理

行動の学習理論である**応用行動分析**（applied behavior analysis；ABA）は，スキナー（Skinner, B. F.）による行動分析学に基づき，行動を「先行要因─行動─随伴要因」の三項随伴性という枠組みから捉える．これは，個人の行動の成立を環境との相互作用から捉えようとするものである．具体的には，問題となる不適切行動への対応としては，どのような状況でそれが生じるのかという**先行条件**（antecedent），何が生じるのかという**行動**（behavior），その行動の直後にどうなるのかという**結果**（consequence）の随伴性を明らかにしていくことで，行動のあとで，それを強化する環境になっていないかを分析する．一方，新しいスキルの獲得を求める場合，子どもにとって対応しやすい先行条件を提示し，適切な行動に対して，報酬を与えることによってその行動を強化するという考え方である．

ロバース（Lovass, O. L.）による初期の ABA は，統制された環境での個別指導場面で，支援者が課題を提示し，正しい行動に対して報酬を与えるという，集中的な介入を行った．適切な行動がみられない場合は，**プロンプト**（正しい反応を引き出す手がかり）を提示し，正反応に報酬を与えて，その行動を強化していく．やがてプロンプトを徐々に減らしていき（**フェーディング**），子どもがひとりでできるように指導する[3]．複雑な課題に対しては，

大きな目標をいくつかの小さな目標に分け，成功体験をもたせながら，**スモールステップ**で指導していく．一方で，この指導に対して，介入場面で習得されたはずの行動が，日常生活場面に汎化しにくいこと，自発性が乏しいことなどが問題として指摘されてきた．

2）行動論的アプローチの現在

応用行動分析は，子どもの行動を可能にする環境条件を同定し，個々に応じた条件を積極的に実践するため，多くの支援プログラムや療法に原理的に取り入れられている．また，従来の非日常的な統制場面から，日常的な環境で指導する機会を組み込んでいく**機会利用型指導**（incidental teaching）などが行われている．これにより，日常的に自然な文脈で，子どもの行動が生起しやすいような状況を設定し，子どもの興味や関心に焦点をあて，自発的学習として機能的コミュニケーションが獲得される．

その過程において，**マンド・モデル法**（何を要求しているのかを子どもに表現を求め，自発がなければ表現モデルを提示する）や，**時間遅延法**（子どもからの自発的要求を引き出すために一定時間待ち，自発がなければプロンプトを与える）などの手法を用いて，子どもの発話を引き出し，それに応じて子どもの要求表現を引き出していく．また，子どもが適応的で社会的に望ましい行動ができるような**積極的行動支援**（positive behavior support）の効果が認められている．

機軸行動発達支援法（pivotal response treatment；PRT）では，子どもの発達を阻害している機軸行動を重点的に支援することで，他の行動の発達もうながすことをねらいとした．ASD の発達を阻害する中核領域として「対人的相互交渉に従事するための動機づけ」，「子どもからのコミュニケーションの始発」，「行動の自己統制」の3点をあげ，これらに焦点をあわせて支援する．PRT は，共同注意を含めたコミュニケーションの自発を日常環境のなかで支援し，セルフマネジメントにより問題行動の低減や自立性を高めるねらいがある[4]．

認知行動療法（Cognitive Behavioral Therapy；CBT）とは，認知の偏りを修正し，問題解決を手助けする精神療法である．ASD 児が自己の感情認知，他者の感情認知に障害があることが指摘されている．そこで，認知の偏りを自分で気づき，それに対処するスキルを身につけていくことを目的とする[5]．

4．発達論的アプローチ

子どもの発達段階にあわせて，その力を最大限にいかすかかわりであり，これまでの発達研究の成果の集大成という点で，普遍性の高い方法である．ここでは **DIR モデル**[6] と，**対人関係発達指導法**（RDI）[7] について述べる．

1）DIR モデル

グリーンスパンら（Greenspan, S. I. & Wieder, S.）が提唱する DIR モデル（The Developmental Individual-difference Relation-based model）は，「発達段階」，「個人差」，「関係性」に基づくモデルであり，子どもが自発的に周囲とコミュニケーションをする能力の発達をめざす．

DIRモデルにおいては，[表1] に示したように，発達段階を6つの基本段階と3つの応用段階に分け，子どもが発達段階のどこに位置するのかをはっきりさせ，それに応じたかかわりをしていく．その際に，言語，運動，認知の発達をそれぞれ独立して評価するのでなく，各能力が対象児のなかでどの程度統合されており，全体としてどのように機能しているのかを評価する．特定領域だけというより，全体を発達させていくかかわりのほうが効率的であるとしている．

[表1] DIRモデルにおける発達段階　　　　　　　(Greenspan, S. I., 文献6, 2006 より引用)

基本段階	注意の共有と情動調整が始まる	0〜3か月
	周囲とのかかわりが豊かになる	2〜5か月
	双方向コミュニケーションになっていく	4〜10か月
	身近な問題を解決していく	10〜18か月
	言葉を身につける	18〜30か月
	感情的思考　論理的思考　現実感覚が身につく	30〜42か月
応用段階	多面的な因果関係の思考 グレーゾーンの理解　様々な感情の区別 自己意識　内省と自己規範の確立	個人差が大きく，獲得できない場合がある．

生得的な「情報処理能力の個人差」について，DIRモデルでは具体的に「感覚情報入力に対する反応」，「入力された情報の解析と統合」，「出力にあたる運動企画と遂行能力」について意識してかかわることで，認知や行動をより発達させ，適応を高めることができるとしている．発達障害だけでなく，精神疾患の背景にも情報処理特性の個人差が影響していることが指摘されている．

さらに，発達とは人との関係性のなかで立ち現れることから，保護者との安定した温かな「関係性」のなかで，その子どものもつ発達の力が発揮されると考える．このように，子どもの発達には情動的な安定が不可欠という原則から，DIRモデルでは，中核技法として家族主導の**フロアタイム**を位置づけている．フロアタイムでは，一回に15〜20分程度，親や大人が子どもと同じ目の高さになるよう，床（フロア）において，子どもの発達段階にあわせてかかわる．その際，子ども自身の興味や関心に応じていくこと，大人主導ではなく，子どもが自発的に目標に向かうようなことを重視する．また，短い時間で，時と場所を選ばず，あらゆる状況で何度も行えるという利点がある．

2）対人関係発達指導法

対人関係発達指導法（Relationship Development Intervention；RDI）は，対人関係の発達に焦点をあてた親主導のアプローチである．RDIの目的は，対人関係を改善し，生活の質（QOL）の改善を導くことを目的とする．定型発達児は養育者との相互作用を通して力動的知能を発達させていくが，ASD児の場合はそれらの対人相互作用に困難をもち，親子関係が築かれないために，ASD児の親が段階的に体系的方法で親子関係を再構築できるようにRDIを作成した．

RDIは，対人関係の定型発達を基にした発達論的アプローチであり，相互作用において情動調整を伴う経験を共有することを最重要課題と位置付けた．実際の指導には構造化，行動変容などの指導法を取り入れている．

3）包括論的アプローチ

（1）TEACCH アプローチ

　TEACCH（Treatment and Education of Autistic and related Communication）**アプローチ**は，1972 年にノースカロライナ州とノースカロライナ大学の連携によって開始された，ASD のある子どもから成人までの生涯教育福祉支援制度である[8].

　このアプローチの 7 原則は［表2］に示すように，ASD は発達の障害であり，治療ではなく一生涯の支援を提供すること，支援者が自身の専門分野のスペシャリストとしてだけでなく，心理教育を行うジェネラリストとして，ASD を取り巻くすべての側面や問題について理解しておく必要があること，芽生え反応の評価により，個別的具体的支援につなげていくことなどが示されている.

［表2］TEACCH アプローチの 7 原則

①子どもの適応能力の向上：子ども自身の適応能力を向上させる
　　　　　　　　　　　　　　　子どもを取り巻く環境を整えて適応を高める
②親を協働支援者と位置づけ，親だけが知る情報を取り入れる
③子どもの教育プログラムは評価と診断に基づいて個別化する
④教育支援，福祉支援にあたっては**構造化教育**を実施する
⑤子どもの実態をより正確に把握するため**芽生え反応**を適切に評価する
⑥認知理論，行動理論を組み合わせ，心理言語学を取り入れる
⑦生涯にわたる支援を提供し，支援者はジェネラリストである

　この 7 原則に即して，TEACCH の包括的アセスメントでは，既存の知能検査も活用するが，ASD 特性のアセスメント検査など複数のバッテリーを組んでフォーマル・アセスメントを行う. そこでは ASD 児のプロフィールや認知特性の強み，弱みを評価する. 一方，文脈の違いによるパフォーマンスの違い，生活環境，日課，興味関心によるパフォーマンスの違いなどは，観察によるインフォーマル・アセスメントを行っている.［表3］にはTEACCH における包括的アセスメントを表記した. このように，ASD 児の認知特性，発達特性，文脈によるパフォーマンスの違いを総合的に把握して，一人ひとりの非定型的な発達を明らかにしていく.

［表3］TEACCH における包括的アセスメント

フォーマル・アセスメント	インフォーマル・アセスメント
PHP-3 ／ ADOS2 ／ CARS-2 など 1. 認知言語 / 前言語 2. 表出言語 3. 理解言語 4. 微細運動 5. 粗大運動 6. 視覚 - 運動模倣	1. 注意 2. 複数の事物の管理 3. 手指の調整 4. 課題解決力（試行錯誤など） 5. 照合（事物同士，事物と絵，絵同士，言葉と絵） 6. 選択（形，大きさ，色） 7. 分類と配列 8. 時間概念 9. コミュニケーション

TEACCHアプローチでは二つの側面から支援が行われる．一つは，ASDの弱みに対する支援方略であり，**構造化教育**（Strutured TEACCHing）と呼ばれる．これは，指導における支援の枠組みのことであり，ASD児にわかりやすい情報提供可能な環境づくりとして，物理的構造化，個別の視覚的スケジュール，個別のワークシステムなどを取り入れている．

物理的構造化は，その空間に，どのように椅子，机，棚，教材を配置するか，気が散るものを最小限にし，どこにいればよいか，そこでは何をするのかをわかりやすく配置する．ASD児の視覚的処理の優位性に着目した指導である視覚的スケジュールでは，どのような活動が，どの順序で行われるのかをASD児にわかりやすく示す視覚的図版を用いる．次は何をするのか，何をしたらこの活動が終了するかなどの見通しがもてるようになる．個別のワークシステムでは，何の課題，または活動を，どのくらいの量をやって，どこまでで終わりなのか，次は何をするのかをわかりやすく用意する．型にはまった行動を学習させるのではなく，ASD児にとって，課題や活動をわかりやすく提示するため，シンプルな環境を調整していくのである．

もう一つの支援は，認知発達や理解，対人コミュニケーションや情動，身辺自立技能や家事技能，職業技能にまで及ぶ．TEACCHアプローチは，家庭や地域とも連携したASD児者の生涯発達支援の体系を継続的に作りあげている点が特徴である．

(2) アーリースタート・デンバーモデル

アーリースタート・デンバーモデル（Early Start Denver Model; ESDM）は，9～48か月児を対象とし，子どもの情動・社会性・認知・言語などの発達の全領域に働きかける総合的プログラムである．このモデルは，24～60か月を対象としたオリジナルのデンバーモデルや，機軸行動発達支援法（PRT）などを統合した乳幼児期にしぼった包括的な発達支援アプローチである[9]．

デンバーモデルの中核的特徴は，①対人関係に焦点化，②身振り，表情，物の使い方についての相互的で自発的な模倣，③非言語的，言語的コミュニケーションの発達の両方を重視，④二人の遊びルーティンにおける認知的様相に焦点化，⑤親とのパートナーシップである．ESDMでもこれを踏襲しているが，特に重視している領域は，模倣，非言語コミュニケーション（共同注意を含む），言語コミュニケーション，社会性発達（情動共有を含む），遊びである．

加えてESDMが重視する点としては，**社会的動機づけ**である．これはASD児がどの年齢でも他者に注意を向けるなど，相互作用する時間が少ないという行動パターンがあり，その結果，対人相互作用での学びがうまくいかず，模倣や共同注意の障害につながると考えた．そこで，社会的報酬を増やすことで，社会的相互作用に対して，社会的注意と動機づけを高めるような方略を取り入れている．

5. 発達支援における多職種連携

1）乳幼児の発達支援現場におけるトランスレーショナル・リサーチ

トランスレーショナル・リサーチ（**橋渡し研究**）とは，基礎研究で得られた成果を実践的スキルに発展させ実用化につながる研究を意味する．基礎研究から臨床へのメッセージ

が極めて重要であるとともに，臨床からの問題意識やメッセージも基礎研究発展の糧となる．

　乳幼児期の発達支援においては，従来，当たり前のように行われてきた「個人の発達を伸ばすこと」のみに重点化した環境調整を行う方法には，支援の限界があることが指摘された．発達の障害は治療ではなく，一生涯の支援を提供することの必要性が問われてきた．そこで，障害に対する発達支援の目的は，単に「見つけて伸ばす」モデルを見直し，「今ある発達過程に基づき，その人が生きていく地域に根ざして，どのように社会参加するのか」にシフトしていく方向性が目指される．これは，定型発達も非定型発達も含めて，健全育成に向けて子育て支援の環境を整えていく「予防する」モデルへの切り替えである．

　さまざまな困難課題に直面する発達支援の場は，見方を変えれば，臨床的に必要性の高い研究テーマ（ニーズ）発掘の宝庫であるともいえる．そこで直面している課題は，待ったなしの対応が求められることばかりである．支援者が，現場において求められる問題解決型の経験と学びだけではない，実証的データに基づく知見をもつことは，支援方針や内容の判断において実証的根拠を明確にするという点で重要である．支援者が臨床現場で出合う学びが，複合的に物事をとらえる重要性を教え，最終的に支援方法に関する実践研究を後押しする．

　臨床現場で明らかになった知見を支援における基礎資料としたり，施策や制度の改善へ向けての一歩としたりするためには，そこで働く支援者一人ひとりの意識が問われる．

　具体的には，①臨床現場は研究を進めていくうえで，問題発見の最前線であることへの意識を明確にしておくこと，②臨床現場で研究的視点をもち続けて協働の取り組みが可能となるような共同研究者・実務者としての関係性を構築していること，③臨床現場で実証的研究成果を積むことを一人ひとりに義務化していくためには，期限付きの研究費を確保しておくことなどが考えられる．

2）多職種連携で必要な視点

　心理支援を必要とする子どもに対して包括的な支援を行うために，多職種連携や地域連携が必要不可欠である．4章で述べられた「生物心理社会モデル」に準じて，その主な専門職種をあげてみると，「生物」領域では医師，看護師，精神保健福祉士，言語聴覚士，理学療法士，作業療法士などがあげられる．「心理」領域では，国家資格として公認心理師が基礎資格としてあげられる．「社会」領域では，ケースワーカー，裁判官，児童福祉司，社会福祉士，保育士，教員，スクールカウンセラー，産業カウンセラーなどがあげられる．「地域」としては，医療機関，福祉施設，行政機関，教育機関，企業などがあげられる．それぞれの職種が専門職として特定分野での知識や技術，経験をもつ人材であるスペシャリストでありうるとともに，支援者として広範な知識に基づき，その場をマネージメントするなどのジェネラリストとしての姿勢も磨いていきたい．

　各職種間で情報共有する際に，たとえば公認心理師が行う「心理的アセスメント」の報告書をどのように読み解くのかなどの専門用語をわかりやすく説明し，共通言語として共有することが重要である．支援の場で，公認心理師は専門的知識を深めることと同時に，関連多領域への視野の広さも必要となる．これまで述べたように，臨床実践のあり方は社会の変化とともに変わっていく．社会的問題への関心は，自分の狭い専門領域の幅を広げ，隣接諸科学との出会いをもたらす．

6. 実践研究とアクションリサーチ

　実践改善のための研究手法で，最も一般的なのは**アクションリサーチ**である．アクションリサーチとは，「社会活動で生じる諸問題について，小集団での基礎的研究でそのメカニズムを解明し，得られた知見を社会生活に還元して現状を改善することを目的とした実践的研究である」[10]．また，計画・実行・実行結果についての事実発見が螺旋上昇するステップである．

1）発達支援におけるアクションリサーチ

　子育て支援，保育，教育の場においては，発達理論や発達心理学研究の成果が，実践の基礎として用いられ，発達研究と極めて密接な関係をもってきた[11]．これらの現場でかかわる実践家である保育士や教師は，個々の子どもの特性や個人差，発達経過の実践知を蓄積しているという点で，研究者も子育て支援，保育，教育の場から，発達理論や研究課題を見出してきた．また実践家は，積み重ねてきた分析を個別の成果としてスキルや実践の質の向上にとどめるのでなく，記録を分析し，一般化して公表することで，同じような問題に直面している実践家にも共有される．その際，研究者のもつ手法や発達研究成果からもたらされる情報により多くの学びがもたらされる．その点で，アクションリサーチは，実践家と研究者が協働の研究チームを作り，相互に検証していくことで大きな力を発揮する．

2）アウトリーチ支援がもたらすもの

　公認心理師が，支援する対象の生活の場に行き，そこで生じている問題や困難さに出合うという体験が，多職種連携やアクションリサーチへ向けての第一歩となる．なぜならば，クリニックや相談機関に相談者が来所して行う心理支援の範囲では，支援者自身が捉えきれない，子どもの生態学的な環境がみえてくるからである．たとえば，保育園や学校という場では，先生と子どもの関係，子どもと仲間の関係，保育園や学校の環境，地域性などがみえてくる．公認心理師がその場で捉えた解決すべき課題や問題意識をアクションリサーチとして取り組んでいくことは，専門家としての公認心理師の職責の一つである資質向上の責務（生涯学習，自己研鑽，相互研鑽）でもある．また公認心理師の業務として，「心の健康に関する知識の普及を図るための教育及び情報の提供」にも含まれる．

人の生きる生活世界における発達支援

Q1 発達支援論に関する以下の記述のうち,正しいものを2つ選びなさい.

1. マンド・モデル法は構造化教育の基本となる技法である.
2. ESDM は,24〜60か月を対象とし,幼児期にしぼった発達の全領域に働きかける包括的支援である.
3. DIR モデルは「発達段階」と「個人差」と「関係性」に基づくものであり,対象児が自発的に周囲とコミュニケーションする能力の発達を目指す.
4. 機軸行動発達支援法(PRT)では,アセスメントにおいて芽生え反応を適切に評価し,支援では,視覚的スケジュール,ワークシステムなどを活用する.
5. 対人関係発達指導法(RDI)では,対人関係の発達に焦点をあてた親主導アプローチを行う.

Q2 発達支援に関する以下の記述のうち,誤っているものを2つ選びなさい.

1. 発達支援の対象は非定型発達の青年期までの範囲である.
2. 多職種連携においては,スペシャリストとしてだけでなくジェネラリストの視点も必要とされる.
3. アクションリサーチとは,社会活動で生じる諸問題を実践的に解決することと,研究を行うことが相互に反映するという連続的プロセスがある.
4. 乳幼児期の発達支援においては,個人のスキルを伸ばすことが最重要課題となる.
5. 発達支援における発達的観点の一つは「発達の多様性・具体性・個別性の理解」である.

Q1 | **A**……3, 5

解説

1. マンド・モデル法は,何を要求しているのかを子どもに表現を求め,自発がなければ表現モデルを提示する,行動論的アプローチの一種である.
2. ESDM は,9〜48か月を対象として乳幼児期に絞った発達の全領域に働きかける包括的支援である.オリジナルのデンバーモデルは24〜60か月を対象としている.
4. PRT では,共同注意を含めたコミュニケーションの自発を日常環境のなかで支援し,セルフマネージメントにより問題行動の低減や自立性を高めるねらいがある.「アセスメントにおいて芽生え反応を適切に評価し,支援では視覚的スケジュール,ワークシステムなどを活用する」のは TEACCH である.

Q2 | **A**……1, 4

解説

1. 発達支援の対象は,定型発達児,非定型発達児,養育上の問題を呈する子ども,

保育・教育困難とされる子ども，学校生活支援，青年期の適応障害，災害被災者への継続支援，高齢社会での問題などで求められる社会生活上の支援など多岐にわたる．

4. 乳幼児期の発達支援においては，従来，当たり前のように行われてきた「個人の発達を伸ばすこと」のみに重点化した環境調整を行うという方法には支援の限界がある．障害に対する発達支援の目的は，単に「見つけて伸ばす」モデルを見直し，「今ある発達過程に基づき，その人が生きていく地域に根ざして，どのように社会参加するのか」にシフトしていく方向性が目指される．

文献

1）麻生　武：臨床発達心理学の基礎，臨床発達心理学の基礎（本郷一夫・金谷京子編），ミネルヴァ書房，2016, pp2-12.

2）長崎　勤, 古澤頼雄・他：臨床発達心理学概論，ミネルヴァ書房，2002.

3）Lovaas, O. L.: Behavioral treatment and normal educational and intellectual functioning in young autistic children, J Consult Clin Psychology, 55: 3-9, 1987.

4）Koegel, R. L., Koegel, L. K.: Pivotal response treatments for autism. Communication, Social, Academic Development. Baltimore, MD. Paul H. Brookes. 2006.（ケーゲル, R. L.・ケーゲル, L. K. 氏森秀亞・小笠原恵監訳：機軸行動発達支援法，二瓶社，2009.）

5）大野　裕：認知療法・認知行動療法治療者用マニュアルガイド，星和書店，2010.

6）Greenspan, S. I., Wieder,S: Engaging autism—Using Floortime approach to help children relate, communicate, and think. Boston: Da Capo Press, 2006.（グリーンスパン, S., ウィダー, S：広瀬宏之（訳）：自閉症の DIR 治療プログラム―フロアタイムによる発達の促し．創元社，2009.）

7）Guutstein, S. E.: Autism/Aspergers—Solving therelationship puzzle. A new developmental program that opens the door to lifelong social and emotional growth. Arlington. utere Horizons. 2000.（ガットステイン, S. E., 足立佳美（監訳）：自閉症 / アスペルガー症候群 RDI「対人関係発達指導法」―対人関係のパズルを解く発達支援プログラム，クリエイツかもがわ，2006.）

8）Autism Society of North Carolina: http://www.autismsociety-nc.org/about autism/autism-treatment.1970.

9）Rogers, S. J. & Dawson, G.: Early start denver model for young children with autism—Promoting language, learning, and engagement, New York, Guilford Press. 2010.

10）Lewin, K. : Action research and minority problems. J of Social Issues, 2: 34–46. 1946.

11）中澤　潤：保育者と研究者の協働のあり方，発達と支援，無藤　隆，長崎　勤編，新曜社，2012, pp93-102.

（秦野悦子）

人の生きる生活世界における発達支援

発達心理学の知見はこんな職場でいきる

人間の生涯という時間軸のなかで他者との関係性を捉える発達心理学の視点は，子どもを対象とした場合だけでなく，心理に関する支援にもいかされる．公認心理師法では，公認心理師の主要分野として，「保健・医療，福祉，教育，司法・犯罪，産業・労働での活動」が示されている．ここでは分野ごとに，発達心理学の知見がいかされる職場について述べる．

【保健医療分野】 病院の小児科や精神科，保健所の乳幼児健康診査，療育機関などの職場があげられる．対象児・者に対し，成育歴を把握し，問題や困難さの要因やその経過についてアセスメントするために，知見をいかすことができる．たとえば，小児精神科を受診したクライエントが適切な支援につながるため，医師からアセスメントのオーダーが公認心理師に出たとする．その場合，クライエントの受診理由や成育歴を聞き取り，行動観察を行い，必要に応じて発達的特性やクライエントの強み・苦手さについて把握するため，知能検査や発達検査，パーソナリティ検査など，検査バッテリーを組んで実施する．また，クライエントが子どもの場合は，保護者の抱える問題や親子の関係性，家族関係といった環境因も含めて，複数の視点でのアセスメントが求められる．そうして，アセスメント結果を元に，チーム医療として多様性と協働性をもって総合的に支援を進めていく．

【福祉分野】 児童（18歳未満）に対しては，児童相談所，乳児院，児童養護施設，児童心理治療施設，児童自立援助施設，母子生活支援施設，保育所など，子どもとその保護者の支援にかかわる幅広い職場で，子どもの心理的機能の発達やアタッチメント理論といった発達心理学の知見がいかされている．近年では虐待ケースも増加傾向にあり，その対応や支援において，発達心理学の専門家が多く働いている．特に適応上の問題として表れている症状や状態について，その要因が発達的偏りによるものなのか，または環境に起因するアタッチメント障害やトラウマによるものなのか，またはそれが複合的に絡まっているものなのかについてアセスメントするためには，発達心理学を含む広い心理学の知見が必要となる．さらに虐待の発生を予防するためにも，市区町村の乳幼児健診や子育て相談といった，母子保健活動の場でも発達心理学の知見がいかされる．経済的困窮や地域からの孤立，保護者の疾病や虐待の世代間伝達といった，子育てハイリスクケースを早期発見し，関係機関と協働しての早期支援も重視されている．

さらに高齢者福祉でも公認心理師の配置は進んでいる．公認心理師の活躍の場として，デイサービスや短期入所施設，養護老人ホーム，特別養護老人ホームなどの高齢者が利用する施設や支援事業があげられる．ここでは利用者だけでなく，介護者・支援者である家族も含め，相談援助や心理アセスメント，家族のメンタルケアといった，幅広い支援をしていくことが重要である．また，今後は施設のスタッフや地域住民らに対しても，サクセスフルエイジングや，老齢期の発達段階特有の変化についての啓蒙活動を行い，組織や地域全体に対してアプローチしていくことも，より求められていくであろう．

【教育分野】 小学校・中学校・高等学校・大学，その他教育制度の中核的な役割を果たす機関である学校で，主にスクールカウンセラーとして公認心理師が活躍している．

たとえば，児童・生徒のいじめや不登校について，スクールカウンセラーが対応する場合，学校側や保護者から相談を受けることが多く，当事者である児童・生徒の視点に立った理解が重要になる．さらに，児童・生徒個人や保護者，教員のアセスメント，関係機関

と連携していくためのコンサルテーション，問題の予防としての啓蒙活動の場でも，「チーム学校」の一員として，公認心理師の活躍が期待される．また，教育や保育現場では，子ども個人に対する発達支援だけでなく，そのクラスや集団生活への適応支援へ向けて，包括的な発達心理学の知見がいかされる．これは，巡回相談支援や保育所など訪問支援として支援を必要とする個人だけでなく，個人を取り巻く保護者や教育者など，専門家支援という幅広い視点をもつことが望まれる．

発達障害者支援法の改正（2016 年）により，発達障害児・者の特性や発達状態に応じて，早期に，また継続して支援を行うことが定められた．学校でも，発達障害児に対する個別支援や，指導計画作成について推進する責任が明確になった．また，障害者差別解消法（2016 年）が定められたことにより，学校においても障害児への合理的配慮が求められる．そのため，スクールカウンセラーや巡回相談員は，学校，家庭，地域と連携しながら，本人の発達特性や状態，本人の意思を把握し，保護者も含めて支援していくことが大切となる．

【司法・犯罪分野】 家庭裁判所，少年鑑別所，児童自立支援施設，少年院などで，公認心理師の活躍が期待される．家庭裁判所調査官は，家事事件，少年事件についての調査を行う．家庭紛争事件においては，家事事件手続法（2013 年）により，子どもの意思の尊重と意見表明権が強化された．そのため，たとえば両親が協議離婚をする際に，子どもの親権や面会交流を巡り両親が対立することもあり，子どもへの心理的な支援の必要性が出てくる．そのような場合に子どもの年齢や発達にあわせて，状況を理解しやすいように援助する，当事者の心理的負担が大きくならないように，関係者への助言をすることも公認心理師の大切な役割である．

少年（満 20 歳未満の者）事件に対して少年法は，少年の健全育成を期し，刑事事件と

は違って刑罰ではなく，あくまでも保護が目的であると規定している．非行少年については，①犯罪少年（14 歳以上 20 歳未満で罪を犯した少年），②触法少年（14 歳未満で罪を犯した少年），③虞犯少年（20 歳未満で将来，罪を犯す恐れのある少年）に区別している．少年鑑別所は，心身の鑑別の必要がある場合に対象者の鑑別を行い，健全育成支援のための支援を含む観護処遇を行う．審判では非行事実と要保護性が審理され，少年院送致，児童自立支援施設等送致，保護観察所による保護観察の保護処分，不処分，児童相談所長送致，検察官送致などがある．少年のアセスメントや環境調整のためには，発達心理学の知見をいかし，少年自身や環境について正確に把握することが大切である．公認心理師は，これまで以上に司法・犯罪分野についての知識や役割，技法を身につける必要がある．

【産業・労働分野】 公認心理師はこれまで「職場のなか」で，メンタルヘルス不調の予防や対応を主に担っていた．これからは，教育分野でもふれたように，障害者に対する法整備が進められるなかで，障害者への差別の禁止や合理的配慮が規定され，これらの対応を担う機会が増えてくると予想される．乳幼児期や学齢期から続いた支援を，就労支援という形で長期的に継続していくことも大切である．そのため，発達障害者支援センターやハローワーク，民間の就労支援施設といった，個人や家族，地域特性までも見据えた地域に根ざした支援の場でも，今後は活躍が期待される．

これらのどの分野であっても，公認心理師が発達心理学の知見を職場でいかそうとするときには，チームとして，専門職相互にその力をいかしあうことが必要となる．発達心理学の知見をいかしていくうえで，多職種や他機関についての正確な知識をもち，それぞれの職場で協働する姿勢が求められる．

伊藤美咲

発達心理学にかかわる法律・制度

　発達心理学は，人の一生に生じる発達的変化を研究する学問である．このため，発達心理学に関係する法律は出産や育児に関するものから，虐待，いじめ，不登校，引きこもり，就労の問題など学齢期から青年期に生じる問題に関するもの，障害児者，高齢者に関するものまで多岐にわたる．どの領域の支援も他職種との協働や連携が不可欠である．支援の根拠となる法律の理念や内容の理解は，多職種によるチームアプローチを行う場合の共通言語となり，個々の支援を適切な方向に進めるための道標にもなる．

■地域保健法

　1994年に保健所法が改正され地域保健法に改められた．地域保健対策の推進に関する基本方針，保健所および市町村保健センターの整備および運営に関することなどを規定し，母子保健法やその他の地域保健対策が総合的に推進され，地域住民の健康の保持および増進に寄与することを目的としている．保健所は，都道府県，政令指定都市，中核都市，特別区などが設置する，広域的・専門的な地域保健の拠点である．保健所は地域保健に関する思想の普及，食品衛生，下水道，廃棄物処理などの環境衛生，難病対策，感染症対策など地域全体の公衆衛生に関する業務を担う．一方，保健センターは地域住民に対して，健康相談，保健指導，がん検診，成人病検診など，直接的なサービスを行うことを目的とする施設であり，各地域の特色にあわせた健康づくりの中心的役割を担う．成人や高齢者に対する骨密度測定や生活習慣病予防の啓発として栄養講座や健康指導を行うほか，乳児の歯科検診や高齢者の8020（ハチマルニーマル）運動などの歯科保健事業，母子手帳の交付，新生児訪問，乳幼児健康診査などの母子保健事業を行う．ひきこもりの家族相談や精神保健デイケア，アルコールや薬物に関する相談などの精神保健事業では，医師，保健師，心理職，精神保健福祉士らが対応している．

■母子保健法

　1966年に施行．母性と乳幼児の健康の保持と増進を図るため，母子に関する知識の普及，妊産婦と乳幼児を対象とした健康診査と保健指導，妊娠の届出と母子手帳の交付，妊産婦および新生児や未熟児の訪問指導，低出生体重児の届出，養育医療の給付などについて定めている．1歳6か月児・3歳児健康診査は本法に定められている．乳幼児健診で取り扱う内容は，身体発育状況と健康状態，身体の疾病や異常の有無，聴覚異常，視覚異常，う歯，発達の遅れなどの発見，予防接種の実施状況確認など，非常に広範囲にわたる．健診には医師・歯科医師，保健師，看護師，助産師，歯科衛生士，管理栄養士・栄養士，心理職，保育士などの多くの職種がかかわり，健康課題をスクリーニングするだけでなく，直接的支援のほかフォローアップや福祉部門，医療機関など他機関と連携した支援を行う．心理職は健診時の個別相談のほか，フォローアップにおける個別相談やリスクのある親子の遊びグループなどにかかわっている．

　2017年の改正法では，母子保健施策を通じて児童虐待の発生予防や早期発見を実現することの重要性が明確化された．妊娠の届出や妊産婦健康診断，乳幼児健康診査などの母

子保健施策を地域の医療機関などと連携して行うことにより，妊産婦および親子の健康問題，家族に係る問題などに関連した虐待発生のハイリスク要因を見逃さないように努め，ハイリスク要因に対しては保健師の家庭訪問などによる積極的な支援を行う．また，妊娠期から子育て期までの切れ目のない支援を行う「子育て世代包括支援センター」（法律上の名称は「母子健康包括支援センター」という）の 2020 年度末までの全国展開を目指し，新たに母子保健法上に位置付けた．子育て世代包括支援センターは，母子保健サービスと子育て支援サービスの両方を含む包括的なサービスを提供できるよう，細やかな相談支援などを行う機関である．業務は，すべての妊産婦および乳幼児などの継続的な実情把握と妊娠・出産・育児に関する各種相談支援と必要な情報提供・助言・保健指導のほか，支援プランの策定や保健，医療，福祉，教育などの関係機関との連絡調整などのマネジメント業務を行う．保健師，ソーシャルワーカーのほか，医師，心理職，栄養士　歯科衛生士などの配置が想定されている．

■子どもの貧困対策推進法「子どもの貧困対策の推進に関する法律」

　経済的困窮は子どもの教育環境や進学状況の格差を生み，さらには就労や生涯賃金にも大きな影響を及ぼす．そして貧困は親から子へ，子から孫へと世代を超えて連鎖する傾向がある．2013 年に施行された本法の目的は，子どもの現在および将来がその生まれ育った環境によって左右されることのないよう，必要な環境整備と教育の機会均等などを保障し，すべての子どもが心身ともに健やかに育成され，子ども一人ひとりが夢や希望をもつことができるように貧困を解消することである．子どもの貧困の背景にはさまざまな要因が絡まっていることから，①教育の支援，②生活の支援，③保護者に対する就労の支援，④経済的な支援などを重層的に行う必要がある．

　政府が策定する「子どもの貧困対策に関する大綱」では，小中学校から高校を含む学校を子どもの貧困対策のプラットフォーム（拠点）として位置付けている．学校は貧困家庭の子どもたちを早期の段階で生活支援や保護者の就労支援，福祉制度につなげる窓口としての役割と中途退学者の学び直しや就労支援など，長期的支援の地域拠点としての役割を担う．大綱では各施策の実施状況の検証と評価のために，子どもの貧困率，生活保護世帯に属する子どもの高等学校進学率，ひとり親世帯の貧困率，生活保護世帯に属する子どもの大学進学率などのほか，スクールソーシャルワーカー配置人数やスクールカウンセラー配置率など 25 の指標をあげて重点施策を示している．スクールソーシャルワーカーの活用により児童相談所や福祉事務所などの福祉部門との連携強化を図るほか，スクールカウンセラーの配置拡充によりカウンセリングなどによる児童生徒の感情や情緒面の支援を行う教育相談体制の充実を図るとしている．

■いじめ防止対策推進法

　2013 年に施行．いじめが，いじめを受けた児童生徒の教育を受ける権利を侵害し，その心身の健全な成長および人格の形成に重大な影響を与えるだけでなく，その生命または身体に重大な危険を生じさせる恐れがあるものという認識に立ち，児童生徒の尊厳を保持するために，国と地方公共団体，学校などの責務と対処を明確にし，いじめ防止のための対策を総合的かつ効果的に推進することを目的にしている．いじめを，①同じ学校に在籍するなど，行為の対象となった児童生徒との間に一定の人的関係があるほかの児童生徒が

行う心理的または物理的な影響を与える行為（インターネットを通じて行われるものを含む）とし，②そのような行為の対象となった児童生徒が心身の苦痛を感じているものと定義した．

　学校に対しては，いじめ防止基本方針を定めること，いじめ防止などの対応を行うために，教職員，心理，福祉などに関する専門家で構成される組織をおくことを定めている．また，いじめの重大事態への対処を規定している．重大事態とは，いじめにより被害児童生徒の生命や心身，財産に重大な被害が生じた疑いがある場合，いじめにより被害児童生徒が相当の期間（年間30日を目安）学校を欠席することを余儀なくされている疑いがある場合をいう．いじめを原因とする体調不良や自殺企図，金品の要求や暴力行為，いじめによる不登校が生じた場合などがこれにあたる．近年，学校では「いじめに向かわせない」といういじめの未然防止という発想から，学校教育全体を通じて児童生徒の豊かな情操と道徳心，心の通う対人交流の能力の素地を養う取り組みが行われている．スクールカウンセラーには二次予防（いじめが生じた段階），三次予防（深刻化した段階）での介入だけではなく，ストレスマネジメントや対人関係訓練などを目的としてすべての児童生徒を対象として行う，ソーシャルスキルトレーニング，集団的認知行動療法プログラム，アンガーマネージメントなど，一次予防としての集団心理教育の実施が期待されている．

■子ども・若者育成支援推進法

　ニートやひきこもり，不登校，発達障害などの子ども・若者の抱える問題の深刻化，児童虐待，いじめ，少年による重大犯罪，有害情報の氾濫など，子どもや若者をめぐる状況の悪化，従来の個別分野における縦割りの対応の限界などを背景に2010年に施行された．乳幼児から30代までの広い年代を対象とし，学校教育法，児童福祉法，雇用対策などの関係法律による施策と関係機関の連携により，総合的な子ども・若者育成支援のための施策を推進する．目的の一つは，子ども・若者育成支援施策を総合的に推進するための枠組みの整備である．内閣総理大臣を本部長とする子ども・若者育成支援推進本部を設置し，国に子ども・若者育成支援推進大綱の策定を義務づけた．また，地方公共団体は，子ども・若者育成支援に関する相談に応じ，関係機関の紹介その他の必要な情報の提供および助言を行う拠点として，「子ども・若者総合相談センター」の設置に努める．もう一つの目的は，社会生活を円滑に営むうえでの困難を有する子ども・若者を支援するためのネットワークの整備である．修学および就業のいずれもしていない子ども・若者で，社会生活を円滑に営むうえでの困難を有する者に対して，教育，福祉，保健，医療，矯正，更生保護，雇用，その他の子ども・若者育成支援の関係機関のネットワークにおいて相談，助言，指導を行うほか，医療や療養を受けること，生活環境の改善，修学や就業の支援，社会生活を営むために必要な知識技能の習得の支援などを行うことを目指している．

■児童福祉法

　1947年に施行された児童の福祉を保障するための原理および国，都道府県，市町村の役割と責務などを定めた法律である．児童とは満18歳に達するまでの者である．すべての児童は，児童の権利に関する条約（子どもの権利条約：日本は1994年に批准した国際条約）の精神に則り，適切に養育されること，生活を保障されること，愛され，保護されること，心身の健やかな成長および発達ならびに自立が図られること，その他の福祉を等

しく保障される権利を有するとしている．児童福祉を推進するための国や地方公共団体の責務，「児童福祉施設」（助産施設，乳児院，母子生活支援施設，保育所，幼保連携型認定こども園，児童厚生施設，児童養護施設，障害児入所施設，児童発達支援センター，児童心理治療施設，児童自立支援施設，児童家庭センターの12施設），その他，都道府県に対する児童相談所設置の義務，児童福祉司，保育士および児童委員の配置や資格，医療や療育に係る費用の給付や障害児通所支援および障害福祉サービスの措置などについて規定している．

　2016年の改正では児童虐待の発生予防から自立支援までの一連の対策の強化や児童福祉法の理念の明確化，妊娠期から子育て期まで切れ目のない支援を行う子育て世代包括支援センター（母子健康包括支援センター）の全国展開などを定めた．児童相談所には児童心理司，医師または保健師，指導的立場の児童福祉司をおくとともに弁護士の配置を行うとした．2019年の改正では親権者などによる体罰の禁止，児童相談所の体制強化として児童福祉司を大幅に増員（人口3万人に1人，児童福祉司一人あたりの相談件数40ケース相当）するとともに，児童心理司の配置を法定化したほか，公認心理師を児童心理司の任用資格として位置づけた．

■児童虐待防止法 「児童虐待の防止等に関する法律」

　2000年に施行．児童虐待が児童の人権を著しく侵害し，その心身の成長や人格の形成に重大な影響を与え，将来の世代の育成に懸念を及ぼすものであることから，児童に対する虐待の禁止，児童虐待の予防と早期発見と国および地方公共団体の責務，虐待を受けた児童の保護と自立の支援のための措置を定め，児童の権利利益擁護に資することを目的としている．児童虐待の定義を，保護者（親権を行う者）が児童（18歳に満たない者）に対して行う次の行為とした．①身体的虐待：外傷が生じる，または生じる恐れのある暴力を加えること，②性的虐待：わいせつな行為をすること，またはわいせつな行為をさせること，③ネグレクト：心身の正常な発達を妨げるような著しい減食，または長時間の放置，保護者以外の同居人による身体的，性的，心理的虐待と同様の行為の放置，その他の保護者としての監護を著しく怠ること，④心理的虐待：著しい暴言，または著しく拒絶的な対応，児童が同居する家庭における配偶者に対する暴力（児童がDV行為を目撃すること），配偶者の身体に対する暴力により生命や身体に危害を及ぼすもの，または心身に有害な影響を及ぼす言動，その他児童に著しい心理的外傷を与える言動を行うこと．

　児童虐待を受けたと思われる児童を発見した者は，速やかに都道府県，市町村の福祉事務所や児童相談所に通告しなければならない．虐待が疑わしい段階でも通告義務がある．特に，学校，児童福祉施設，病院などの団体，教職員や児童福祉施設職員，医師，歯科医師，保健師，助産師，看護師，弁護士など児童の福祉に職務上関係のある者は児童虐待を発見しやすい立場にあることを自覚し，児童虐待の早期発見に努めなければならない．2019年の改正では，親権者による体罰の禁止，児童相談所の一時保護などの介入的対応を行う職員と保護者支援を行う職員を分ける措置，児童虐待の再発防止を目的とした医学的または心理学的知見に基づく保護者への指導を行うこと，児童虐待早期発見の努力義務の対象者に，都道府県警，婦人相談所，教育委員会および配偶者暴力相談支援センターと警察官および婦人相談員を加えること，学校の教職員と児童福祉施設の職員など児童の福祉に職務上関係のある者の守秘義務，児童が転居する場合の移転先児童相談所長への情

報共有と要保護児童対策地域協議会の情報交換の措置などを定めた．心理職は学校および教育委員会，警察，医療機関，配偶者暴力支援センター，児童福祉施設などの職員として従事していることが多い．早期発見の責任と守秘義務を課されていることを念頭において日常の業務にあたる必要がある．

■発達障害者支援法

　2005年に施行された発達障害者の心理機能の適正な発達および円滑な社会生活のために必要な発達支援と国，都道府県，市町村の役割と責務などを定めた法律である．発達障害者の定義は「発達障害（自閉症，アスペルガー症候群，その他の広汎性発達障害，学習障害，注意欠陥多動障害などの脳機能の障害で，通常低年齢で発現する障害）がある者」であって，「発達障害及び社会的障壁により日常生活または社会生活に制限をうける者」である．発達障害児とは発達障害者のうち18歳未満の者をいう．

　発達障害者支援は個々の発達障害者の性別，年齢，障害の状態および生活の実態に応じて，医療，保健，福祉，教育，労働などに関する業務を担う関係機関および民間団体相互の緊密な連携のもとに，意思決定の支援に考慮しつつ，切れ目なく行われる必要がある．国や地方公共団体は発達障害者支援センターなど発達障害者の総合的な相談窓口の設置や専門的医療機関の確保などを含めた相談体制の整備と緊密な連携，関係機関などとの協力体制の整備を行う．乳幼児期から学齢期においては市町村保健センターの健康診査や教育委員会による就学児健康診断などで早期発見に努め，発達支援につなげる．保育，放課後児童育成事業では年齢や特性に応じた配慮を行うほか，教育においては個々の発達障害者の特性に応じた適切な教育上の配慮と個別の教育支援計画の作成などの支援体制を構築するように求めている．その他，就労支援，差別やいじめ防止の対策や成年後見制度などを利用した権利利益の擁護，刑事事件や少年の保護事件に関する司法手続における配慮，発達障害者の家族への支援などについて規定している．心理職は乳幼児の健康診査における早期発見と早期介入，学齢期にかけては療育支援などの直接的支援およびスクールカウンセラーや巡回相談などによる間接的支援でかかわることが多い．その他，総合窓口である発達障害者支援センター，医療機関，児童相談所，家庭裁判所，就労支援センターなど，さまざまな発達ステージにおける相談支援に心理の専門的知識や技能が求められている．

■子ども・子育て支援新制度

　2015年4月に施行された．子ども・子育て関連3法（「子ども・子育て支援法」，「認定こども園法の一部改正」，「子ども・子育て支援法及び認定こども園法の一部改正法の施行に伴う関係法律の整備等に関する法律」）に基づく制度である．

　新たな子育て支援制度の背景には，出生率の低下による少子化，核家族化や地域のつながりの希薄化による保護者の子育て不安や孤立感の増大，就労したくとも子どもの預け先が足りない待機児童問題，経済的格差の増大と貧困の結果生じる子どもの教育格差など，現在わが国が直面している子どもや子育てにかかわるさまざまな課題の存在がある．国民の子どもを産み育てたいという希望が叶い，子育てをしやすい社会にするために，社会全体で子どもや子育て家庭を支援する制度の創設や充実が求められている．新制度では，①認定こども園・幼稚園・保育所を通じた共通の給付と小規模保育等への給付の創設，②認定こども園制度の改善，③地域の実情に応じた子ども・子育て支援の充実などが整備され

た．消費税率引き上げによる，国および地方の恒久財源の確保を前提とし，基礎自治体（市町村）が実施主体となり国・都道府県は市町村を重層的に支える仕組みを構築，内閣府には子ども・子育て本部を設置し推進体制を強化した．2019年5月には子ども・子育て支援法改正案が参議院で可決成立し，2019年10月1日から幼児教育・保育の無償化が実施された．幼稚園，保育所，認定こども園，就学前の障害児の発達支援施設，企業主導型保育施設などを利用する3～5歳の子どもの利用料が全額無償になった．また市町村から「保育の必要性の認定」を受けることにより，幼稚園の預かり保育，認可外保育施設に加え，一時預かり事業，病児保育事業，ファミリー・サポート・センター事業などの利用についても一定額までの利用料を無償化．住民税非課税世帯の保育の必要性のある0～2歳の子どもの利用料も無償化の対象とした．

文献
1) 内閣府ホームページ　子ども・若者育成支援施策の総合的推進
   https://www8.cao.go.jp/youth/wakugumi.html
2) 厚生労働省ホームページ　児童虐待に関する法令・指針等一覧
   https://www.mhlw.go.jp/stf/seisakunitsuite/bunya/kodomo/kodomo_kosodate/dv/hourei.html
3) 厚生労働省ホームページ　障害者虐待防止法が施行されました
   https://www.mhlw.go.jp/stf/seisakunitsuite/bunya/hukushi_kaigo/shougaishahukushi/gyakutaiboushi/index.html
4) 厚生労働省ホームページ　発達障害者支援施策
   https://www.mhlw.go.jp/stf/seisakunitsuite/bunya/hukushi_kaigo/shougaishahukushi/hattatsu/index.html
5) 内閣府ホームページ　子ども・子育て支援新制度
   https://www8.cao.go.jp/shoushi/shinseido/

（坂本清美）

人名索引

ウェクスラー（Wechsler, D.）........ 77
ヴィゴツキー（Vygotsky, L. S.）..... 15
エビングハウス（Ebbinghaus, H.）
.... 115
エリクソン（Erikson, E.）........ 11,178
オゾノフ（Ozonoff, S.）............... 66
クロニンジャー（Cloninger, C. R.）
.... 162
グリーンスパン（Greenspan, S. I.）
.... 206
ゲゼル（Gesell, A.）...................... 21
コールバーグ（Kohlberg, L.）........ 64
シュテルン（Stern, W.）................ 22
シンクレア（Sinclair, J.）............. 45
ジェームズ（James, W.）...... 173,182
ジェンセン（Jensen, A. R.）........ 22
スキナー（Skinner, B. F.）........ 15,205
スキャモン（Scammon, R. E.）..... 27
セルマン（Selman, R. L.）............ 62
チョムスキー（Chomsky, A.N.）.... 89
トマセロ（Tomasello, M.）....... 86,90
ナイサー（Neisser, U.）................ 173
ハーター（Harter, S.）................ 175
ハウリン（Howlin, P.）................. 65
バドリー（Baddeley, A. D.）....... 117
バルテス（Baltes, P. B.）........... 22,44
バロン・コーエン（Baron-Cohen, S.）
.... 65
パブロフ（Pavlov, I. P.）............... 14
ピアジェ（Piaget, J.）.............. 9,60
ファンツ（Fantz, R. L.）............. 127
フロイト（Freud, J.）..................... 9
ブラゼルトン（Brazelton, T. B.）... 164
ブルーナー（Bruner, J. S.）.......... 92
ブロンフェンブレンナー
（Bronfenbrenner, U.）............. 16,140
ボウルビィ（Bowlby, J.）....... 12,149
マーシャ（Marcia, J.）................ 179
ミラー（Miller, J. N.）.................. 66
ラム（Lamb, P. M.）................... 129
ルイス（Lewis M.）..................... 144
ローゼンバーグ（Rosenberg, M.）
.... 177
ローレンツ（Lorenz, K.）............. 128
ワトソン（Watson, J. B.）........ 14,21
ワロン（Wallon, H.）..................... 13

索引

あ

アーリースタート・デンバーモデル
.... 209
アイデンティティ 36,178
アイデンティティ・ステイタス... 36,179
アウトリーチ 211
アクションリサーチ 211
アタッチメント 13,141,149
アタッチメント行動.................... 149
アタッチメント障害.................... 141
アタッチメント理論 12
アライ 182
アルツハイマー型認知症 199
アロマザリング 171
アンガーマネジメントプログラム... 154
アンガーマネジメント 167
アンダーアチーバー 194
赤ちゃん返り 129
足場づくり 16,92
安全基地 152

い

インクルーシブ教育 194
インクルージョン 204
いじめ 136
いじめ防止 218
いじめ防止対策推進法 136,217
入り混じった情動 147
医学モデル 46
居場所づくり 195
異性愛者 181
意味の獲得 88
意味記憶 119
遺伝カウンセリング 192
遺伝子 24
遺伝情報 24
遺伝説 21
怒りのコントロール 168
怒りの扱い方 167
怒りの制御不全 154
育児ストレス 193
育児不安 193
一語文 89
一次の誤信念課題 62
一次的情動 144
一般因子 74
一般知能説 74
今，ここ 203

う

ウィスコンシンカード分類課題 114
ウェクスラー式知能検査 76,77
運動機能通過率 26

え

エクソシステム 16
エジンバラ産後うつ病質問票........ 193
エストロゲン 25
エピゲノム 25
エピジェネティクス 25
エピソード・バッファ 118
エピソード記憶 119
エフォートフル・コントロール 163
延滞模倣 88

援助行動 64

お

オープン質問 125
オキシトシン 128
オペラント条件づけ 15
応用行動分析 15,205,206
親になること 39
親子関係 127
音韻 100,101
音韻ループ 118
音韻意識 100,101
音韻処理能力 103
音声 86
音声表出 87
音声理解 87
音節 100
音素 100
大人への移行 36

か

加齢現象 41
過覚醒 186
過期産児 191
過小般用 89
過食症 195
過食性障害 195
過大般用 89
我慢強さ 164
介護 199
介護負担 199
介護離職 199
回避 186
階段登りの実験 21
外国語家庭の子ども 111
外在化問題行動 166
外的段階 146
概念的自己 173,175
獲得と喪失 29
学習準備性 21
学習性無力感 121
学習遅滞児 194
学童期 12,179
学童保育 195
学力不振 194
学校への移行 34
活動 47
活動理論 41
空の巣症候群 40
感覚 59
感覚運動期 10,59
感覚運動的記憶 118
感覚記憶 116
関係性攻撃 137
関与 179
関連性理論 91
環境閾値説 22
環境因子 47
環境説 21
環境適合理論 165

き

ギフティド 49
ギャンググループ 135
きょうだい関係 129
気になる子 133
気質 163,166

危機 179
危機的移行 34
記憶 112,115,119
記憶障害 198
記憶方略 119
記銘 115
規格外の発達 48
規準喃語 87
基本情動理論 144
機会利用型指導 206
機軸行動発達支援法 206
機能・形態障害 46
技術的知能 80
客観的聴取技法 125
客体としての自己 173
急性ストレス障害 186
共感 64
共感性 64
共感的苦痛 64
共同注意 61,86
共鳴動作 145
共有型の養育態度 93
協同遊び 132
協同面接 125
教育支援センター 138
教育分野 214
強化 14
強化感受性理論 161
強制型な養育態度 93

く

クーイング 87
クロノシステム 16
具体的操作期 10,61
虞犯少年 215

け

ゲノム 24
形式的操作期 10,61
系列位置効果 115
経験説 21
繋合希求欲求 133
軽度認知障害 199
継次処理 113
芸術的知能 80
血管性認知症 199
結晶性知能 74
見当識障害 198
健康寿命 41
健康状態 47
健常者 46
権利侵害 199
顕微授精 196
幻視 199
言語 84
言語獲得支援システム 92
言語獲得装置 90
言語的説得 178
限局性学習症 194
現代的問題 190

こ

コホート 33
コミック会話 67
コミュニケーション 84
コンボイ・モデル 131
ゴナドトロピン 25

こんにちは赤ちゃん事業 193
子どもの居場所づくり新プラン 138
子どもの権利条約 218
子どもの行動チェックリスト 166
子どもの証言 125
子どもの生活・学習支援事業 195
子どもの貧困 200
子どもの貧困対策推進法 217
子ども・子育て支援新制度 220
子ども・若者育成支援推進法 218
子ども・若者総合相談センター 218
子育てひろば 130
子育て世代包括支援センター 217
古典的条件づけ 14
個人モデル 46
個人因子 47
個人的達成 178
語彙爆発 89
語用 101
語用論 90
誤信念課題 62
口唇期 9
向社会的行動 64
向社会的動機 149
行動 205
行動遺伝学的研究 25
行動主義の理論 14
行動主義心理学 14
行動・心理症状 198
行動賦活系 161
行動抑制系 161
行動論的アプローチ 205
更年期 25
更年期障害 25
肛門期 9
幸福な老い 41
後期高齢者 40
高校クライシス 36
高次の心の理論課題 63
高次脳機能障害 191
高度生殖医療 196
高齢期 198
高齢期への移行 40
高齢者 40
高齢者に対する虐待 199
高齢者虐待防止法 199
高齢者福祉 214
構成主義理論 144
構造化教育 209
合理的配慮 108,194
国際障害分類 46
国際生活機能分類 47
極低出生体重児 191
心の読み取り指導 66
心の理論 62,63
心の理論障害説 65

さ

サイコグラフ 160
サイコロジカル・ファーストエイド 187
サクセスフル・エイジング 41
再生課題 116
再体験 186
再認課題 116
災害ごっこ 186
災害時の心のケア 186

細胞 24
授かり婚 197
三項随伴性 205
参加 47
産業・労働分野 215
産後うつ病 192
産後精神病 192

し

シェマ 9,60
シナプスの刈り込み 24
シナプス結合 24
シフティング 114
ジェンダー 180
ジェンダー・ステレオタイプ 181
ジャーゴン 88
ジョンとメアリー課題 62
司法・犯罪分野 215
司法面接 125
私的自己 173
思考の領域一般性 29
思考の領域固有性 29
思春期 35,180
視覚 59
視覚優位型 49
視空間スケッチパッド 118
視空間的短期記憶 118
視線の追従 61
自我同一性 36,178
自己 173,182
自己の発達 172
自己意識的情動 144,174
自己意識的評価的情動 144
自己概念の発達 175
自己効力感 178
自己刺激 173
自己主張 174
自己充実欲求 133
自己中心性 10
自己認識 174
自己表象 176
自己防衛的動機 149
自己抑制 174
自己理解プログラム 183
自殺 198
自殺対策基本法 198
自助グループ 68
自尊感情 177,182
自尊感情尺度 177
自伝的記憶 91,120
自閉スペクトラム症 45,52,64
自閉スペクトラム症の診断項目 53
自由報告 125
児童期 176,194
児童期への移行 34
児童虐待 193,219
児童虐待防止法 193,219
児童心理司 219
児童相談所 219
児童福祉司 219
児童福祉施設 219
児童福祉法 218
時間軸 190
時間遅延法 206
時間的拡張自己 173
失語 198
失行 198

実行機能 114,175
実践研究 211
社会モデル 46
社会関係資本 38
社会情動的スキル 175
社会的参照 146
社会的適応 182
社会的動機づけ 209
社会的認知 61,64
社会的微笑 85,145
社会的不利 46
社会的問題 200
社会・文化からの視点 191
社会・文化的理論 15
若年性認知症 199
主体としての自己 173
就学 34
就労支援 215
集団参加 34
集団生活 34
重大事態 136,218
熟年離婚 197
熟慮型 113
出生前診断 192
馴化ー脱馴化法 59
初期成人期 12,179
女性ホルモン 25
小ープロブレム 35
少年鑑別所 215
少年事件 215
少年法 215
生涯発達 33,190
生涯発達心理学 32,44
象徴遊び 10,60
象徴機能 60,88
障害の医学モデル 46
障害の社会モデル 46
障害児 191
障害者差別解消法 194
衝動型 113
状況の理解 63
条件刺激 14
常染色体 24
情動 63,143
情動制御 147
情動知能 80,144
情動的コンピテンス 144
情動的覚醒 178
情動的段階 14
情動伝染 145
情動表出 148
情報処理の段階 113
情報処理速度 113
触法少年 215
職業アイデンティティ 38
職業生活 38
職業選択 38
心身機能・身体構造 47
心的外傷 186
心的外傷後ストレス障害 186
心的段階 147
心理化 62
心理社会的発達論 11
心理測定学研究 73
心理的虐待 193
心理的離乳 35
身体的虐待 193

神経学的少数派 48
神経学的多様性 49
神経学的定型 45
神経性やせ症 195
神経性過食症 195
神経発達症群 50
神経発達障害群 50
信号行動 149
信念 66
進化・歴史・個体史 204
新型出生前診断 192
新生児マススクリーニング検査 192
新生児の便のチェック 192
新生児聴覚スクリーニング検査 192
新生児訪問指導 193
新版 K 式発達検査 76
新・放課後子ども総合プラン 195
人格 159
人格的知能 80
人生移行 34

す

スキーマ 116
スクールカウンセラー 36,214,217
スクールソーシャルワーカー 36,217
スチューデント・アパシー 37
スティルフェイス実験 128
ストループ課題 114
ストレス耐性 164
ストレンジ・シチュエーション法 152
ストレンジ・ストーリーズ 63
スピル・オーバー 38
スペクトラム 46,65
スマーティー課題 62
スモールステップ 206

せ

セクシャリティ 180
セルフエスティーム 177
世代継承性 40
世代性 40
生活の質 207
生活機能モデル 47
生殖医療 39
生態学モデル 17
生態学的システム論 16
生態学的自己 173
生得説 21
生物学的パーソナリティ理論 161
生物・社会・心理 203
生物心理社会モデル 210
生理的微笑 85,145
成功体験 178
成熟期 12,179
成熟優位説 21
成人期 12,179,196
成人期への移行 36
成人期 ADHD 54
成長 27
性の恒常性 180
性の多様性 181
性の認識 180
性格 159
性自認 180
性染色体 24
性腺刺激ホルモン 25
性的違和 181

性的虐待 193
性的志向性 181
性同一性 180
性同一性障害 181
性別不合 181
性別役割観 38
性役割 180
性役割同一性 180
斉一性 178
青年期 12,35,176,195
青年期への移行 35
精神機能の可能性 13
精神発達 179
精神分析理論 9
精神保健事業 216
接近行動 149
摂食障害 195
積極的行動支援 206
絶対的貧困 200
先行条件 205
先天異常 192
先天性代謝異常症 192
宣言的記憶 119
染色体異常 192
選好注視法 59,127
前言語期 85
前操作期 10,60
前頭側頭型認知症 199

そ

ソーシャル・キャピタル 38
ソーシャル・ストーリー 68
ソーシャルネットワーク 130
ソシオメトリック指名法 133
素朴心理学 62
早期乳児期 11,179
早産児 191
相互作用説 22
相互的接近 134
相乗的相互作用モデル 165
相対的貧困 200
喪失体験 186
創発連立モデル 89
想起 115
想起の失敗 116
想像上の観客 177
尊敬共鳴 134

た

ダウン症候群 192
田中ビネー知能検査 V 76
多重知能理論 80
多職種連携 209
多動・衝動性 54
体外受精 196
対人関係 126
対人関係発達指導法 207
対人的自己 173
退行 129,186
胎児虐待 191
胎児性アルコール症候群 191
胎児発育不全 191
大学生の不登校 37
代償的ダイエット行動 195
代表者聴取 125
代理学習 178
第一次反抗期 174

第二次性徴 35,180
第二次反抗期 35
脱中心化 61
脱抑制型対人交流障害 141
単語長効果 104
短期記憶 116,119
男性ホルモン 25

ち

チーム学校 36,108,138,215
チャム 135
チャムグループ 135
地域子育て支援拠点事業 193
地域保健法 216
地域連携 210
知覚 59
知的能力障害 52
知能 72
知能検査 76
知能指数 76
遅延自己映像認知課題 175
遅延模倣 118
中一ギャップ 36
中央実行系 118
中核的性同一性 180
中学校 35
中年危機 40
中年期への移行 40
注意の共有 61
注意欠如・多動症 54
長期記憶 116,118
超低出生体重児 191
調節 10,59
調律的応答 147
聴覚 59,87
聴覚的短期記憶 118
聴覚優位型 49
聴力 87

て

テストステロン 25
ディスレクシア 104
デオキシリボ核酸 24
デコーディング 103
低出生体重児 191
定位行動 149
定型発達 44,202
適応指導教室 138
徹底的行動主義 15

と

トピック操作 90
トラウマ 186
トランスジェンダー 181
トランスセクシャル 181
トランスレーショナル・リサーチ 209
ドメスティック・バイオレンス 197
当事者活動 68
投影的段階 14
凍結胚 196
統語 101
統合モデル 47
等至点 44
同化 9,59
同時処理 113
同情愛着 134
同性愛者 181

同性仲間集団 180
道具的条件づけ 15
動詞島仮説 90
道徳判断 63
特殊因子 74
特殊音節 100
特殊教育 194
特性論 159
特別支援教育 194
読解 103
友達選択 134

な

ナラティブ 91
泣き 85
内在化問題行動 166
内省的段階 147
内的作業モデル 13,151
仲間入り 132
仲間内地位 132
仲間関係 34,130
慰める行動 64
喃語 87

に

ニューロン 24
ニューロ・マイノリティ 48
二語文 89
二次の誤信念課題 63
二次的思考 10
二次的就巣性 13
二重に例外的 49
二重接触 174
二重貯蔵モデル 116
日本人の自尊感情 178
日本版 DN-CAS 認知評価システム... 76
日本版 K-ABC Ⅱ 76
日本版 WAIS −Ⅳ 77
日本版 WISC −Ⅳ 77
日本版 WPPSI- Ⅲ 77
乳児家庭全戸訪問指導 193
乳児期 11,179
乳幼児期 191
乳幼児健診 216
認知 58
認知スタイル 113
認知行動療法 206
認知症 198
認知心理学 113
認知的情報処理 113,120
認認介護 199

ね

ネグレクト 193
ネットワーク 24

の

能力 47
能力障害 46
脳神経系の発達 24
脳神経細胞 24

は

ハンドリガード 174
バリアフリー 195
パーソナリティ 158
パートナーシップ 150

場依存型 113
場独立型 113
胚移植 196
配偶者暴力防止法 197
橋渡し研究 209
長谷川式簡易知能評価スケール ... 199
働き方改革 38
発育・発達曲線 27
発生的認識論 9
発達 20
発達の個人差 27
発達の最近接領域 16
発達の質的変化 27
発達の順序性 26
発達の方向性 26
発達の量的変化 27
発達の連関性 27
発達の連続性 26
発達加速現象 35
発達曲線 27
発達経路 44
発達支援の対象 203
発達支援論 205
発達障害者支援センター 220
発達障害者支援法 220
発達心理学 32,202,214
発達段階 11,29
発達論的アプローチ 206
反応性アタッチメント障害 141
犯罪少年 215

ひ

ビックファイブ 160
ビネー式知能検査 76
ピアグループ 135
ひきこもり 38,196
ひとり親家庭 198
比率知能指数 77
非正規雇用 38
非定型発達 44,48,64,202
非認知的スキル 175
悲嘆 187
人の生涯 32
人見知り 150
表示規則 149
表出語彙 89
表象 14,59,60
表情の理解 63
表情認知 65

ふ

フェーディング 205
フォーマット 93
フラッシュバック 186
フリーター 38
フレイル 41
フロアタイム 207
ブラゼルトン新生児行動評価 164
プロテクト要因 155
プロンプト 205
ふり 66
不安への対処 168
不注意 54
不適切な養育 85
不登校 137
福祉分野 214
輻輳説 22

225

文法の発達 89
分与行動 64
分離不安 150

へ

ペアレントトレーニング 167
平均寿命 40
平均余命 40
平行遊び 132
偏差知能指数 77

ほ

ボンディング障害 192
ポジティビティ効果 148
ポスト青年期 36
保育所保育指針 35
保健センター 216
保健医療分野 214
保健所 216
保持 115
保持の失敗 116
保存 61
母語獲得 111
母子健康包括支援センター 217
母子保健法 216
母性神話 171
包括論的アプローチ 208
放課後学童クラブ 195
放課後子供教室 195
放課後支援 195
法的被害確認面接 125
法律 216
萌芽的リテラシー 99
訪問指導 193
忘却 116
忘却曲線 115

ま

マークテスト 174
マイクロシステム 16
マイノリティ 68
マインド・マインデッドネス 93,153
マインドリーディング 65
マクロシステム 16
マシュマロテスト 175
マタニティ・ブルーズ 192
マルトリートメント 85
マンド・モデル法 206
まとまり読み 105

み

ミニメンタルステート検査 199
未熟児 191

む

無条件刺激 14

め

メゾシステム 16
メタ記憶 120
メタ認知 115
メンタライジング 62
メンタライゼーション 153

も

モーラ 100
モノローグ 15

モラトリアム 37
モラルジレンマ 64
模倣 14
妄想 199
問題行動 167

ゆ

ユニバーサルデザイン 195
指さし 85
遊戯期 11,179
融解移植 196

よ

幼児期 176
幼児教育・保育の無償化 221
幼児図式 128
幼稚園教育要領 35
幼稚園・保育園 34
幼保小の連携 35
用法基盤モデル 90
養護性 39
抑制の機能 114
読み書き 103
読み書き困難 106
四層構造モデル 137

ら

ライフコース 33
ライフサイクル 33
ライフスパン 33
ラピッド・ネーミング 101
ラベリング 116

り

リテラシー 98
リハーサル 117
利他性 64
理解語彙 89
離婚 197
離婚率 197
離脱理論 41
流動性知能 74
臨床発達心理学 202

る

ルクセンブルガーの図式 22
類型論 159

れ

レジリエンス 155
レスポンデント 14
レディネス 21
レビー小体型認知症 199
レミニセンス 115
レミニセンス・バンプ現象 120
連合遊び 132
連続体 46

ろ

老老介護 199

わ

ワーキングメモリ 117,121
ワーク・ライフ・バランス 38
話者交替 90

数字

2E 49
9歳の壁 105
16PF 160
16パーソナリティ因子質問紙 160
8050問題 196

A

ABA 205
able-bodied person 46
acute stress disorder 186
ADHD 54
ally 182
applied behavior analysis 205
ASD 45,52,64,186
AT 48
attachment 149
attention-deficit/hyperactivity
disorder 54
atypical development 48
autism spectrum disorder 45,64

B

babbling 87
baby schema 128
Big Five 160
BPSD 198

C

CBCL 166
CBT 206
CHC理論 74
Comic Strip Conversations 68

D

DCCS課題 115
Dimensional Change Card Sort Task
.... 115
DIQ 77
DIRモデル 206
DNA 24
DN-CAS認知評価システム 114
double touch 174
DSM-5 50
DV 197
DV法 197

E

Early Start Denver Model 209
EC 163
ECMモデル 89
EL 99
emergent literacy 99
emotion 143
emotional competence 144
emotional intelligence 144
ESDM 209
external stage 146

F

forensic interview 125
Frail 41

G

gender identity 180

Gender Identity Disorder 181
generativity 40
GID 181
gifted 49
goodness of fit model................ 165
g 因子 74

I

ICF 47
ICIDH 46
ID 50
imaginary audience 177
intellectual disabilities................. 50
intelligence 73
internal working model.............. 151
investigative interview 125
IQ 76
IWM... 151

J

joint attention 86

L

LAD 90
language acquisition support
system 92
LASS... 92
LGBT.. 181
life course 33
life cycle....................................... 33
life span 33

M

MCI... 199
mental stage............................... 147
MI 80
mixed emotions.......................... 147
MMSE 199
multiple intelligence 80

N

NBAS... 164
ND 48
neurodevelopmental disorders..... 50
neurodiversity.............................. 48

neurologically typical, neurotypical
.... 45
NICHD プロトコル 125
NT 45

P

PASS モデル 113
post traumatic stress disorder.... 186
PRT 206
PTSD.. 186

Q

QOL 207

R

RAN 101
RDI.. 207
reflexive stage............................ 147
reinforcement sensitivity theory ... 161
Relationship Development Intervention
.... 207
resilience..................................... 155
RST 161

S

scaffolding............................... 16,92
self-esteem 177
sexual orientation 181
sexual orientation & gender identity
.... 182
Social Stories™........................... 68
SOGI 182
Strutured TEACCHing................ 209
s 因子 74

T

TD 45
TEACCH アプローチ 208
transactional model 165
typical development 45

U

usage-based model 90

V

verb island hypothesis 90

公認心理師カリキュラム準拠

発達心理学　　　　　　　　　　　　　　　ISBN978-4-263-26621-2

2020 年 7 月 20 日　第 1 版第 1 刷発行

編　者　秦　野　悦　子
　　　　近　藤　清　美
発行者　白　石　泰　夫

発行所　医歯薬出版株式会社

〒113-8612　東京都文京区本駒込1-7-10
TEL.　(03) 5395-7628 (編集)・7616 (販売)
FAX.　(03) 5395-7609 (編集)・8563 (販売)
https://www.ishiyaku.co.jp/
郵便振替番号 00190-5-13816

乱丁, 落丁の際はお取り替えいたします　　　　　　　　　　印刷／製本・第一印刷所